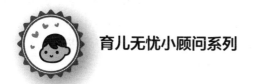

育儿无忧小顾问系列

婴幼儿常见病
防治及急救常识

李军果　主编

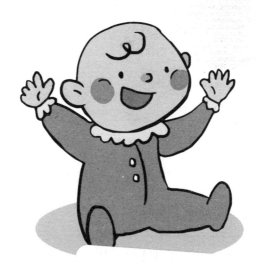

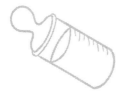

化学工业出版社

·北京·

本书以科学性、实用性为原则，介绍了婴幼儿生长发育规律及保健营养、婴幼儿用药知识，并对婴幼儿常见病的症状、防治措施以及意外伤害急救常识等进行详细阐述。通过阅读本书，父母能够了解婴幼儿常见病的基础知识，掌握常见病的防治措施和护理方法，掌握意外伤害的急救方法和护理措施，让孩子尽快恢复健康。

本书适合准爸爸、准妈妈及新手父母阅读，也可作为医护人员等的参考。

图书在版编目（CIP）数据

婴幼儿常见病防治及急救常识/李军果主编. —北京：化学工业出版社，2018.1
（育儿无忧小顾问系列）
ISBN 978-7-122-31004-0

Ⅰ.①婴…　Ⅱ.①李…　Ⅲ.①小儿疾病－常见病－防治②小儿疾病－急救　Ⅳ.①R72

中国版本图书馆CIP数据核字（2017）第281057号

责任编辑：张　蕾　　　　　　　　　　　装帧设计：史利平
责任校对：王　静

出版发行：化学工业出版社（北京市东城区青年湖南街13号　邮政编码100011）
印　　刷：三河市延风印装有限公司
装　　订：三河市宇新装订厂
710mm×1000mm　1/16　印张17½　字数292千字　2018年5月北京第1版第1次印刷

购书咨询：010-64518888（传真：010-64519686）　　售后服务：010-64518899
网　　址：http：//www.cip.com.cn
凡购买本书，如有缺损质量问题，本社销售中心负责调换。

定　　价：49.80元

本书编写人员名单

主　编　李军果

编　者　（按姓氏笔画排列）

于　涛　王丽娟　成育芳　齐丽娜　孙丽娜

李　丹　李　东　李军果　李美惠　李春娜

张　彤　张　舫　张耀元　赵　慧　赵晓丹

夏　欣　陶红梅

前　言
Preface

　　每个孩子都是家庭中的宝贝，孩子的一举一动时刻牵动着父母的心。由于孩子在婴幼儿时期身体抵抗力差、免疫力低、各方面发育不成熟，生病在所难免，尤其是感冒、发热、咳嗽、腹泻等，都是婴幼儿经常患的疾病。由于婴幼儿是易发疾病的群体，因此疾病防治就成为父母既敏感又头痛的问题。如果父母缺乏育儿经验，不了解疾病基础知识，未及时察觉婴幼儿生病前的异常情况，很容易忽视孩子的病症，延误治疗的最佳时机；同时，在孩子生病后，如果父母护理不当，也有可能加重孩子的症状。

　　此外，意外伤害，如溺水、烫伤、食物中毒、触电、切割伤等，也是父母十分头痛的问题。急救是一种临时性处理，虽然不能取代治疗，但在危急情况下必须实施急救，才能够让患儿有一线生机。婴幼儿好动，不知道哪些行为或东西比较危险，比较容易发生意外。因此，婴幼儿父母及家人应当学习一些急救的方法，以备不时之需。

　　本书以科学性、实用性为原则，介绍了婴幼儿生长发育规律及保健营养、婴幼儿用药知识，并对婴幼儿常见病的症状、防治措施以及意外伤害急救常识等进行详细阐述。通过阅读本书，父母能够了解婴幼儿常见病的基础知识，掌握常见病的防治措施和护理方法，掌握意外伤害的急救方法和护理措施，让孩子尽快恢复健康。

　　孩子远离疾病的伤害，健康快乐地成长是父母最大的欣慰，也是我们编写本书的初衷。本书的全体编者以高度认真负责的态度参与编写，但由于水平有限，虽然经过多次修改，书中仍难免有疏漏之处，敬请广大读者批评指正。

编者

2017年10月

目 录
Contents

 第一章 **婴幼儿健康观测与检查**

第四章　婴幼儿家庭安全防范

第五章　婴幼儿常见意外伤害的急救方法

第一章

婴幼儿健康观测与检查

Baby

第一节　婴幼儿生长发育

一、小儿生长发育的规律

从出生到1周岁之前为婴儿期，从1周岁到满3周岁之前为幼儿期，从出生到满3周岁前这一时期，统称为婴幼儿期，是生长发育最迅速的时期。生长发育遵循由上而下、由近而远、由粗糙到精细、由简单到复杂的规律。例如，孩子先会抬头，然后会坐、会站，最后会走，这是由上而下；先会挥动手臂，然后才会做手指的运动，这是由近而远；先会抓东西，然后才会用拇指和食指捏取东西，这是由粗糙到精细；先会发单音，然后是词组、句子，这是由简单到复杂。

（一）1～3个月婴儿的生长发育特点

1个月的婴儿活动没有规律，头可以稍稍转动，会试着抬头，喜欢弯曲腿脚。

2个月的婴儿竖抱时，头可以稍稍挺直，并且可以随视线而转动。双手活动变得频繁，开心时，手臂和腿还会较大幅度地舞动。

3个月婴儿的头能挺直，可灵活地随视线转动。俯卧时可稳稳地抬起头，可用手抓起身旁的衣被，喝奶时也能用手扶住奶瓶。蹬腿有力，会经常举高腿脚又放下。

（二）4～6个月婴儿的生长发育特点

1.4～6个月婴儿的运动能力

（1）婴儿在4～6个月时运动能力发育迅速。

（2）4个月的婴儿，俯卧时可以用前臂支撑抬起头，上肢可支撑起上身，能从仰卧位翻转到侧卧位。

（3）5个月的婴儿，可熟练地从仰卧位翻到侧卧位，再翻到俯卧位；会往嘴里放手里拿的东西。

（4）6个月的婴儿，能用手向前撑住单独坐一会儿；扶着站立时，两腿会有跳的动作。

2.4～6个月婴儿的视觉和语言发育

（1）4个月的婴儿，可注视到远处的对象，并开始出现视觉条件发射，会注意镜子中的自己。

（2）5个月的婴儿开始认人，会认妈妈，能够听出妈妈的声音，开始认生，可以做简单的游戏，如看镜子、躲猫猫等。

（3）6个月的婴儿，会无意识地发出"ba""ma"等音，拿不到自己想要的东西时会哭闹，见到陌生人会表现出恐惧及不快。

（三）7～9个月婴儿的生长发育特点

7～9个月的婴儿能够自己坐稳，并会爬行。9个月时婴儿手指更加灵活，会用拇指、食指捏起东西。此阶段的婴儿喜欢表现自我，会扔东西或是叫喊，开始理解简单的语言，例如听到"再见"会做摆手动作。

（四）10～12个月幼儿的生长发育特点

10个月的幼儿已经学会扶着东西站起来，并开始迈步行走。11个月时婴儿能够独自站一会儿，到1岁时虽然行走不稳，但已经可以独自走路了。此阶段的婴儿可以听懂一些话语，并做出相应的反应。1岁左右有意识叫"爸爸""妈妈"。

（五）1～2岁婴儿的生长发育特点

此期的婴儿能独立行走，弯腰拾东西，能蹲着玩。18个月时已能跑及倒退走；2岁时能够并足跳。12～15个月时学会用勺子，乱涂画，能几页几页地翻书；18个月时能叠放2～3块方积木；2岁时可叠放6～7块方积木，可以握杯喝水，能完成简单的动作，如拾起地上的物品，能表达喜、怒、怕、懂。

语言方面：15个月能说出几个词和自己的名字，18个月能够认识和指出身体各部分，2岁时会说2～3字构成的句子。此期幼儿由于词汇有限，常说出一些成人听不懂的语言。

（六）2～3岁幼儿的生长发育特点

这个时期的幼儿，能够双脚站立并跳起，落地时不会跌倒，可以协调好身体同时完成两个动作，开始会做一些简单的家务，例如收拾玩具和摆放筷子等，喜欢做有节奏的动作，喜欢模仿大人，大人应正确引导。

语言方面，可以轻松使用很多不同的词语，喜欢与人交谈，能够将自己的想法清楚、简洁地表达出来。

二、影响小儿生长发育的主要因素

年轻的父母经常会提出这样的问题：我的孩子和邻居家孩子年龄一样大，但就是没有人家孩子长得高，也没有人家孩子长得胖，是不是缺少什么营养？小儿生长发育虽然是有一定规律的，但是在一定范围内受到多种因素的影响，存在相当大的个体差异。影响小儿生长发育的因素主要有以下几点。

（一）遗传因素

婴幼儿生长发育的特征、潜力、趋向、限度等都受父母双方遗传因素的影响。一般来说，高个子父母所生孩子的身高要比矮个子父母所生的同龄孩子身高要高些（图1-1）。

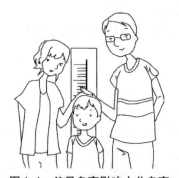

图1-1　父母身高影响小儿身高

（二）营养

营养也是影响生长发育的重要因素之一。充足和调配合理的营养是婴儿生长发育的物质基础，如营养不足则首先导致小儿体重不增甚至下降，最终也会影响身高的增长及身体其他各系统的功能，如免疫、内分泌、神经调节功能等，而且年龄越小受营养影响越大。

（三）性别

性别也可以造成生长发育的差异。女孩青春期开始较男孩约提前2年，此期体格生长迅速，身高、体重超过男孩，但至青春期末，其平均身高、体重较同年龄男孩低。男孩青春期虽然开始较晚，但延续的时间比女孩长，体格发育最后会超过女孩。因此，在评价小儿生长发育时应当分别按男、女标准进行。

（四）锻炼

利用自然条件进行体格锻炼对增强小儿体质，对提高发育水平和降低生病率有很大作用。日光、空气、水能够促进新陈代谢、消化、吸收和血液循环，有利于生长发育。

（五）疾病

长期消化功能紊乱、反复呼吸道感染、内分泌系统疾病以及大脑发育不全等，对小儿生长发育都有直接影响。

（六）环境和气候

人体学研究已经证明，秋季长重，春季长高。从地区来看，热带发育较早。此外，合理的作息习惯、空气清新、没有噪声和污染的环境，均有利于小儿体格和精神的发育。

三、小儿生长发育指标

（一）体重

通常情况下，体重是判断小儿身体发育是否正常的一项重要指标，从小儿的体重高低就可以判断出其营养状况。正常足月男婴出生时体重平均为3.3kg左右，女婴为3.2kg。出生后前3个月的小儿体重增加最快，每月增加750～900克，3个月后体重可达到出生时的2倍，到1岁时体重约为出生时体重的3倍。健康小儿的体重无论是超过或不足均不应超过正常体重的10%，超过20%就是肥胖症，不足平均指标的85%，应考虑是否为营养不良或其他原因，须请医生诊治后再做相应的科学护理，以使小儿健康成长。可按表1-1粗略计算出小儿的标准体重，以评估小儿体重是否正常。

表1-1　小儿标准体重/kg

月（年）龄	计算方法
1～6个月	出生体重+0.7×月龄
7～12个月	7+0.5×（月龄-6）
2～3岁	8+2×年龄

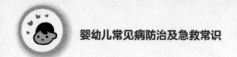

测量方法：为小儿测量体重时，应在其空腹状态下进行，并脱去衣裤鞋袜，这样测量的数值才更准确。

（二）身高

身高是指小儿头顶到足底的全身长度，它反映了小儿骨骼的发育状况。婴幼儿时期小儿的身高增长规律是：年龄越小增长越快。正常小儿出生时平均身高为50cm，出生后3个月身高月均增长3～3.5cm，4～6个月身高月均增长2cm，7～12个月身高月均增长1～1.5cm。到1岁时共增长约25cm。1岁以后身高增长的速度逐渐减慢，第二年约增加10cm；2岁后，每年平均增加5～7cm。

小儿的平均身高可按以下公式计算：

$$身高（cm）＝年龄×7+70（cm）$$

例如：3岁小儿的平均身高为$3×7+70＝91cm$。

测量方法：为小儿测量身高时，3岁以内的小儿一般采取卧位测量，3岁以上的小儿可采取站位测量。

（三）头围

经小儿眉弓上方、枕后结节绕头一周的长度为头围。头围与大脑的发育密切相关，为2岁以下的小儿定期测量头围，有助于了解小儿大脑发育的状况。

头围的增长，标志着脑和颅骨的发育程度。在大脑发育不良时常呈头小畸形；头围过大，常见于脑积水。新生儿的头围平均为34cm；出生后前3个月和后9个月各增加6cm，到1岁时头围平均为46cm；2岁时增加2cm，平均达48cm。可见，1岁以内是小儿头颅发育最快的时期。

测量方法：小儿采取立位或坐位，将软尺0点固定于小儿头部一侧的眉弓

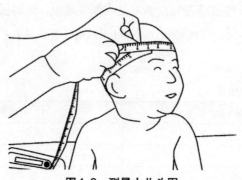

图1-2　测量小儿头围

（眉弓就是眉毛的最高点）上缘，然后紧贴头皮绕枕骨结节最高点及另一侧眉弓上缘回至0点，读数记录至小数点后1位数，如图1-2所示。

（四）胸围

沿小儿乳头下缘水平向背后绕肩胛骨下缘一周的长度为胸围。通过测量小儿的胸围可以了解其胸廓骨骼、肌肉、软组织和肺的发育程度。新生儿的胸围比头围小1～2cm，随着胸围的慢慢增长，1岁时两者可达到相等数值，2岁以后胸围逐渐大于头围；营养不良的小儿发育较差，胸围超过头围的时间较晚。

测量方法：测量胸围时，3岁以下的小儿可取立位或卧位（图1-3），3岁以上取立位。一手将软尺0点固定在小儿一侧乳头下缘，另一手将软尺紧贴皮肤，经两侧肩胛下缘回至0点，取小儿呼气和吸气时的平均值，记录至小数点后1位数。

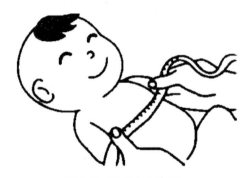

图1-3　测量小儿胸围

（五）囟门

囟门有前囟、后囟之分。前囟是额骨和顶骨之间的菱形间隙，后囟是顶骨和枕骨之间的三角形间隙。前囟的大小是指囟门对边中点间的连线距离，出生时前囟大小为1.5～2cm，前囟应当在小儿出生后的12～18个月（1～1.5岁）闭合。后囟在部分小儿出生时就已闭合，未闭合者正常情况应当在生后2～4个月内闭合。

囟门反映小儿颅骨间隙闭合情况，对某些疾病诊断具有一定意义。囟门早闭且头围明显小于正常者，为头小畸形；囟门迟闭及头围大于正常者，常见于脑积水、佝偻病、克汀病等。囟门凹陷见于极度消瘦或是脱水者；囟门饱满为颅内压增高，见于脑炎、脑膜炎、脑肿瘤等。

（六）脊柱

脊柱的变化反映椎骨的发育情况。3个月的婴儿能抬头时，出现凸向前的颈曲；6个月后会坐时出现凸向后的胸曲；1岁会走时，出现凸向前的腰曲。脊柱弯曲如图1-4所示。

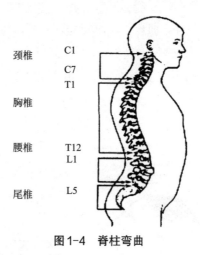

图1-4　脊柱弯曲

（七）牙齿

人一生有两副牙齿，即乳牙（20颗）和恒牙（28～32颗）。生后4～10个月乳牙开始萌出，12个月尚未出牙可视为异常。出牙顺序是先下颌后上颌，自前向后依次萌出，唯尖牙例外。乳牙在2～2.5岁出齐。出牙时间推迟或出牙顺序混乱，常见于佝偻病、呆小病、营养不良等。6岁左右开始萌出第1颗恒牙，自7～8岁开始，乳牙按萌出先后逐个脱落，代之以恒牙，最后一颗恒牙（第三磨牙）通常在20～30岁时出齐，也有终生不出者。

2岁以内乳牙颗数推算公式：

$$乳牙数＝月龄-4（或6）$$

四、婴幼儿牙齿的生长发育

（一）婴幼儿开始长牙的时间

小儿出牙的时间很不一致，一般在4～10个月长牙，不可认为越早越好，如果在3个月时就出牙，并非正常现象。

（二）常见的乳牙萌出时间与顺序

1. 小儿出牙顺序

乳牙萌出的顺序一般是下颌先出，上颌后出，从前到后的顺序。乳牙萌出的时间每个小儿差异比较大，与遗传、食物、内分泌等有关。

2. 常见的乳牙萌出时间与顺序

常见的乳牙萌出时间与顺序如图1-5所示。

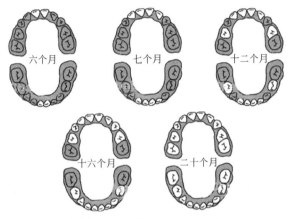

六个月　七个月　十二个月

十六个月　二十个月

图1-5　乳牙萌出时间及顺序

（1）中切牙：下颌6个月；上颌7个半月。

（2）侧切牙：下颌7个月；上颌9个月。

（3）第一乳磨牙：下颌12个月；上颌14个月。

（4）犬牙：下颌16个月；上颌18个月。

（5）第二乳磨牙：下颌20个月；上颌2岁。

有的小儿会有个别牙齿的萌出顺序颠倒，但最终并不影响牙齿的排列，无需处理。

（三）婴幼儿长牙的常见症状

1. 流口水

口水多，经常流的满嘴满脸都湿湿的，可能是每个长牙期小儿经常出现的情景。随着第一颗牙齿的萌出，刺激了牙龈神经，从而引起唾液腺分泌增加，再加上小儿的吞咽功能还不完善，分泌的口水自然只能流淌而出。小儿流口水是正常现象，不用过分担心，等到1周岁左右，随着口腔深度的增加，吞咽功能的完善，流口水现象会逐渐消失，不过这个时期的护理工作还是必不可少的，如多喂水，及时帮小儿擦干净口水。

2. 牙龈痒

牙齿萌出时对牙龈神经造成刺激，小儿的牙龈会有些不适，比如牙龈痒、牙龈疼痛等，甚至有些小儿喜欢把东西放进嘴巴里面咬。这些都是出牙惹的祸，等到牙齿都长出来，这些症状自然就会消失。父母可采用一些小办法来缓解长牙带来的不适，如购买牙胶或是磨牙棒之类的产品给小儿磨牙或按摩牙龈。

3. 腹泻

少数小儿在长牙的时候会出现腹泻等现象，这些症状不是每个小儿都会有，也不会自己消失，应当带小儿去医院检查一下，对症下药。

4. 烦躁、睡眠不安

出牙前的小儿出现啼哭、烦躁不安等症状时，一般只要让小儿咬磨牙棒，转移其注意力，通常会安静下来。另外，还可以在小儿出牙时给他做脸部按摩，以放松脸部肌肉，也可以起到较好的效果。

5. 发热

只要体温不超过38℃，且精神好、食欲旺盛，就无需特殊处理，让小儿多喝些白开水。如果体温超过38.5℃，并伴有烦躁哭闹、拒奶等现象，则应当及时就诊。

第二节　婴幼儿健康家庭自测

一、新生儿出生后24小时的生理现象

如何判断新生儿是否健康呢？下面为你介绍一些有关新生儿出生后24小时内的健康标准，以供参考。

（一）排尿

新生儿第一次排尿的时间，通常在出生后24小时内。生后2～5天的新生儿可于排尿时啼哭并见尿液染红尿布，这与白细胞分解较多，使尿酸盐排泄增加以

及小便较少有关，持续数天后消失。新生儿出生时肾脏调节功能较差，无法迅速有效地处理过多的水分和溶质，易产生水肿和脱水。

（二）胎粪

胎粪是一种带暗绿色或黑色的黏稠大便，一般在新生儿出生后24小时内排出。若超过24小时仍未见到胎粪排出，应查明原因。

（三）姿势

新生儿的姿势与胎儿在母亲子宫内的姿势差不多，头部前屈，下巴挨着前胸，手、脚都有些弯曲，手指并拢并紧握拳头。

（四）四肢

新生儿出生后不断地进行着睡眠-觉醒周期性的变化。新生儿在觉醒状态时进行着有规律的手足运动，这种运动有一定的规律性。小儿出生后，手往往是紧握拳头，而且手心有点朝外，但睡眠时，手呈张开状态。3个月后手就会自然展开伸直，新生儿期两下肢常是弯曲的。

二、小儿生病的早期先兆表现

小儿生病是难免的，父母无需着急，只要平常对小儿细心一点，对疾病做到早发现、早治疗，小儿就不会太痛苦，父母也不会太烦恼。一些疾病的早期阶段，小儿的身体会有所变化。如果小儿有了疾病的前兆，要及早就医，而不应轻信营养品或保健品的宣传广告。

（一）体重异常

小儿胖乎乎的小脸慢慢地消瘦下来，躯体和四肢的皮下脂肪变薄了，甚至有点皮包骨头的感觉，较长时期内，小儿体重增加不明显或几乎不增加。这些情况多见于食量小、消化吸收能力较差的小儿，也可见于小儿疾病过后的恢复期。

（二）身高异常

较长时期内，小儿增高不明显或身高几乎不增长。这种情况常见于生病之后，或有明显挑食或偏食的小儿，也与不良生活方式有关，如经常晚睡。

（三）面色异常

小儿面色苍白或萎黄，皮肤弹性差，或有较严重的皮肤损害，如皮肤粗糙，色素沉着，汗毛脱落，出现皮下出血点，出现"乌青块"。在排除皮肤病等疾病的情况下，出现这些症状可能与某些营养素的缺乏有关，如缺乏铁、锌或维生素C、维生素B_1，也可能与食物过敏有关。

（四）头发异常

有些小儿头发稀少无光泽、枯黄、易断裂，或出现白发、枕部脱发等情况可能与营养不良、缺乏某些营养素有关。

（五）视力异常

在昏暗的光线下视物不清，眼睛干燥，经常眨眼，经常有眼屎，眼睛易疲劳。这种情况可能与小儿不爱吃蔬菜，尤其不爱吃绿色蔬菜和胡萝卜等原因有关。

（六）出牙异常

有些小儿出牙迟，1岁时8个乳牙还没出齐，到了2岁，乳牙还不到20个；有的小儿乳牙掉后新牙迟迟不出；有些小儿囟门闭合迟、走路迟、说话迟。这些情况可能与维生素D、钙或蛋白质的缺乏有关。

（七）食欲异常

小儿味觉减退，食欲减退；有的小儿有异食癖，如吃泥土、纸张或墙壁灰等物质。这种情况可能与缺铁性贫血和（或）缺乏微量元素锌有关，也可能与肠道寄生虫有关。

（八）口腔异常

有些小儿口腔内有异味，经常出现口角炎、唇炎、口腔炎；舌头肿大，有的呈地图舌（舌头表面看起来像地图）；消化能力差，可出现恶心、呕吐、腹痛症状，有时也会出现腹泻和便秘交替症状。这种情况可能与维生素B_2、维生素B_1缺乏有关，也可能与缺锌有关。要培养小儿均衡饮食的习惯。

（九）精神异常

表情淡漠、不愿说话、不喜欢活动；或烦躁不安，或时时哭吵，睡眠时头部多汗，睡眠不踏实，易醒，经常翻来翻去，时有惊跳或是突然啼哭。这种情况可能与营养不良、缺乏某些维生素或微量元素有关，也可能与某些疾病有关。

（十）血色异常

小儿的嘴唇、眼结膜、口腔黏膜颜色苍白，手指甲血色差，用手轻轻压迫甲盖，放松后甲盖血色恢复慢；经常头晕，注意力不集中。这些情况可能与缺乏微量元素铁或叶酸有关。

（十一）呼吸异常

正常的小儿呼吸平衡而有节律性，健康的婴幼儿不超过40次/分，儿童不超过30次/分。如果发现小儿呼吸时快时慢、呼吸深浅不一，应当引起注意。患肺炎的小儿常呼吸增快，伴有鼻翼扇动、口鼻周围发青等；患气管炎的小儿可在喉部听到咕噜咕噜的痰声；患哮喘的小儿则有一种特别响亮的哮鸣声等。

（十二）大便异常

如果不是吃了大量的西瓜或西红柿等红色食品，果酱样红色便或柏油样便通常提示消化道出血的可能，应当及时治疗；绿色便常出现于3天之内的正常新生儿，但3天之后出现绿色便多为消化不良引起的；白色便为肝炎或胆道疾病所特有，且小儿皮肤发黄。

（十三）不明原因出血

刷牙时牙龈出血，不小心碰到鼻子或是天气干燥时鼻子出血等，这些情况可能与缺乏维生素C有关。

三、小儿各项生命体征检测

体温、脉搏、呼吸和血压是人体四大生命体征，它们是反映机体内活动、衡量机体状态的指征及了解疾病发生发展的规律，为小儿的疾病诊断、治疗及护理提供依据。

（一）测体温

1. 正常和异常体温

口表只适用于能配合的年长儿童，37.5℃以下为正常。婴儿可以测腋温。将体温表置于腋窝处夹紧上臂至少5分钟，36～37℃为正常。肛表最准确，但对小儿刺激大，可以将肛表搽润剂后缓慢推入肛门3～4cm，至少测3分钟，36.5～37.5℃为正常。用半导体体温计在颈动脉处试表半分钟即可显示，但太灵敏，波动大。

2. 体温计的种类

体温计包括水银体温计、电子体温计及半导体体温计。

（1）常用的是水银体温计。体温计一端的玻璃球内装有水银，测温时水银遇热膨胀升入有刻度的细管内。体温计分口表、腋表及肛表。我国多采用摄氏刻度体温计。

（2）电子体温计。有两个不易破碎的探头，一个用于口腔，一个用于直肠。电子体温计测量体温时较水银体温计更为迅速且更加准确。

（3）半导体体温计。用半导体热敏电阻作感温元件，通过调节开关可以在刻度上显示出体温读数，给小儿测体温既方便又快捷。

3. 体温计的使用方法

（1）口温测量法（图1-6）。将口表的水银端放入舌下热窝的部位，测3分钟。注意叮嘱孩童闭口用鼻呼吸，切勿用牙咬，也不要说话，以免体温表破碎或脱落。如用电子体温计则测10～20秒。

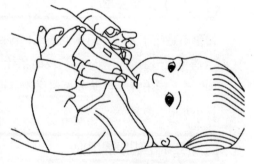

图1-6　口温测量法

（2）直肠温度测量法。滑润肛表的水银球端轻轻插入肛门3～4cm，测2分钟。如用电子体温计则测10～20秒。

（3）腋窝温度测量法。将腋窝擦干，置体温计于腋窝内，使上臂紧贴躯干将体温计夹紧，测4～5分钟。刚洗完澡的小儿要等20分钟才能测温，以免影响测温结果。

4. 体温计的读数方法

查看体温表度数时，应使体温表与视线平行。轻轻来回转动体温表，就可以看清水银柱的度数。

5. 使用体温计的注意事项

（1）使用口表测体温，只适用于年龄比较大（7岁以上）、能配合的小儿，以防咬碎体温计。要有专人看护，直到测完为止。

（2）使用肛表时，应有人在旁守护。用手扶住肛表，防止体温计折断或进入直肠而造成意外。

（3）无论使用哪种水银体温计，使用之前将应先拿住无水银的一端用力甩动，直到水银柱降到35℃以下为止。

（4）每次测温后，先用清水将体温表洗干净，然后用纱布擦干。口表、肛表需放入75%酒精中浸泡10分钟，腋表用75%酒精棉球擦拭几遍即可。平时要将体温表插入套内保存。

（二）测脉搏

心脏每收缩舒张一次，在外周动脉上便出现一次搏动，这就是脉搏。

1. 正常和异常的脉搏

正常的脉搏规律而有力。一般运动之后脉搏会快一些，休息时较慢。异常脉搏，如脉搏跳动过快或过慢，脉搏微弱，或时快时慢等，都可能是患病征兆。

应当在小儿安静时测量脉搏。年幼儿腕部脉搏不易摸到，可计数颈动脉或股动脉搏动，除搏动次数外尚应当注意节律是否整齐及血管充盈度。

2. 测量脉搏的基本方法

测量脉搏时，首先使小儿保持安静，采用卧位或是坐位。手臂放在舒适的位置，让小儿掌心向上，用拇指托住小儿腕部，食指和中指放在小儿掌心面拇指侧的腕部横放下方动脉搏动处，压力适中，以清楚地能测到脉搏的搏动力度，计数1分钟。各年龄小儿脉搏次数见表1-2。

表1-2 各年龄小儿脉搏次数（每分钟、安静状态）

年龄	脉搏（次/分）
新生儿	120～140
1岁以下	110～130
2～3岁	100～120
4～7岁	80～100
8～14岁	70～90

（三）测呼吸

人体在代谢过程中，不断地消耗氧气和产生二氧化碳。因此人体不断地从外界摄取氧气和排出二氧化碳。这种人体与外界环境之间的气体交换过程，称为呼吸。

1. 正常呼吸和异常呼吸

正常的呼吸是比较均匀、无声、规则的，且不费力，吸气略长于呼气。如果小儿出现呼吸过快，或过慢，或深浅不一，则表明小儿有患病的可能。

2. 测量呼吸次数的方法

应当在小儿安静时测量。年幼儿腹式呼吸为主，观察小儿胸部或腹部的起伏运动。一起一落算一次呼吸。测量时间为1分钟。呼吸过快不易看清楚，可以用听诊器听呼吸音计算，或可用少量棉花纤维粘在靠近鼻孔边缘，观察棉花纤维扇动计算。除了呼吸频率外，也应注意呼吸节律及深浅。各年龄小儿呼吸次数见表1-3。

表1-3　各年龄小儿呼吸次数（每分钟，安静状态）

年龄	呼吸次数（次/分）
新生儿	40～50
1岁以下	30～40
2～3岁	25～30
4～7岁	20～25
8～14岁	18～20

3. 各年龄小儿呼吸脉搏比例

在安静状态下，呼吸1次，脉搏搏动3～4次。各年龄小儿呼吸脉搏比例见表1-4。

表1-4　各年龄小儿呼吸脉搏比例

年龄	呼吸：脉搏
新生儿	1：3
1岁以下	1：3～4
2～3岁	1：3～4
4～7岁	1：4
8～14岁	1：4

（四）测血压

血管内血液流动时，对血管壁的压力称为血压。

当心脏收缩时，血液射入主动脉，动脉压力达到最高值，称为收缩压。

心脏舒张时，主动脉管壁弹性回缩，使血液继续向外流动及保持对血管壁的侧压力。在舒张末期，血压降至最低值，称为舒张压。收缩压和舒张压之差称为脉压差。

1. 正常血压和异常血压

不同年龄血压正常平均值可用公式推算。收缩压（mmHg）＝80+（年龄×2），舒张压为收缩压的2/3。

2. 测量血压的方法

测量血压前须让小儿休息10分钟。啼哭时无法测压，可以在入睡时测量。测上肢血压时，取坐位或卧位，使上臂动脉与心脏在同一水平。露出上臂，伸直肘部，手掌向上，放平血压计。驱尽袖带内空气，将袖带平整地缠于上臂中部，带下缘距肘窝2～3cm。袖带缠绕松紧要适度，过紧（使血管在气囊未充气前已受压），测得血压偏低；过松，测得血压偏高。不同年龄小儿所用血压计袖带宽度不一样，应当为上臂长度的2/3。过宽，测出血压较实际为低；过窄，则测得值过高。年幼儿血压不易测准确。新生儿及小婴儿可以用简易潮红法或多普超声诊断仪测定。

四、判断小儿是否健康的方法

（一）脸色判断法

脸色与身体的健康程度有着密切的关系，医生也经常通过观看患儿的脸色判别疾病。因此，父母可要学会察"颜"观色，如果小儿的小脸蛋红润，表示身体健康；倘若脸发黑、发黄、苍白等，则要注意了。

一般来讲，健康的小儿脸色通常是微黄、红润而有光泽；不健康的小儿常表现出多种异常的脸色，如发黑、发黄、潮红、苍白等。

1. 脸色发黑

脸上的颜色取决于血液中氧含量的多少，氧含量高脸色显得红润，反之则暗。而血液中的氧气完全来自于呼吸，在吸气时，将空气中的氧大量吸入体内，呼气时则将身体内的代谢废气二氧化碳排出。小儿大哭时，拖长了呼气时间，吸气时间变得非常短，因此只有很少的氧气进入体内。然而，身体由于剧烈哭泣而消耗氧的量却比平常倍增，所以血液中的氧含量锐减，小儿由此脸色变得黑紫。此外，

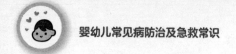

如果小儿咽喉有异物或支气管哮喘大发作，也会出现脸色发黑的症状。

2. 脸色发黄

大多是因细胞损害或胆道阻塞，使血液中胆红素浓度超过正常范围而造成，医学上称之为"黄疸"。主要见于急性黄疸型肝炎、胆结石、急性胆囊炎、肝硬化、肝癌、胰头癌等患儿。此外，长期慢性失血，也会造成脸色枯黄的症状。

3. 脸色潮红

脸色潮红有生理性与病理性两种。生理性脸部潮红与日晒、剧烈运动或是情绪活动、愤怒或是害羞等有关；病理性面部潮红主要发生在感染引起的高热性疾病，如感冒。此外，猩红热、麻疹也会产生脸色潮红的症状。

4. 脸色苍白

因脸部毛细血管充盈不足而引起。中医认为，这大多是属虚病或寒症，是体质差的表现。此外，如恶心呕吐、晕车、缺铁性贫血、肠套叠、脑膜炎等，均会导致脸色苍白的现象。

5. 脸色发紫

引起小儿脸色青紫的原因并不多，但大多比较严重。

（1）如果小儿平常就有脸色青紫的状况，新妈妈需注意小儿是否有先天性心脏疾病。

（2）突然间的呼吸道堵塞，也是引起小儿脸色青紫的原因之一，不规则的进食习惯很可能造成这种状况。

（3）食物、药物中毒也可能引起小儿脸色青紫。

（二）大便情况判断法

小儿大便的次数和质地通常反映其消化功能，家长要学会掌握小儿大便的性状和规律，及时发现小儿的异常情况，为小儿调整好饮食。

医生指出，小儿大便的气味、水分是检测健康的重点信号。

1. 正常大便

（1）小儿正常大便的观察要点

① 胎便：呈褐色，有点发亮，无臭味，进食2～3日内逐渐过渡为正常粪便。

② 母乳喂养小儿的大便：呈金黄色，多为均匀糊状，偶有细小乳凝块，稍有酸味，每日2～3次，即使每日大便达到3～5次，并且不含太多的水分，呈糊状，也可以视为正常。

③ 人工喂养小儿的大便：大便呈淡黄色，大多成形，含乳凝块较多，量多、较臭，每日1～2次。

④ 混合喂养小儿的大便：大便黄软，添加谷物、蛋、肉、蔬菜等辅食后，粪便性状接近成人，每日1次。

⑤ 断奶后小儿的大便：呈暗黄色，已成形，质地松软适中，1～2日排便一次，或一日排便1～2次，排便时间不超过10分钟。

（2）正常的大便颜色也会有"异样"

小儿大便的颜色虽然有个体差异，但是通常呈黄褐色。也有小儿的大便呈绿色，这是由于大便中含有的物质在肠内氧化所致，不是异常现象，因此爸爸妈妈无需担心。

另外，开始食用辅物后，有时大便中会出现其他的颜色，如红色、黑色等，家长此时先莫惊慌，如果是食用了红色的西红柿或是黑色的巧克力等，大便就会呈现这种颜色。

2. 异常大便

小儿的大便中带有酸臭味，可能是由于日常饮食中摄取蛋白质太多，消化不良所致。此外，刚从母乳喂养换成奶粉喂养时也会有此现象。妈妈应当给小儿适当减少喂养量，加喂温开水以减少脂肪和高蛋白食物的摄入。

小儿大便异常，可能患的疾病见表1-5～表1-7。

表1-5　大便颜色异常

颜色异常	伴随症状	可能患的疾病
大便呈黄绿色	大便中伴有白色奶瓣，呈蛋花样	消化不良
大便呈灰白色	小儿的巩膜和皮肤呈黄色	胆道梗阻、肝炎
	腹泻并伴有呕吐	轮状病毒性肠炎
大便呈红色	排便时疼痛，且大便中有血	肛裂
	出现血便并伴有呕吐症状	食物中毒
大便呈黑色	出生后7日内便血并伴有吐血症状	新生儿便血症

表1-6　大便次数减少

次数减少	伴随症状	可能患的疾病
精神状态良好	排便痛苦，排出如羊粪样的硬颗粒	便秘（纤维、水分摄入不足引起的）
	排便疼痛并伴有鲜血	肛裂
精神状态不好	每次哺乳时间很长，但小儿体重不增加	便秘（母乳不足引起的）

表1-7　大便质地异常

质地异常	伴随症状	可能患的疾病
豆腐渣样	大便清稀，并带有黏液，或小儿患有鹅口疮	霉菌性肠炎
蛋花汤样	排便次数和量增多，排便时呈喷射状	病毒性肠炎、秋季腹泻
海水样	大便腥臭，黏液较多，有片状假膜	金黄色葡萄球菌性肠炎

（三）尿液颜色判断法

细心的妈妈不仅会适当地训练小儿，使小儿形成好的排尿习惯，并且会留心小儿的排尿情况来判断小儿是否健康。尿液是小儿新陈代谢的产物，正常小儿的尿液颜色无色或稍黄，外观基本清亮透明，放置片刻后底层会稍有沉淀。

1. 乳白色尿

有时小儿排在尿盆中的尿液呈乳白色，似淘米水样。在寒冷季节出现这种情况，是尿中盐类结晶析出的缘故，无需担心；当小儿进食含磷酸盐和碳酸盐较多的食物，如菠菜、苋菜等绿色蔬菜，或香蕉、橘子等水果时，尿液中的盐类也会增多，使尿变混，呈乳白色。乳白色尿通常情况下对小儿的健康无害。但乳白色尿也可能是病兆，例如尿路感染时出现的脓尿。

出现脓尿的小儿通常有尿痛或尿急等表现，但也有的小儿表现不太明显。将乳白色尿液慢慢加热煮沸，或是在尿液中倒入等量的开水。如果是盐类沉淀的尿液就会立即变清，如是脓尿仍呈白色浑浊状，则应当去医院做进一步检查和治疗。

防治方法：盐类结晶性乳白色尿，应当鼓励小儿多喝水，必要时可口服维生素C，通常几天后乳白色尿就会消失。脓尿首先应寻找病因，若是尿路感染引起的脓尿，应当在医生指导下选用泌尿道浓度高且对细菌敏感的抗生素治疗。

2. 血尿

血尿通常分为肉眼血尿和镜下血尿。肉眼血尿是指用肉眼能见到尿液呈血样或洗肉水样，镜下血尿则仅在显微镜下见到红细胞。血尿是小儿肾脏疾病最常见的临床表现之一。引起血尿的原因很多，可以分为两大类：一类是肾小球性血尿，指血尿来源于肾小球，如肾小球肾炎；另一类是非肾小球性血尿，血尿来源于肾小管或尿道。另外，某些全身疾病也可致血尿，如各种出血性疾病、某些感染性疾病（如流行性出血热），其他如发热等也可以导致暂时性血尿。

防治方法：如果出现血尿应当尽早去医院做检查，根据病情采取相应的治疗措施。对于肾小球肾炎，应当限制盐和高蛋白质食物的摄入，以减轻肾脏负荷；

对于出血性疾病，应当限制小儿的活动，以免跌倒损伤引起内脏和脑出血而危及生命。根据医嘱对小儿精心照料，以防意外。

3. 蛋白尿

尿中蛋白含量超过正常范围时称之为蛋白尿。蛋白尿在肾脏疾病，尤其是肾小球疾病最常见，有时是最早出现的临床表现，但蛋白尿也可见于某些非肾脏疾病。小儿蛋白尿常见于暂时性蛋白尿（又称为功能性蛋白尿）、直立性蛋白尿（又称为体位性蛋白尿）、无症状性持续性蛋白尿（又称为持续性良性蛋白尿）、原发性和继发性肾小球肾炎、肾病综合征、原发性肾小管间质疾病。

防治方法：在进行治疗的同时，根据具体情况采取相应的饮食调理。对于急性肾小球肾炎的小儿，应当严格限制水、盐和蛋白质的摄入；而对于大量蛋白尿的肾病综合征小儿，则不宜限制蛋白质饮食。

（四）尿量多少判断法

1. 尿少但次数多

由于小儿发育尚未成熟，易受外界环境、暗示性语言等影响，其控制力、抗压力及表达能力还比较差，因此，只要是受到轻微刺激，包括残尿对包皮和阴部的刺激、不舒适衣裤的摩擦、潺潺的水声、口哨声等都会令小儿产生尿意。

正常情况下，小儿昼夜排尿8～15次，如排尿次数明显增多，超过了上述范围，而总尿量并不增加，每次的尿量很少，那么妈妈就要注意小儿其他的反应。

尿少但次数多，一般是以下几种疾病的预警。

（1）神经性尿频：是指小儿膀胱逼尿肌发育不良，神经不健全，可发生白天点滴性多尿，可以达到20～30次，但是夜间排尿正常，有反复发作趋势，尿化验检查正常。

（2）炎症刺激：可以使神经感受阈值降低，尿意中枢处于兴奋状态，导致尿频，并且尿量减少，膀胱炎、前列腺炎、尿道炎、肾盂肾炎、慢性阴茎头包皮炎、外阴炎等均可出现尿频，往往会伴有尿急、尿痛等症状，如果小儿不会诉说，常会排尿时哭叫。

（3）非炎症刺激：如尿路结石、异物等，也会出现尿频。

防治方法：如果小儿尿频是由精神因素引起的，妈妈应该从训练小儿养成良好的"嘘嘘"排尿习惯做起，尽早使小儿对"嘘嘘"形成条件反射；如果小儿的尿频由感染引起，那么必须进行彻底治疗，并且应当遵守医嘱。

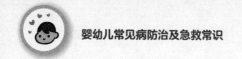

2. 尿量多

小儿的正常尿量随年龄而异。除泌尿系统本身外尚与其他影响因素有关，诸如液体摄入量、不显性失水（体温、活动量、呼吸状态、环境的温度和湿度）、精神因素及药物影响等，因此个体差异较大。一般而言，新生儿每天尿量为400ml，婴幼儿为400～600ml，学龄前为600～800ml，学龄期为800～1400ml。

如果小儿的尿量明显增多，且超过以上标准，则为多尿。小儿在正常情况下每千克体重的需水量：0～1岁为120～160ml，1～2岁为120～150ml，2～3岁为110～140ml。妈妈可按照这个标准来给小儿喝水，要注意上面标准中包括饭菜中的水分。

如果天气热或活动量大，饮水量可适量增加。在病理情况下，小儿多尿最常见的是内分泌疾病，如糖尿病、尿崩症等，起病较急，小儿会出现烦渴、多饮、多尿、身体消瘦等症状，同时伴有疲乏乏力、萎靡不振，严重时可能出现休克、昏迷等表现。

防治方法：生理性多尿，妈妈应该以控制小儿的饮水量为主要措施；如果多尿是由糖尿病等引起，妈妈应当尽早带小儿到医院进行治疗，因为小儿的血糖长期控制不良，可损害眼睛，并发白内障，还会导致肾脏损害。

（五）食欲情况判断法

1. 正常情况

刚开始添加辅食时，小儿可能胃口很好，但7～9个月时食欲会突然减退，甚至连母乳或配方奶粉也不想吃。出现这种情况的原因是多方面的，具体如下所述。

（1）陆续出牙引起的不适。

（2）小儿体重增加的速度比前半年慢，食物需要量相对减少。

（3）小儿对食物越来越挑剔。

（4）小儿开始有主见，所以要拒绝。

对于这种情况，只要排除疾病和偏食因素，应该尊重小儿的意见。食欲减退与厌食对这一时期的小儿来说只是暂时现象，不足为奇。妈妈过于紧张或是强迫小儿进食，反而会引起小儿的反感情绪，使食欲减退的现象持续时间更长。

2. 疾病信号

每个小儿的体质不同，因此在饮食量上也存在差异，无法根据一定的饮食量来判断健康状况。日常生活中的某些因素有时也会影响小儿的食欲，例如天气炎热、活动过多、吃零食过多等，此时只要小儿体重正常增加、精神状况良好，爸爸妈妈就不必担心。但是如果小儿食欲突然下降、体重减轻、精神状况不佳，这可能是某些疾病信号，应当及时就医，查明病因。

3. 就诊指南

（1）在家观察：食量减少，但没有异常症状，体力稍微差些。

（2）必须就诊：食欲减退并伴有发热等症状，厌恶饮食、体重下降。

（3）马上就诊：食欲减退、呕吐、腹泻，无法摄入水分、疲倦。

小儿食欲减退可能患的疾病见表1-8。

表1-8　小儿食欲减退可能患的疾病

伴随症状	可能患的疾病
伴有精神委靡、低热	结核菌感染
伴有腹痛、便血	胃肠道溃疡、寄生虫病
伴随多汗，颅骨软化	佝偻病
伴随精神状态不佳、疲倦	肾炎

（六）哭声判断法

哭是小儿唯一的语言，小儿会以哭闹的方式来表达自己的需求或不舒服。因此，通过小儿的哭声，可判断小儿的身体健康状况。如果小儿总是哭闹不安，妈妈就要警惕：小儿是不是生病了。

哭闹分为生理性哭闹和病理性哭闹。当小儿出现不明原因的啼哭时，妈妈应当先从生理性原因考虑，例如小儿是不是饿了、渴了或室内温度太高了。如果排除生理因素，就应当考虑到小儿可能生病了，并及时去医院就诊。

小儿不同的哭法代表患有不同的疾病，妈妈只有了解小儿为什么而哭，才能针对不同情况，及时有效地进行应对。

1. 持续哭闹不安

如果小儿持续哭闹不安，并且精神状态比较差、食欲不佳，此时应当测量小儿体温，看看是否有发热现象。

2. 哭闹及皮肤压痛

如果小儿一直哭闹，并不发热，碰到身体某个部位哭得更厉害，可能是皮肤问题。妈妈要细心检查小儿身体各部位有没有异常，比如臀部、颈下、腋下皮肤皱褶处有没有发生皮肤糜烂，耳朵、脐带处是否流脓等情况。

3. 突然哭闹

如果小儿一向比较安静，突然变得爱哭闹，而且哭声高而尖、眼神呆滞，这是小儿脑部病变的信号。出现这些现象，妈妈应当及时带小儿到医院就诊。

4. 哭声微弱

如果小儿持续哭闹，而且哭声微弱，在安静时呼吸次数明显加快，体温不升高，反而身体发凉，这是小儿患肺炎的症状，应当及早就医。另外，患肺炎的小儿还会出现口吐白沫的症状。

5. 阵发性剧烈哭闹

如果小儿连续几个小时出现无原因的剧烈哭闹，时哭时停，伴有呕吐、脸色发白、食欲减退、排出暗红色血便时，小儿可能是患了肠套叠。这种病非常危险，妈妈要立即将小儿送到医院就诊。

（七）睡眠判断法

睡眠对儿童来说尤为重要，特别是婴幼儿，他们绝大多数时间是在睡眠中度过的，良好的睡眠是小儿体格和神经发育的基础，所以小儿的健康状况也可以以睡眠质量来衡量。

小儿睡着以后，很多父母都是放下不管，去忙其他的事情，其实在小儿睡着的时候，父母可以认真观察一下，通过睡眠可以看出小儿是否健康。

正常情况下，小儿的睡眠应当是安静、舒坦，头部微汗，呼吸均匀无声，有时小脸蛋上可以出现各种表情。但是，当小儿患病时，睡眠就会有异常的表现。

烦躁、啼哭、易惊醒、入睡后全身干涩、面红、呼吸粗糙急速、脉搏快，超过正常，这预示着发热即将来临。

入睡后翻来覆去，反复折腾，常伴有口臭气促、腹部胀满、口干、舌苔黄厚、口唇发红、大便干燥等症状，中医认为，这是胃有宿食的缘故，治疗原则应当以消食导滞为主。

睡眠时哭闹不停，时常摇头，用手抓耳，有时还伴有发热，可能是患有外耳道炎、湿疹，或是患了中耳炎。

入睡后四肢抖动"一惊一乍"，则多是白天过于疲劳或精神受了过强的刺激（如惊吓）所引起。

如果小儿入睡后用手去搔抓屁股，而肛门周围又见到白线头样小虫爬动，有可能是蛲虫病。

如果小儿入睡后撩衣蹬被，并伴有两颧及口唇发红、口渴喜饮，或是手足心发热等症状，则是阴虚肺热所致。

入睡后面朝下，屁股高抬，并伴有口舌溃疡、烦躁、惊恐不安等病状，中医认为是"心经热则伏卧"。这常是小儿患各种急性热病后，余热未净所致。

在熟睡时，特别是仰卧睡眠时，鼾声隆隆不止，强口呼吸，这是由于增殖体、扁桃体肥大影响呼吸所致。

所以，细心的妈妈要及时发现小儿睡眠的异常，防治疾病的发生。

（八）舌头判断法

正常健康的小儿舌体应该是大小适中、舌体柔软、淡红润泽、伸缩活动自如、说话口齿清楚，而且舌面有干湿适中的淡淡薄苔，口中没有气味。一旦小儿患了病，舌质和舌苔就会相应地发生变化。其实，舌头就像反映小儿身体健康状况的"晴雨表"，尤其是小儿的消化功能更是在舌头上表现得淋漓尽致。如果妈妈对舌头的变化能够有所了解，就能及早发现小儿的异常，防患于未然。这样就可使小儿减少生病，更加健康地成长。

1. 发热时的舌头

小儿感冒发热，表现为舌头发红，舌苔较少，或虽然有舌苔但苔少而发干。如果体温较高，舌质呈绛红色，说明小儿热重伤耗津液，所以小儿经常会主动要求喝水。如果同时伴有大便干燥，往往口中会有秽浊气味。这种情况经常会发生在一些上呼吸道感染的早期或传染性疾病的初期，妈妈应该引起重视。发热严重的小儿，还可看到舌头上有粗大的红色芒刺，犹如杨梅一样，这种"杨梅舌"多见于患猩红热或川崎病的小儿。

处理对策

（1）应当注意及时治疗引起发热的原发疾病，并及时进行物理降温或口服退热药物。

（2）多饮白开水，少食油腻食物及甜度较高的水果。

（3）购买新鲜的芦根或者干品芦根煎水服用。

2. 不爱吃饭时的舌头

有的小儿平时很能吃，一看到喜爱的食物就会吃更多。爸爸妈妈看到小儿吃得多，不但不加以劝阻，还会很高兴，不停地鼓励小儿多吃。这样，就会使小儿吃得过多、过饱，消化功能发生紊乱。到了第二天，小儿可能会不爱吃饭，有的小儿还会出现腹胀、腹痛，严重时还会发生呕吐，吐出物为前一天吃下而尚未消化的食物，气味酸臭。

小一点的小儿会由于积食导致腹泻，此时观察小儿的舌头，可看到舌上有一层厚厚的黄白色垢物，舌苔黏厚，不易刮去，同时口中会有一种又酸又臭的味道。这种情况多是因平时饮食过量，或进食油腻食物，脾胃消化功能差而引起。

处理对策

（1）当小儿出现这种舌苔时，饮食要清淡些。对于食欲特别好的小儿，应及时提醒每餐适量，以使肠胃得到充分的休息。

（2）如果小儿一旦出现乳食积滞，可酌情选用有消食功效的药物，消食导滞，保证大便畅通。

（3）可以用鸡内金15g、茯苓10g、山楂50g煎水服用，每日一剂。

（4）如果小儿的大便干燥，腹胀明显，可以用炒黑丑、白丑各15g、生黄芪15g煎水服用，也可起到消食导滞的作用。

3. 地图舌

地图舌是指舌体淡白，舌苔有一处或多处剥脱，剥脱的边缘高突如框，形如地图，每每在吃热粥时会有不适或轻微疼痛。地图舌一般多见于消化功能紊乱，或小儿患病时间较久，使体内气阴两伤。出现地图舌的小儿，往往容易挑食、偏食、爱食冷饮、睡眠不稳、乱踢被子、翻转睡眠，较小一点的小儿易于哭闹、潮热多汗、面色萎黄无光泽、体弱消瘦、怕冷、手心发热等。

处理对策

（1）多吃新鲜水果和新鲜且颜色深的绿色或红色蔬菜，同时注意忌食煎炸、熏烤、油腻辛辣食物。

（2）可用适量的龙眼肉、山药、白扁豆、大枣，与薏苡仁、小米同煮粥给小儿食用，如果配合动物肝脏一同食用，效果将会更好。

（3）如果小儿面色白、脾气较烦躁、汗多、大便干，多为气阴两伤，可用百合、莲子、枸杞子、生黄芪适量煲汤饮用，将会使地图舌得到改善。

4. 光滑无苔的舌头

有些经常发热，反复感冒、食欲不好或有慢性腹泻的小儿，会出现舌质绛红如鲜肉，舌苔全部脱落，舌面光滑如镜子，医学上称之为"镜面红舌"。出现镜面红舌的小儿，往往伴有口干多饮或腹胀如鼓的症状。

 处理对策 --

（1）对于出现镜面红舌的小儿千万不要认为是体质弱，而给予大补或多食肥甘油腻食物，应该多食豆浆或新鲜易消化的蔬菜，如花菇、黄瓜、西红柿、白萝卜等。

（2）可将西瓜、苹果、梨、荸荠等榨汁饮用，或是早晚用山药、莲子、百合煮粥给小儿食用，也会收到很好的效果。

（九）指甲判断法

正常小儿的指甲是粉红色的，很光滑，有韧性，甲半月颜色稍淡。判断小儿的指甲是否健康要看表面形态、颜色、质地、厚度及甲床关系等。

1. 颜色异常

白甲、甲板上出现白色斑点，一般多见于正常儿童，或者为一时性损伤。黄甲是整个指甲变黄，主要是因为吃了富含胡萝卜素的食物，真菌感染也会出现黄甲，但多伴有指甲的形态改变。小儿的甲半月如果颜色异常，呈红色时多属心脏病，贫血时呈淡红色。

2. 形态异常

如果小儿的指甲出现横沟可能是得了急性热病（如麻疹、肺热、猩红热等）、代谢异常及皮肤病。甲板中央出现几行竖着的浅沟，一般多见于甲母质受损及皮肤扁平苔藓。甲板变薄脆，有竖着突出的棱，指甲尖容易撕裂、分层是指甲营养不良的表现，也见于扁平苔藓等皮肤病。甲板表现出小的凹窝，可发生在正常儿童也可以发生在银屑病（也就是"牛皮癣"）、湿疹等皮肤病患儿。指甲在纵向发生破裂，可见于甲状腺功能低下、脑垂体前叶功能异常等。

3. 硬度异常

硬甲是甲板增厚，越接近指尖越厚，可以是先天原因造成，也可在后天因长期刺激引起。软甲则甲板薄软（图1-7），易变曲、变白，指甲尖易劈裂，可见于先天异常、B族维生素缺乏、梅毒等。扁平甲、匙状甲、钩形甲、巨甲、小甲、甲萎病等大多是先天异常所致，还有杵状甲既有先天因素，还有后天原因如心脏病。

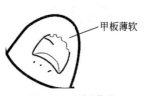

图1-7　甲板薄软

（十）囟门判断法

小儿的头顶有一处特别的地方，摸上去软软的，有时还能看到在微微地跳动，这个地方叫做"囟门"。囟门的下面就是大脑组织。

小儿的脑袋上有前、后两个囟门，在头顶的前囟门呈菱形，出生时长2cm±1cm，后囟门比较小，通常不必太在意。正常发育的新生小儿，前囟门通常会在12～18个月之间闭合，后囟门在出生时很小或已闭合。小儿的囟门在正常的情况下，呈现稍微凹陷的状态，而且常可以在囟门看到如同脉搏般搏动的情形。别看小儿的囟门不大，它却是反映健康的一个窗口。小儿的身体如有异常情况，囟门会马上反映出来，所以妈妈应该留心观察，以免漏掉了重要的信息。观察囟门的正确姿势，是将小儿抱起而呈现直立的状态。最适当的时候是小儿安静的时候。

1. 囟门鼓起

前囟门原本是平的，但有时囟门会突然间鼓起来，是不是正常现象要视具体情况而定。当小儿哭闹、咳嗽、用力或者排便时，颅内压增加囟门鼓起，这是正常现象。当小儿发热时，因为心跳和血液流速加快，血流量增加，所以颅内压增加囟门鼓起。小儿患了脑膜炎等疾病，由于颅内感染而囟门鼓起。过量服用鱼肝油、维生素A或四环素，也可使前囟门饱满。停用后即恢复正常。

处理对策

囟门鼓起的同时，如果伴有发热、呕吐甚至抽搐的现象，必须立即去医院。

2. 囟门凹陷

有时囟门会凹陷下去，也需要根据实际情况来判断是否正常。当小儿站立时囟门凹陷这是正常现象。当小儿因腹泻而脱水时，因颅内水分减少，颅内压降低而使囟门凹陷。当休克或身体大出血时，血压下降，颅内压也随之下降引起囟门凹陷。因营养不良而消瘦的小儿常见囟门凹陷。

处理对策

小儿腹泻时要及时补充水分；如小儿因受到意外伤害而大出血，必须立即去医院。

3. 囟门过大

前囟门一般的大小为2cm±1cm，如果达到4～5cm，就说明囟门过大。囟门过大都是疾病所致。首先，小儿可能患有先天性脑积水。患这种病的小儿一般在出生时囟门并不大，在生后几天囟门才逐渐明显变大。其次，小儿也可能是先天性佝偻病。患这种疾病的小儿前、后囟门都大，正中有条较宽的骨缝将前后两囟门连通。

处理对策

立即去医院做进一步检查。

4. 囟门过小或早闭

假如囟门仅有手指尖大，有可能是头小畸形，也有可能是颅骨早闭。出现这类问题的小儿头围大小一般都会低于正常值。

处理对策

满月前，要定期测量头围，满月后每隔一个月要检查头围增长速度，如果头围增长在标准范围之内，就说明发育是正常的。如果在5～6个月大时囟门就明显偏小，应立即到医院检查。

5. 囟门迟闭

前囟门闭合的正常时间一般为1岁～1岁半，如果闭合过迟，说明小儿可能缺钙。

如果小儿长到18个月，前囟门还没有闭合，则多为疾病所致，也有少数为脑积水等原因。

处理对策

及时补钙；超过18个月还没有闭合的话，就要去医院做进一步检查。

第三节　婴幼儿健康体检

一、婴幼儿健康体检概述

（一）定期体检的意义

小儿刚出生时，医生通常会为其做全面的体格检查，并做出健康状况评价，如图1-8所示。父母应该认识到体检的重要性，定期带小儿去医院检查。同时，不要以为小儿能吃、能睡、活泼就不必做体格检查；也不要因为自己工作繁忙，而忽略了体检。

父母要知道，小儿在婴儿时期的体格发育在人的一生中是最为迅速且变化最大的。小儿的生长是否正常、身体是否有异常情况，都需要定期进行体格检查后做出评定，以便医生和父母根据体检结果对小儿可能存在的异常情况进行早期干预。父母除了需要带小儿去医院进行体检外，还应当掌握一些小儿生长发育的基本健康知识，以便更好地养育小儿。

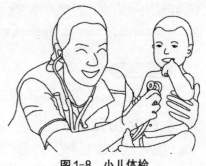

图1-8　小儿体检

（二）体格检查的次数

小儿年龄越小，体检次数越多。体检后要进行发育评价，发现缺点进行矫治，发现疾病及时治疗。具体体检日期是小儿出生后42天左右到生产医院做产后检查，了解小儿喂养及发育情况。小儿3个月时，到就近医院的儿童保健科建立系统管理档案，进行4∶2∶1查体，即1岁内查体4次，每隔3月1次，一般为婴儿满3个月、6个月、9个月、12个月各查1次；3岁之内每年查体2次，即每隔半年查1次；3岁以后，每年查体1次。

（三）体格检查的内容

儿童体格检查内容主要包括问诊、体格发育测量及全身各系统的检查。

1. 问诊

询问出生年月日（公历），计算实足年龄。

2. 各年龄段问诊重点

（1）新生儿问诊重点：母亲妊娠期健康情况，分娩情况，小儿出生后一般健康状况。重点为有无窒息、黄疸轻重、呕吐及惊厥史。

（2）婴幼儿期间诊重点：喂养情况（母乳喂养或人工喂养或混合喂养），辅食添加情况，断奶时间；有无佝偻病早期症状，小儿会坐、爬、站、走的月龄；小儿视力、听力、语言发育情况；是否患过某急性传染病及预防接种完成情况。

（3）学龄前期间诊重点：小儿神经精神发育情况、食物内容、饮食习惯；家庭或托幼机构教养情况。

3. 儿童体格发育测量

（1）体重测量：用标准人体磅测量，小儿穿内裤、背心，冬季可穿衣测量，但要除掉衣服重量（小儿母亲可在晚上小儿脱衣睡觉后称衣服的重量）。

（2）身长测量：让小儿靠墙直立，用皮尺测脚跟（脱鞋）至头顶的距离（头顶用一直尺平压与皮尺交点处读数字即为身长）。3岁以下小儿平卧测量，以厘米为单位。

（3）头围测量：皮尺过两眉弓、枕骨凸绕头一周即头围，以厘米为单位。

（4）胸围测量：皮尺过两乳头及两肩胛骨下缘绕胸一周即为胸围，以厘米为单位。

4. 全身各系统检查

请儿科医生给小儿做全身各系统检查。

二、0～3岁婴幼儿体检项目

0～3岁小儿需要做的体检包括身高、体重、头围、动作发育情况、感觉与认知、社会性反应、语言发展等项目，这些数值及发育情况在本书前面已提到，妈妈可参照对比。

小儿做体检时的其他项目见表1-9。

表1-9　小儿做体检时的其他项目

时间	项目	发育状况及医生建议
第一次体检 （出生后42天）	视力	此时的小儿能够注视较大的物体，双眼能追随五颜六色的气球转动
	无机盐	小儿6个月内每日需要600mg钙，而从母乳和奶粉中只能摄取到300mg左右，因此不补充维生素D和钙的小儿，可能会出现缺钙的现象
第二次体检 （4个月）	视力	双眼会追随妈妈，而且头部也随之转动
	听力	听到声音时，会出现注意倾听的表情
	血液	如果日常不注意铁的摄入，易出现贫血
	无机盐及维生素	要继续补充维生素D和钙，并且注意补充其他维生素，以防出现维生素缺乏症
第三次体检 （6个月）	视力	身体可以随头和眼转动，能够稍微观察周围事物的变动
	听力	注意并环视寻找新的声音来源，能够转向发出声音的地方
	牙齿	有的可能长了2颗牙，有的还没长牙
	血液	6个月后，应当特别注意为小儿补充一些含铁丰富的食物，以免出现缺铁性贫血
	无机盐	6个月以后的小儿，钙的需求量越来越大，此时在阳光明媚的日子应该多带小儿去户外走一走，同时继续补充钙片和维生素D

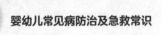

续表

时间	项目	发育状况及医生建议
第四次体检 （9个月）	视力	能注视画面上单一的线条，视力约为0.1
	牙齿	已长出3～5颗牙齿，可以咬一些较硬的食物
	无机盐	坚持每天让小儿外出活动，接受阳光照射，同时还应继续服用钙片和维生素D
第五次体检 （1岁）	视力	可指出父母的五官，并能注视近物，能区别各种形状
	听力	喊小儿的名字时会转身或是抬头
	牙齿	已长出6～8颗牙齿
	无机盐	此时小儿易缺钙、缺锌。缺锌的小儿一般食欲不好、免疫力低下、容易生病
第六次体检 （1.5岁）	视力	小儿视力还未发育完善，应当让其少看电视
	听力	能够听懂简单的语言，明白成人的意思
	血液	检查血红蛋白，是否贫血
	大便	小儿有便意会示意父母，注意不要感染蛔虫病
第七次体检 （2岁）	听力	能够听懂简单的吩咐
	牙齿	20颗乳牙已经出齐
	大小便	完全可以控制
第八次体检 （3岁）	视力	视力达到0.5，已达到与成人近似的视力水平
	牙齿	医生会检查小儿是否有龋齿，牙龈是否有炎症

 爱心提示

妈妈在家也可以给小儿做体检

定期去医院为小儿进行体检是非常有必要的，妈妈平时也可在家为小儿做体检。如手持物体在小儿双眼前缓慢运动，观察他的双眼是否追随物体；爸爸妈妈在小儿一侧呼唤他的乳名，看他是否环视寻找声音来源；观察小儿的牙齿是否萌出过晚或出牙顺序颠倒，肢体能否灵活运动，动作是否协调等。这些简单的检查不仅让妈妈做到心中有数，而且也可以及时发现异常的情况，一旦出现问题马上就能跟医生描述。

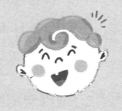

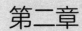

第二章

婴幼儿用药规定与用药方法

第一节　婴幼儿用药常识

一、婴幼儿用药特点与用药途径

（一）用药特点

婴幼儿时期是人生的特殊阶段，此时用药也有一定的要求。小儿用药的比例具有一定的规律性，可根据公式换算出用药的适当剂量。此外，处于婴幼儿时期的小儿身体发育迅速，科学用药才能够避免影响小儿身体生长，所以新手爸妈不可忽视。

1. 新生儿用药应遵医嘱

刚刚出生的新生儿，身体各器官发育尚未成熟，尤其是肝脏的解毒功能和肾脏的排泄功能很弱，用药时应当严格按照医嘱服药，不可以增加用量，否则可能对新生儿身体造成永久的、不可复原的伤害。

2. 婴幼儿用药应谨慎

婴幼时期的小儿生长发育迅速，身体的各个器官处于不断完善、成熟的阶段，用药时应当注意避免有些药物通过不同的机制影响小儿的发育。不要让小儿服用四环素、类固醇等药物，此外还应当警惕某些中枢抑制药物对小儿智力的损害。小儿对服药后产生的不良反应表达不明确，不能准确、及时地将自己的不适说给父母听，父母有时也无法通过小儿的外在表现看到隐患。所以，给婴幼儿时期的小儿用药应当谨慎。

3. 应按时服药

婴幼儿时期的小儿新陈代谢旺盛，血液循环很快，药物的排泄也较快，因此应当按医生的叮嘱按时给小儿喂药，两次用药时间不能间隔太长，以确保药物在小儿体内的有效浓度，使病情得到有效控制。

4. 用药应及时、准确

小儿患病具有起病急、发展快的特点，如果不及时进行治疗，病情会迅速加重，甚至导致并发症的发生。因此及时、准确的用药是控制病情的关键。

5. 应对症下药

小儿抵抗力弱，其患病的概率比成人要高，因此服药的概率也较高。经常服药会造成很多不良后果，例如增加不良反应的发生，体内滋生某些敏感细菌进而引发抗药性细菌大量繁殖等。所以，一旦小儿生病，不能乱用药，应当对症下药，使小儿的病情得到有效控制。

（二）用药途径

适用于小儿的药物多种多样，用药途径也各有不同。把握好用药时间，采用正确的用药途径，有利于病情的控制，所以父母应当谨记这些用药常识。小儿常用的用药途径包括以下几种。

1. 口服用药

口服用药简便易行、安全可靠，通常没有什么不良反应。药物经口腔进入人体后，少数在胃部吸收，大部分在小肠吸收，吸收后通过血液循环到达全身各处，从而达到治疗的目的。但是，口服用药的不足之处是药物作用缓慢，吸收量不规则，急救时不宜采用。

2. 舌下含服

过敏性哮喘类药物通常采用舌下含服的方式。舌下含服作用快，对胃黏膜的刺激小。

3. 直肠给药

如肛门栓剂、保留灌肠等，对胃肠道无刺激，比口服用药作用快。

4. 注射给药

注射给药包括皮内注射、皮下注射、肌内注射、静脉注射及静脉输液等。注射给药的特点是药物吸收快、见效快，尤其静脉注射是急重症小儿的最佳选择。

5. 局部给药

局部给药的方法是将药物直接用于患处，使局部保持较高的药物浓度，产生对局部的治疗作用，包括喷雾、湿敷、涂擦、滴入、吸入等方法。

在给小儿用药的过程中，有的家长认为打针比吃药效果好，输液比打针效果好，因此不管得了什么病，都要求医生采用注射给药的方式。其实有一些疾病，如肠炎、痢疾等消化道疾病，口服给药效果会更好。药物通过口服进入胃肠道，并保持有效的浓度，能够收到良好的治疗效果。而且小儿肌肉不发达，血管细小，注射操作具有一定的难度，风险较大。

由此可见，小儿生病时，应当根据病情选择安全、有效、经济、适当的给药途径。

二、婴幼儿用药剂量与用药时间

（一）用药剂量

临床常用的计算方法有四种，即按体重、体表面积、成人剂量折算和年龄计算，目前多采用前两种。

1. 按体重

按体重的方法最常用。药物剂量（每天或每次）＝药量/kg×体重（kg），如果不知实际体重，可以按下列公式估算。

1～6个月婴儿体重（kg）：出生体重（kg）+月龄×0.7

7～12个月婴儿体重（kg）：6kg+月龄×0.25

1岁以上体重（kg）：年龄×2+8

例如，多潘立酮混悬液（吗丁啉口服液），其剂量及服法是0.3ml/（kg·次），每天3次。一个6岁体重20kg的儿童，应当按照每次6ml，每天3次服用。

2. 按体表面积

按照体表面积方法相对复杂，但科学性强，适用于成人和儿童。

药物剂量＝药量/m²×体表面积（m²）

30kg以下者体表面积的计算公式：

体表面积（m²）＝0.035（m²/kg）×体重（1kg）+0.1（m²）。

30～50kg者，体重每增加5kg，体表面积增加0.1m²。

例如，地高辛的饱和剂量为1.5mg/m²，根据月龄计算出实际的体表面积，再乘以1.5mg/m²，即为饱和量。一个1岁10kg的婴儿，其体表面积是0.45m²，地高辛的饱和剂量为0.675mg。

3. 成人剂量折算

根据成人剂量折算（见表2-1），其计算公式如下。

表2-1　小儿药量与成人药量比例

小儿年龄	相当于成人用药比例	小儿年龄	相当于成人用药比例
出生～1个月	1/18～1/14	2～4岁	1/4～1/3
1～6个月	1/14～1/7	4～6岁	1/3～2/5
6个月～1岁	1/7～1/5	6～9岁	2/5～1/2
1～2岁	1/5～1/4	9～14岁	1/2～2/3

小儿剂量＝成人剂量×小儿体重（kg）÷50

按此法计算出的药量偏差在各年龄期较其他方法为小。

4. 按年龄

按照年龄给药的方法。因患儿个体差异较大，因此给药剂量不一定准确。

（二）用药时间

药物通常分早、中、晚三次服用；如果一天只服用两次，则早晚各一次；每天服用一次的药物，在早晨服用。

一些特殊用药，可以在医生指导下，根据药物及血液浓度来决定服药时间：健胃药，如胃蛋白酶合剂等，可刺激胃液分泌，使人食欲增加，应当在用餐之前服用；助消化药及对胃黏膜有刺激的药物，如酵母、阿司匹林等，应当在饭后服用；导泻药、驱虫药、安眠药等，宜睡前服用；解热镇痛药，如复方阿司匹林（APC）等，于发热时服用；平喘药应当在喘息发作时服用。特殊药物应在医生的指导下使用。

三、婴幼儿药品剂型分类

（一）糖浆剂

糖浆剂中的糖和芳香剂能掩盖某些药物的苦、咸等不适味道，从口味上让小儿更易接受，如小儿止咳糖浆、小儿健胃糖浆、小儿喜食糖浆等。服药后应当过一段时间再喝水，以利药物的吸收。

（二）干糖浆剂

干糖浆剂又称颗粒剂，是经干燥后的颗粒剂型，味甜、粒小、易溶化，而且方便保存，不容易变质，如阿苯达唑干糖浆（小儿驱虫干糖浆）、小儿氨酚黄那米颗粒（小儿速效伤风干糖浆）等。

（三）咀嚼片剂

因为加入了糖和果味香料而香甜可口，便于嚼服，适用于周岁以上的小儿服用，如小儿维生素咀嚼片（小施尔康片）等，家长要注意妥善保管这类药物，以免小儿当成"糖豆"大量食用，引起药物中毒症状。

（四）冲剂

冲剂是药物与适宜的辅料制成的干燥颗粒状制剂，一般不含糖，常加入调味剂，且独立包装，便于掌握用药剂量，如蒙脱石散（思密达）、小儿咳喘灵冲剂、板蓝根冲剂、小儿退热颗粒等。

（五）滴剂

滴剂通常用量较小，适合于周岁以内的婴儿，须按照说明书或医嘱服用，滴剂通常不混合于食物或饮料中服用，如鱼肝油滴剂等。

（六）口服液

口服液是由药物、糖浆或蜂蜜和适量防腐剂配成的水溶液，是临床最常用的小儿制剂之一，特点是分装单位较小，稳定性较好，易于贮存及使用，如抗病毒口服液、茵栀黄口服液、清热解毒口服液、小儿感冒口服液等。

（七）混悬液

混悬液是由不溶性药物加适当的赋形剂制成的，服用前一定要摇匀，如多潘立酮混悬液（吗丁啉混悬液）、布洛芬混悬液（美林混悬液）、对乙酰氨基酚混悬液（泰诺啉混悬液）等。

四、药品保存方法与变质识别

（一）家庭药品保存方法

（1）放于清洁干燥、避光的地方。

（2）标签清楚，标签不清时要及时更换或不用；内服、外用药应分开放置。

（3）定期检查药品日期，浑浊、变色、沉淀、发霉者弃掉不用，要注意药品的有效期。

（4）将药品放于小儿拿不到的地方，防止小儿误服药物引起中毒。

（5）中药丸、散类药要防潮、防鼠、防虫蛀。

（6）芳香类药要瓶装，防挥发。

（7）易霉变药物要放于阴凉通风处。

（8）成人用药最好与小儿用药分别放置，以免错服。

（二）识别药物是否变质

药物外观出现如下变化的，应当视为变质。

1. 针剂

颜色改变，有沉淀分层，出现混浊、絮状物或是黑霉点，以及其他固体结晶等。

2. 药片

白色药片颜色变黄、变深，出现花斑、霉点、潮解等。糖衣片表面褪色露底、裂开、发霉等。

3. 糖浆

出现较多沉淀、发霉。

4. 冲剂

发黏、结块、溶化。

5. 眼药水

有结晶、絮状物。

6. 眼药膏及其他药膏

失水、干涸、水油分离、有油败气味。

五、婴幼儿家庭常备的非处方药

小儿难免会发生咳嗽、感冒、发热、腹痛、腹泻、外伤出血等不适，如果家中备有止咳、消炎、退热等内服药以及酒精、创可贴、纱布等外用药品，就可以先在家中做一些应急处理，然后再带小儿去医院做进一步的治疗。随着医疗保健意识深入人心，家中储备一些常用的非处方药已经成为居家需求。为小儿常备的非处方药见表2-2。

表2-2　为小儿常备的非处方药

药品名称	适用症状	温馨提示
冰爽贴	属于物理治疗，在低热时（体温在38.5℃左右）使用效果比较好。该贴可以和退热药一起使用，以防小儿出现高热惊厥	此药为外用药，撕开包装直接贴于额头或是太阳穴。对于皮肤容易过敏的小儿，在使用时要时刻注意皮肤变化，一旦出现红疹，立即停用
布洛芬混悬液	适用于感冒所引起的发热、身体酸痛等症状	其主要成分是布洛芬，药效可以持续6～8小时

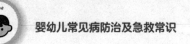

续表

药品名称	适用症状	温馨提示
苯巴比妥（小儿鲁米那）	具有解热镇惊作用，可以预防小儿高热惊厥	此药尤其适用于婴幼儿，价格便宜、疗效好，可以根据发热程度增减药量
健儿清解液	针对体温没超过38.5℃的低热	此药是中成药，可按照说明书上的疗程使用，但要注意和西药的退热药分开使用，相隔2小时。小儿服用期间忌食生冷辛辣食物
扑热息痛	轻度发热体温在38℃以下用较小剂量，38℃以上用中剂量，39℃以上用大剂量	服用此药后若出现红斑或水肿症状应当立即停药。对阿司匹林过敏患儿通常对本品不发生过敏反应
小儿退热栓	用于普通感冒或是流行性感冒引起的发热、头痛	直肠给药。用于解热不能超过3天；不能同时服用其他含有解热镇痛药的药品（如某些复方抗感冒药）
酚麻美敏混液	适用于2岁以上的小儿因普通感冒、花粉及其他过敏物质引起的鼻塞、咳嗽、眼部瘙痒、流涕、头痛、打喷嚏、低热等	本品为复方制剂，其成分、作用与酚麻美敏片相同，偶有嗜睡、胃肠不适、头晕等不良反应
双黄连口服液	主要用于风热感冒引起的咳嗽、发热、咽痛等	有抑菌、抗病毒、增强免疫力作用，服药期间忌烟酒及辛辣、生冷、油腻的食物；风寒感冒的小儿不适用
小儿伪麻美酚滴剂（艾畅）	适用于婴幼儿由于感冒或其他上呼吸道过敏引起的鼻塞、流涕、咳嗽等症状的治疗	偶见皮疹、烦躁、焦虑、兴奋、头痛、头晕、心悸、失眠、口干、食欲减退、恶心、上腹不适等
板蓝根冲剂	适用于患咽喉肿痛、口咽干燥、急性扁桃体炎的小儿	清热解毒，小儿每次半袋，每日3次；白开水冲服；服药期间忌烟酒及辛辣、鱼腥食物
感冒清热颗粒	属于中成药，因风寒感冒，头痛发热，恶寒身痛，鼻流清涕，咳嗽咽干	在感冒初起时及时服用，效果尤佳。不过此类药物一般含麻黄（退热作用），要和西药中有退热作用的药物分开使用，至少相隔2小时
美敏伪麻溶液	适用于普通感冒、流行性感冒及过敏引起的咳嗽、打喷嚏、流鼻涕、鼻塞、咽痛等	无退热功效
地喹氯铵短杆菌素含片	适用于感冒所引起的咽喉疼痛	此药是含片，不适合太小的小儿食用，只适合3岁以上的小儿服用
小儿泻速停颗粒	清热利湿，健脾止泻，解痉止痛。用于治疗小儿泄泻、腹痛，尤适用秋季腹泻	开水冲服，每日3～4次；0～1岁小儿每次1.5～3g；1～3岁小儿每次3～6g

续表

药品名称	适用症状	温馨提示
蒙脱石散（思密达）	针对病毒感染引起的腹泻，小儿大便达到4～5次/天且量很大时，可以使用	给小儿喂药时，应当将其倒入50ml的温水中，摇匀后在服用。1岁以下的小儿每日1袋，分3次服用；1～2岁小儿每日1～2袋，分3次服用；2岁以上，每日2～3袋，分3次服用或遵医嘱
枯草杆菌二联活菌颗粒（妈咪爱）	是一种益生菌，适用于消化不良、食欲减退、营养不良，肠道菌群紊乱引起的腹泻、便秘、腹胀、肠道内异常发酵、肠炎。可以和思密达或抗生素一起使用，保护小儿的胃肠道，但两药同用时中间必须间隔2小时以上，切不可连续服用，以免引起不良反应	小于3岁的小儿不宜直接服用。在服用时最好低于40℃的温开水冲服，水温太高会破坏药物中的益生菌
西甲硅油（艾普米森）	其作用是吸附小儿腹中多余的气体，治疗胀气。尤其适用于哺乳期婴儿。小儿吃奶前哭闹，或是吃奶的姿势不正确等均可引起胀气、绞痛	可以滴在配方奶中一起使用
杜蜜克	含有乳果糖，适用于婴幼儿便秘症状。但小儿刚出现便秘不可以使用，适用于小儿便秘超过3天以上	每天1次，只要小儿大便变软，就要停止使用
口服补液盐	小儿大便或是呕吐物里含大量水分时，最好按照一定的比例冲调口服补液盐，以防小儿脱水	腹泻停止，应当立即停止服用，以防止小儿因药物过量而出现高钠血等症，反而起到相反的效果
猴枣散	具有帮助消化、健脾消食的作用。适用于食欲减退、偏食挑食、消化不良的小儿	使用6～7天后可见效
急支糖浆	具有清热化痰、宣肺止咳的功效。用于治疗感冒后咳嗽、支气管炎咳嗽	口服，每日3～4次，0～1岁一次5ml；1～3岁一次7ml
沐舒坦糖浆	具有促进黏液排除作用及溶解分泌物的特性，可使黏液分泌恢复正常状况，改善呼吸状况。适用于咳嗽痰多，痰液黏稠，且排痰有困难者	应当餐后服用，1～2岁患儿每天2次，每次2.5ml；2～3岁患儿每天3次，每次2.5ml
祛痰灵口服液	消热，化痰，止咳。用于痰热咳嗽小儿	0～2岁小儿一次15ml，每日2次；2～3岁小儿每次30ml，每日2次
蜜炼川贝枇杷膏	适用于伤风咳嗽、痰稠、痰多气喘、咽喉干痒等。本品在咳嗽后期使用，可以促进化痰，帮助小儿恢复元气	小儿应当在成人的监护下服用药物
小儿肺热咳喘口服液	此药具有清热解毒、宣肺化痰的作用，用于热邪犯于肺卫所致发热汗出、微恶风寒、咳嗽、痰黄，或是兼喘息、口干而渴等症	口服，1岁以下每次5ml，每日2次；1～3岁每次10ml，每日3次

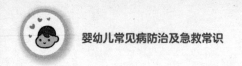

六、药物的不良反应及预防措施

（一）药物的不良反应

药物不良反应是指合格药品在正常用法、用量下出现的与用药目的相反的作用，可对机体产生各种伤害，有时甚至危及生命。

药物不良反应是药物固有的，与药物有效成分、剂量剂型、用药途径、药物之间的相互作用有关，也与服用者种族、性别、年龄、营养状况、免疫功能，甚至血型、遗传有关。

（二）药物的不良反应事项

1. 药物副作用

药物副作用是药物固有的作用，是药物在正常服用的情况下出现的与治疗无关的作用，可能给患者带来不适或是痛苦。药物的副作用是不可避免的，但通常反应较轻，个体可耐受。如服用红霉素可能引起恶心、呕吐、胃部不适等，服用马来酸氯苯那敏可引起头晕、嗜睡等。

2. 药物毒性反应

药物毒性反应是指药物作用于人体产生较严重的危害性反应。它可以使组织器官发生严重的病理变化，造成功能性损害，严重时，可以引起不可逆的功能损害。例如，哺乳期女性滥用抗生素，如链霉素、庆大霉素、卡那霉素可致小儿耳聋，由于氨基糖苷类药品对肾脏和听神经均有严重损害，小儿的肾功能发育不健全，对这些药物的排泄较为缓慢。因此，哺乳期女性盲目使用链霉素或庆大霉素，易造成小儿药物性肾炎及听神经功能障碍而致耳聋，还可能造成小儿永久性听力下降和听力丧失，给小儿和家庭带来极大不幸。

3. 药物继发反应

药物继发反应是继发于药物治疗作用之后的一种反应。如大量和长期应用广谱抗生素，虽然抑制或杀灭了致病菌，但同时也误伤了体内正常寄生菌，致使那些耐药的病菌或是霉菌失去了正常寄生菌的制约而大量繁殖，造成难治性的新感染，称为二重感染，也叫菌群失调症。

4. 药物依赖性

若反复使用某些药物会产生依赖性，常见的包括安眠药、吗啡、苯丙胺、哌替啶等。依赖分为两种，一种是身体依赖，如停药后，出现肌肉酸痛、打哈欠、流涕、腹泻等；另一种是精神依赖。

（三）减少或避免药物的不良反应

（1）针对不同疾病，要正确选择药物。做到尽量不用或少用药物，或使用一种药物便可以治好的疾病一定不用第二种。因为尽管服用两种或两种以上的药物可以使疾病尽快痊愈，但不良反应也会增加。

（2）在医生的指导下服用药物，不可以滥用非处方药，不可以随意增加或是减少药量。

（3）在用药时除了要考虑到药物的功效和安全外，还必须考虑小儿的一些具体情况，例如年龄、个体差异和身体状况等。

（4）如果小儿有药物过敏史，就医时应当向医生说明，避免医生开药时再次开出致敏药物。

（5）患慢性病的小儿，父母要知道哪些药不宜服用，如溃疡病小儿不应服用阿司匹林，否则会诱发溃疡出血。

（6）对患有肝肾疾病的小儿，在用药时要格外小心，尽可能避开会加重肝肾功能损害的药物。

（7）如果使用药物后，出现了与本病无关的症状，如皮疹、发热、哮喘等，应当及时停药并将小儿送往医院诊治。

（8）体弱、脱水、虚脱的患儿不宜服用解热发汗药，应鼓励多饮水，避免加重病情；解热药应当按时、按量服用，不能随意加大剂量或是缩短给药时间，不要联合使用。

七、婴幼儿用药误区

（一）滥用抗生素

抗生素对于多种细菌有着强大的杀灭及抑制作用，但使用不当，会产生很多问题。例如，抗生素对病毒是无效的；抗生素剂量不足或是反复换药等可产生细菌耐药性；部分抗生素可损伤肝肾、神经、血液等系统器官功能；长期应用抗生素还可能引起二重感染；大量浪费医药资源。

（二）滥用糖皮质激素

糖皮质激素临床应用范围很广，具有抗感染、抗过敏、抗毒、抗免疫和抗肿瘤等作用，但也有很多不良反应，比如抑制免疫功能、抑制生长发育等，长期应用会导致骨质疏松、免疫力下降、股骨头坏死和肾上腺皮质萎缩等。

（三）滥用营养药

维生素在人体的生理活动中起着重要的作用，婴儿每天需要维生素 A 1500 ～ 2000IU，维生素 D 400 ～ 800IU，过量服用会造成不良后果。长期服用维生素 A（50000IU/d），可出现中毒症状，如烦躁、食欲减退、口唇皲裂、四肢疼痛、肝脾肿大、前囟饱满等。如果每日服用维生素 D 2 万 ～ 5 万 IU，连续数周或数月即可发生中毒，其中毒症状为哭闹、烦躁、恶心、呕吐、腹泻、便秘、尿频、夜尿增多、肌张力下降、蛋白尿等。有些营养品还含有激素等禁用成分，小儿长期服用可出现性早熟。

（四）迷信新药、贵药、进口药

治疗疾病应当针对病因合理用药。对新药的疗效评价需要长期观察，如青霉素的过敏性休克是在它诞生 10 年后才被发现，沙立度胺（反应停）的致畸作用是在用药 1 年后出现的。贵药和进口药在原料、生产工艺等方面要求较高，不良反应可能较少，疗效有的确实很好，但有的疗效尚难评价，在使用时一定要从医疗价值出发，切忌迷信新药、贵药和进口药。

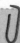

爱心提示

如何鉴别真假药品？

鉴别真假药品的 6 个要点。

1. 看防伪标志

有些药品生产厂家为了方便消费者辨别自己生产药物的真假，会在药品包装上设置一个特殊的防伪标志，只要消费者稍加留心就能辨别出来。虽然现在制假药者也会在假药包装上做一个类似的防伪标志，不过只是粗制滥造，仔细观察就能看出来。

2. 看包装及外观

正规生产厂家生产的药品，包装精细，不管是包装、标签还是字迹、套色都整齐清晰、颜色鲜艳；而假药包装粗糙，字迹浅淡，颜色不正，过渡生硬，色块错位，购买者仔细观察就可辨别。

3. 看生产厂家

根据国家药监局规定，规范药品说明书必须注明生产企业的名称、地址、电话号码、传真号码、邮政编码、网址等，便于消费者有问题联系厂家。假药对这些信息往往描述不全。

4. 看药品质量

如果是假药，就算外包装仿造的再逼真，药品的质量一定会有问题。父母可以拿出药品，仔细观察外观，如果是假药，就会出现不同形状。如果小儿需服用中药的浸膏片，父母可以取其断面，在上面哈气，出现水珠亮点就是真药，反之就是假药。

5. 看文号

药品批准文号需带有"药"字样，如"京卫药准字（1996）第105091号"。

6. 看品说明是否科学、详细

经批准合法生产的药品，其说明书内容准确，治疗范围限定严格，药品使用的方法、禁忌、不良反应等，均有详细说明。

第二节　婴幼儿用药注意事项

一、婴幼儿安全用药的注意事项

（一）不可擅自更改医嘱

带小儿就诊后，医生通常会根据小儿的症状、体重等综合指标决定用药的种类、剂量和用药次数。如果家长擅自加入一种药物或增减药物剂量、改变用药次数，可能会增加小儿身体的负荷，使病情反复不定，并且不良反应也会增加。

（二）根据小儿的状况，判断药物的疗效

给小儿服药或涂药后，应当仔细观察小儿的反应，并记录下来。一旦发现异常情况，应当立即打电话给医生或带小儿再次就医。如果遵医嘱服药后，病情并未改善反而有加重的趋势，也应再次就医。

（三）医生开的药应尽量用完

医生根据小儿的病情，会开出一段时间的药，服药时间可能是5～6天，也可能是2～3天。家长不要看到小儿已经恢复健康，就自行停药或减少药量，这样可能会使病情出现反复。最好按照医生的处方，将药吃完。

（四）根据药性选择保存方法

小儿的药物多种多样，有糖浆类、粉状制剂以及栓剂等多种种类。药物种类不同，其保存方法当然也各有不同。如何保存应当咨询医生或是看一看药品使用说明，采用妥善的保存方法，以免使药效降低或变质。除此之外，父母也应注意，将药品放在小儿拿不到的地方，以免使其误食、多食。

（五）液体药物要摇匀后给小儿服用

一些液体类的药物经常是多种药物成分的混合，放置一段时间后就可能会沉淀，因此，在药物包装上，一般也会有"用前摇匀"的字样。但是，粗心的父母往往会忽略这个小细节，直接倒给小儿喝，导致小儿服用的药物浓度偏低，药效不足，而最后服用的剩余药物又可能会因为浓度过高而有损小儿的肝脏。

（六）1岁以前小儿用药，一定要遵医嘱

1岁以前的小儿身体功能尚未完全发育成熟，对于药物吸收较快，但排泄慢，所以在使用时用量一定要遵医嘱。如果用量过多，药物在体内积存，会对身体造成伤害。

二、婴幼儿使用抗生素的注意事项

"抗生素"这个词想必父母都知道，也知道不能滥用。但是小儿得了病，最要紧的是赶快治好，只要能够治病，父母哪里还顾得上医生和专业人士的忠告。多

年来，尽管国家对合理使用抗生素进行了大量的宣传教育工作，也取得了一定的成绩，但目前在儿童疾病包括感染性疾病的治疗当中，由于医生或父母的原因，仍存在着种种不合理使用、滥用抗生素的现象。

（一）抗生素的错用、滥用

（1）发热即是有炎症，就应当使用"消炎药"。有的父母一发现小儿发热，便会在家中擅自给小儿使用抗生素退热，然后才带小儿到医院就诊；甚至有些父母带患儿就诊时，让医生一定要用抗生素。

（2）不就诊，随意服用家中现有抗生素。

（3）几种抗生素同时服用或频繁换药。

（4）随意停服或间断服用，认为不发热即为病愈，或是为省事不按照药物说明服药，随意减少、增加用药次数。

（5）错误认识。认为小儿病了只要服用了抗生素，就不会出现其他并发症了。

（二）是否应用抗生素应由医生判断

发热、腹泻是小儿常见的症状，原因有很多，包括感染性与非感染性。在感染所造成的疾病中，病原又可能为病毒、细菌、支原体等。对上述症状的原因进行具体分析，是合理使用抗生素的前提。小儿患病应当看医生，由医生根据小儿病史、临床表现等来决定是否需要用抗生素。通常，在常见病原所致感染性疾病中，由细菌、支原体感染造成者需用抗生素，而病毒（儿科上呼吸道感染、婴幼儿腹泻常见病因）感染造成者则无需使用抗生素。父母切不可给小儿滥用抗生素。

（三）病原不同，用药也不同

儿童期易患感染性疾病，但不同年龄阶段、不同季节易感染的病原不同。另外，发病季节及当时流行疾病状况对临床诊断亦有很大作用。因此通常根据临床诊断，医生可推断出病原的种类，或是结合必要的辅助检查（包括病原学检查），选用有效的抗生素；如对病原诊断不明，可以选用广谱抗生素。父母为小儿自选抗生素缺乏针对性，可能造成疗效不佳或无效。

（四）用药剂量由医生来确定

针对病原选药后，需要从小儿病情、药物在体内代谢特点、给药顺从性等方

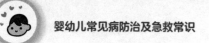

面考虑，来决定用药剂量。为了确保抗生素很好地发挥作用而不对小儿产生危害，掌握恰当的抗生素剂量是必需的。

对于儿童，药物剂量一般是由医生根据诊断、病情、体重或体表面积计算得出的。另外，也应考虑小儿机体代谢状态，对患有肝肾疾病的小儿，除了应避免应用具有相应不良反应的药物外，还应当仔细考虑用药剂量。认为儿童用药即为简单的成人剂量减半的概念是错误的。抗生素治疗疗程因疾病种类、病情严重程度、对现有治疗的反应等而异，具体应当咨询医生。另外，认为症状消失即为病愈的概念也是错误的。

（五）不能盲目联合用药

两种或是两种以上抗生素同时使用称为联合用药。给小儿同时服用两种或两种以上抗生素，有可能造成用药无效的后果。一般有严重感染或混合感染、病原不明或单一抗生素不能控制、较长期应用抗生素细菌产生耐药性可能者，才可以在医生的指导下联合用药。通常需用抗生素治疗的疾病仅用一种抗生素即可。

（六）警惕不良反应

使用抗生素应当注意药物引起的过敏反应、毒性反应及二重感染。过敏反应形式多样，轻者可能出现皮疹、药物热、血管神经性水肿，严重者出现哮喘，甚至过敏性休克；毒性反应如由氯霉素引起的再生障碍性贫血，庆大霉素等引起的耳聋等。应用抗生素后杀灭或抑制了敏感细菌，但未被抑制的菌种可大量繁殖，可能出现真菌、耐药菌等引起的二重感染，可能危及生命。

三、婴幼儿使用非处方药物（OTC药物）的注意事项

（一）什么是OTC药物

OTC药物是指无需凭执业医师处方即可自行购买和使用的药品，同时又称为"可以在柜台上买到的药物（Over The Counter）"，简称OTC，此名称是全球通用的俗称。OTC药物是经过国家药品监督管理部门批准的，其安全性和有效性是有保障的。其主要是用于治疗各种消费者容易自我诊断、自我治疗的常见轻微疾病。OTC药物根据药品的安全性分为甲、乙两类，均可以在药店购买，乙类的安全性更高，可在超市、宾馆、百货商店出售。甲类OTC药物和乙类OTC药物在药品包

装上存在区别，OTC专有标志的底色为绿色椭圆形底阴文是乙类，底色为红色椭圆形底阴文是甲类。

（二）小儿使用OTC药物要谨慎

OTC药物虽然有很多优点，但并不意味着这类药物就绝对无害。

首先，父母应明确了解，小儿用药与成人不同。一方面，对于一些安神、镇静以及激素类药物，小儿的耐受性较成人强一些，而对抗过敏药物的中枢抑制作用相对弱一些，因此，这些药物的用量一定要有所把握；另一方面，小儿对于一些兴奋剂类药物比较敏感，使用时要酌情酌量。另外，有些药物可能对成人无害，但是使用不当可能会伤害到小儿，比如碳酸氢钠等药物容易导致小儿酸血症或碱血症。

不管是多么常见的药物，不管药物如何安全、有效，父母均不能忽略小儿和成人的差异，特别是新生儿和早产儿，轻易使用非处方药可能会造成不可逆转的严重后果。因此，当小儿生病，一定要先看医生再服药，不可以自行盲目地吃处方药。

四、婴幼儿静脉给药的注意事项

静脉给药适用于小儿不能经口喂养，无法满足其对水、电解质、营养及热量的需要；需要纠正脱水、电解质紊乱，或需迅速取得药效以及其他途径不能确保给药时的情况。

小儿输液时，医院护士往往照顾不过来，因此家人通常要充当"护士"。如果这个"护士"合格，小儿输液的过程会很顺利，反之，则可能会出现意外。家人在看护小儿输液时应当注意以下问题。

（1）对于较大的小儿，家人应当让他明白输液的目的及注意事项，以便取得合作；对于较小的小儿，可以拿玩具转移其注意力，在必要时使用约束带。

（2）摆好小儿的体位，并充分暴露穿针部位，尽量不让其他小儿观看，以免引起小儿紧张烦躁的情绪。

（3）小儿静脉扎针难度较大，可能一次不能成功，此时家长不应当责怪护士，以免增加护士的心理压力而使操作更不顺利。如果家人以宽慰、理解的态度对待护士，并协助护士工作，对治疗操作和医患关系均有好处。

（4）婴幼儿好动，输液后往往喜欢到处走动，这样很不安全。医院小儿较多，

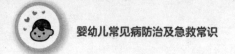

小儿到处走动，不但针容易跑位，还有可能发生交叉感染。

（5）有些家长心急或嫌速度慢，会擅自调整输液速度，这是要禁止的行为。输液速度是医护人员根据小儿的病情、年龄和药物的性质及浓度调整的，滴速过快可能会加重小儿的心肺负担，引起心力衰竭（心衰）、肺水肿，或者局部不适；过慢则会延误治疗，使药效降低。

（6）小儿输液时，因为家长的疏忽往往会出现漏针的情况，这是触碰或牵拉针柄造成的。

（7）不要让小儿的手触及注射部位。

（8）哺乳或是搂抱时，将小儿抱在注射部位的对侧，以免家长的身体和衣服碰到针头；不要用任何物品触及针柄处。

（9）在给小儿进行静脉给药前，父母一定要将小儿自身所患有的常见病告诉医生，以便医生在用药前考虑药物反应，决定用药成分等。

（10）如果出现液体外渗或出血的现象，应当先将输液管的开关关闭然后赶紧叫护士。

家长需要注意，小儿哭闹时，家长可以用手固定输液管，防止摆动时牵拉到针柄而引起渗漏；夏季天气热，小儿易因出汗而使胶布粘贴不牢固，家长要注意检查。

五、婴幼儿慎用的药物

（一）婴幼儿慎用的中成药

许多家长认为中成药不良反应低，殊不知中成药中也含有毒性成分，只不过比例较少而已。如果不了解药物成分，最好不要给婴幼儿吃中成药，否则对婴幼儿健康不利。

六神丸含有蟾酥，可能引起恶心、呕吐、惊厥等症状；琥珀抱龙丸和珍珠丸均含有朱砂，可能诱发齿龈肿胀、咽喉疼痛、记忆衰退、兴奋失眠等不适感；牛黄解毒片长时间服用可导致白细胞减少。

（二）婴幼儿慎用诺氟沙星

氟哌酸片（诺氟沙星片）属于第三代喹诺酮类药物，是20世纪80年代研制的广谱抗菌药，具有抗菌活性强、组织穿透性能好、交叉耐药性很少、毒性低、不良反应少等优点，常用于治疗呼吸道、消化道和泌尿系感染等疾病。

此类药物对幼年动物关节软骨的影响，一直是人们讨论其在儿科应用的焦点。现有资料不能肯定其在儿科领域应用的安全性，目前缺乏儿科使用此类药物的大样本资料，也缺乏远期随访资料，美国食品药品管理局（FDA）不推荐12～14岁以下儿童使用，中华医学会儿科学分会不推荐此类药物用于治疗小儿上呼吸道感染。但对比动物实验和参考临床资料，国内外许多学者认为喹诺酮类药物在儿科不应绝对禁忌，而应审慎使用。

当感染的患儿病情严重，致病菌仅对此药敏感时，医生会遵循"抢救生命是第一原则"和"知情同意的原则"，告知家长不良反应，在家长同意的情况下谨慎使用，剂量为10～20mg/（kg·d），疗程一般为1周，不超过2周。

（三）婴幼儿慎用氯芬黄敏片

氯芬黄敏片（感冒通）是双氯芬酸的复合方制剂。每片含双氯芬酸钠15mg、人工牛黄15mg和马来酸氯苯那敏2.5mg。本品常用于治疗成人感冒，但其不良反应多，最常见的如胃肠道不适、烧灼感、反酸、食欲减退、恶心等。神经系统反应有头痛、眩晕、嗜睡、兴奋等，最严重的是肾出血。

国家药品不良反应中心已通报过本品引起多例小儿尿血、肾损害。其原因可能为双氯芬酸钠大约50%在肝代谢，40%～65%经肾排泄，由于小儿机体发育未完全，肝肾代偿能力不足，应用本品的风险远高于成年人，故小儿应当慎用，其他类似的药物还有氨咖黄敏胶囊（速效感冒胶囊）。

（四）婴幼儿慎用磺胺药

复方磺胺甲噁唑（复方新诺明）是一种磺胺类消炎药，以其抗菌谱广、价格低廉等特点在我国尤其是农村中普遍使用。磺胺类药物抗菌谱较广，对脑膜炎球菌、大肠埃希菌、变形杆菌、痢疾杆菌、肺炎杆菌、鼠疫杆菌等作用较强。对于泌尿、呼吸道、肠道的炎症及流行性脑脊髓膜炎等有很好的治疗效果。有的家长看小儿病了，就给小儿吃复方磺胺甲噁唑，殊不知，小儿不宜服用磺胺类药物。

磺胺药的主要不良反应有肾损害、过敏反应、白细胞减少和胃肠道反应。磺胺药溶解度较小，易在酸性尿中析出结晶，引起结晶尿、血尿、少尿甚至尿毒症。年长儿因治疗需要服磺胺药时，一般要加服碳酸氢钠以碱化尿液，防止肾损害。过敏反应一般在用药后一周出现，表现为药物热和皮疹。白细胞减少较多见，多数在用药后3～7天出现。胃肠道反应表现为恶心、呕吐和食欲减退。小儿各系统器官功能发育均不完善，用磺胺药一定要慎重。

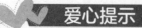
爱心提示

家长要注意药物之间的相互作用

（1）患痢疾或肠炎时，多黏菌素E（可利迈仙）、磷霉素钙片等抗生素不要与枯草杆菌联活菌颗粒（妈咪爱颗粒）、双歧杆菌乳杆菌三联活菌片（金双歧片）等肠道微生态制剂同时服用。婴幼儿腹泻时应暂停口服鱼肝油。

（2）先天性心脏病患儿需长期服地高辛治疗时，地高辛不能与钙剂同服，因为钙剂会加重地高辛的毒性反应引起中毒。若必须服用，两药需间隔6小时以上。

（3）肾病患儿需长期服用大剂量激素（如强的松）治疗，为减轻其骨骼脱钙的不良反应，应同时服用鱼肝油和钙剂。

（4）服磺胺药时，须同时服用碳酸氢钠片碱化尿液，防止药物结晶损伤肾小管造成血尿，磺胺药不宜与维生素C同服也是同一道理。

（5）红霉素不宜与维生素C同服，因为红霉素在酸性环境下药效会降低。

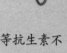第三节　婴幼儿常见病的正确用药

一、婴幼儿发热时的正确用药

（一）正确认识小儿发热

大多数情况下，发热是一种病理表现。过高的体温易造成机体代谢紊乱，蛋白质消耗增加，甚至会引发惊厥，对小儿危害较大。因此，小儿发热时，应当去医院，查明病因，及时治疗。

另外，发热也是人体的一种保护反应。科学试验证明，各类致病微生物（包括病毒、细菌及支原体等）在36～37℃时繁殖能力最强，而这一温度恰恰是人

体的正常温度。当人体发热时，对于侵入人体的病原微生物繁殖可以起到一定的抑制作用。因此，维持一个相对高的体温（低于38.5℃）既不会给患儿造成危害，同时，又是一个不适宜致病微生物生存繁殖的温度，有利于疾病恢复。医学上主张对不超过38.5℃的发热不用退热药。在此，要纠正有些家长的错误做法，即"滥用退热药"。

（二）小儿发热时如何用药物退热

目前，常用的退用药物包括水剂、栓剂、片剂和针剂四大类。根据不同年龄、不同病情选用不同药物，一般小婴儿用水剂，年长儿用片剂，服药易呕吐者用栓剂，高热需迅速退热者及服药呕吐者用针剂肌内注射，已有静脉通路的（即正在静脉输液的）用静脉滴注，通常24小时内应用退热药物不能超过4次。临床上常用的退热药物如下。

1. 对乙酰氨基酚

对乙酰氨基酚是小儿首选退热药，其特点是退热作用缓和而持久，一次口服 10 ～ 15mg/kg，3 ～ 4小时即达到最大退热作用，且安全可靠，不良反应少，疗效好，安全性高。目前对乙酰氨基酚剂型很多，有混悬液、糖浆、片剂、栓剂。

2. 布洛芬

布洛芬比对乙酰氨基酚退热疗效更强更持久，安全性高，无肝脏毒性。其不良反应为轻度胃肠道反应、转氨酶增高，偶可影响凝血功能等。

3. 赖氨匹林

赖氨匹林是阿司匹林与赖氨酸的复盐，保持了阿司匹林的疗效，减少了它的不良反应。起效快，疗效好，不良反应少。

4. 牛磺酸

中药牛黄的重要成分之一，几乎无毒，有广泛的生理和药理活性，对感冒引起的发热有明显的退热效果。

5. 复方氨基比林

复方氨基比林有明显的退热效果，但易引起粒细胞减少和再生障碍性贫血，也易因出汗过多引起虚脱，应当慎用。

6. 羚羊角颗粒

如果小儿患有出血性疾病，如血小板减少症、再生障碍性贫血、白血病等时，可以选用此类对血液系统影响小的药物。

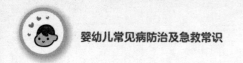

二、婴幼儿感冒时的正确用药

（一）风寒感冒

风寒感冒大多在冬春季节发病，其他季节也可发生，为感受风寒之邪引起。主要表现为发热恶寒、头痛无汗、鼻流清涕、咳嗽咽痒、舌苔薄白等。

治宜疏风散寒、解表清热。可以选用感冒清热颗粒，每袋12g。服法：3～7岁，每次1/3～1/2袋；7岁～14岁，每次1/2～1袋，每天2次。若伴见停食停乳、咳嗽痰多，可以选用小儿至宝丸，每丸1.5g，每次1丸，每天2～3次。

（二）风热感冒

一年四季均可发生，为感受风热之邪引起，或由风寒感冒转化而来，此症候临床最为多见。主要表现为高热不退、面红目赤、咽痛口渴、鼻流浊涕、舌苔薄黄等。

治宜疏风清热、利咽消肿。可以选用小儿感冒宁糖浆，每支10ml。服法：0～1岁，每次5ml；2～3岁，每次5～10ml；4～6岁，每次10～15ml；7～12岁，每次1～20ml，每天3～4次。小儿热速清颗粒，每袋6g。服法：1岁以下，每次1/4～1/2袋；1～3岁，每次1/2～1袋；3～7岁，每次1～1.5袋；7～12岁，每次1.5～2袋，每天3～4次。

此外，也可以选用复方金银花糖浆、清热解毒口服液或小儿咽扁颗粒等中成药。

（三）暑湿感冒

多在夏秋季节发病，主要表现为发热、头痛昏重、倦怠乏力、脘腹胀痛、呕吐泄泻、舌苔白腻等。

治宜解表祛暑、化湿和中。可以选用藿香正气口服液，每支10ml。服法：7岁以下，每次5ml；7岁以上，每次10ml，每天2次。也可选用藿香正气软胶囊，适用于学龄儿童。服法：每次2～4粒，每天2次。

此外，对于婴儿感冒症状较轻，没有发热，伴纳少、大便不调者，可以选用健儿清解液，每支10ml。服法：每次5ml，每天3次。

三、婴幼儿咳嗽时的正确用药

咳嗽是人体的一种防御性反射活动，有助于排除痰液和异物。小儿咳嗽反射尚不健全，气道分泌物无法及时清除，表现为喉中痰鸣，较大的儿童咳嗽剧烈时则影响学习和休息。

我们平时所说的止咳药可以分为镇咳药、祛痰药和平喘药三种。临床常用的镇咳药有愈酚甲麻那敏糖浆、小儿止咳糖浆等，祛痰药有羧甲司坦口服液、盐酸氨溴索口服液等，平喘药有盐酸丙卡特罗糖浆、氨茶碱、丙酸倍氯米松气雾剂和布地奈德气雾剂等。其中氨茶碱治疗剂量与中毒量非常接近，丙酸倍氯米松（必可酮）和布地奈德（普米克都宝）都是气雾剂，三药均须按照医嘱使用。羧甲可坦口服液适用于2岁以上儿童。

此外，还有一些中成药可供参考，如小儿消积止咳口服液、肺力咳、急支糖浆、祛痰灵、蛇胆川贝液等。

四、婴幼儿腹泻时的正确用药

腹泻是儿科常见病之一，多见于6个月～2岁的婴幼儿，表现为大便次数增多或性状改变，如稀便、水样便、黏液便或脓血便，伴见食欲减退、恶心、呕吐、发热或脱水症状。根据病因不同可以分为感染性和非感染性腹泻；根据病程长短可以分为急性、迁延性和慢性腹泻；根据病情轻重可分为轻型、中型和重型腹泻。

（一）感染性腹泻

感染性腹泻的病因可以分为细菌、病毒和真菌。

1. 细菌性腹泻

多见于夏秋季节，病因为大肠埃希菌、痢疾杆菌或沙门菌等细菌感染，常用药物为多黏菌素E、头孢克肟颗粒或磷霉素钙片，高热或是感染中毒症状者需输液治疗。

2. 病毒性腹泻

多见于冬春季节，病因是轮状病毒感染，以大便频繁，大便稀薄如水或是蛋花汤样，伴见呕吐、发热、尿少等为主要表现，常用药物为蒙脱石散（思密达）、口服补液盐和苍苓止泻口服液，有脱水者则需要补液治疗。

3. 真菌性腹泻

由真菌感染引起的腹泻多是深部真菌感染的一部分，需要加氟康唑、酮康唑等抗真菌药治疗。阿米巴原虫感染较少见。

（二）非感染性腹泻

非感染性腹泻产生的原因一般多见于喂养不当、食物过敏、呼吸道感染、腹部受凉、受惊吓和服用不合适的药物等。下面主要介绍喂养不当和食物过敏的具体情况。

1. 喂养不当

喂养不当主要是指喂奶过多、突然改奶、辅食添加过快或是吃了不易消化的食物等情况，大便有酸臭味、奶瓣或未消化的食物残渣，大便化验可见脂肪球，而无红细胞、白细胞，此时只须服用乳酶生、地衣芽孢杆菌活菌胶囊（整肠生）或双歧杆菌乳杆菌三联活菌片（金双歧）等药物，腹泻明显可加蒙脱石散（思密达），同时调整饮食，如减少喂奶量、将奶粉或牛奶调稀一些、暂停辅食等，可喂酸奶或是小米汤。

2. 食物过敏

食物过敏主要是对牛奶过敏，国外报道较多，国内较少见。如果小儿肠道缺乏某种酶（如乳糖酶缺乏）不能耐受碳水化合物，也可造成腹泻。

临床上，常可见到患肺炎的小儿出现腹泻，大便常规完全正常，称之为症状性腹泻，其治疗同上。

（三）合理应用抗生素

小儿腹泻时，应当根据临床症状、大便性状和大便检查合理应用抗生素。临床有发热、呕吐、腹泻或伴里急后重表现的，多提示有肠道感染的可能，大便混有黏液、脓血、血丝或是有腥臭味的，多提示细菌感染，大便化验结果比较重要，如果无红细胞、白细胞，仅有脂肪球，则多为非感染性腹泻，无需加抗生素治疗；若脓细胞或白细胞明显增多，则提示肠道感染。

脓细胞或白细胞超过15个/高倍视野，红细胞超过1个/高倍视野，则可以诊断为细菌性痢疾。若脓细胞或白细胞未超过15个/高倍视野，则可以诊断为感染性腹泻。细菌性痢疾和感染性腹泻均需要加抗生素治疗。大便培养阳性率不高，但可以明确病原菌，常见病原菌有大肠埃希菌、痢疾杆菌、沙门菌、空肠弯曲菌或是变形杆菌。常用药物主要有多黏菌素E、庆大霉素口服液、头孢羟氨苄、黄连素或磷霉素钙片等，疗程5～7天。

（四）口服补液盐Ⅱ的冲服方法

口服补液盐Ⅱ简称ORS，是世界卫生组织推荐的一种针对腹泻的口服补液方案，每袋含葡萄糖（10g）、氯化钠（1.75g）、氯化钾（0.75g）和枸橼酸钠（1.45g），适用于无脱水或是轻度脱水的患儿。

冲服方法：口服补液盐Ⅱ，1袋冲温开水500ml，张力太高应1袋冲水750ml。溶解后用小匙小口喂服，一次不要喂得太多。喂服量可按公式：用量（ml/d）＝体重（kg）×75ml，如果体重不详，可按年龄估计：＜1岁，500ml/d；2～10岁，1000ml/d；＞10岁可予2000ml/d，尿量正常则可停服。

现有低张的口服补液盐Ⅲ，1袋冲水250ml，更适合婴儿。

五、婴幼儿哮喘时的正确用药

（一）婴幼儿哮喘发作时的处理方法

支气管哮喘是一种变态反应性的呼吸道疾病，表现为反复发作的喘息、咳嗽、胸闷、气短，甚至无法平卧，严重影响小儿的学习和生活。诱发因素很多，如过敏原刺激、呼吸道感染、剧烈运动、遗传因素、药物、气候变化、疲劳或精神紧张等。

目前，国际公认治疗哮喘的方法是吸入激素疗法，具有起效快、不良反应少等优点。气雾吸入后直接作用于呼吸道而发挥抗炎平喘作用，其吸入激素的量很小，一天吸入的剂量只相当于一片强的松（5mg）的1/10，用药时间短，因此不用担心激素的不良反应。对于重症患儿可静脉使用用氢化可的松等激素，疗程数天。

吸入激素常用药物有丙酸倍氯美松（必可酮）和布地奈德（普米克、普米克都宝）。

必可酮气雾剂为50μg/喷，200喷/瓶。用量和用法：50～100μg/次，2～4次/天。每天剂量不要超过800μg，症状缓解后逐渐减量。注意：本药偶有咽部刺激感，少数患儿可出现声音嘶哑，应在每次用药后漱口，不使药液残留在咽喉部。

普米克为200μg/喷，1000喷/瓶。普米克都保为100μg/喷，200喷/瓶。用量和用法：气雾吸入，200～400μg/次，2次/日；干粉吸入，200～800μg/天，分2～4

次使用。注意：用药后须及时漱口。肺结核患儿及气道真菌、病毒感染者慎用。

在药物治疗的同时，哮喘患儿还要加强体格锻炼，体格锻炼可以改善呼吸功能，增强机体抗病能力，还可以保持精神愉快，同时注意预防呼吸道感染，避免接触过敏原、过劳、淋雨、精神刺激等，在缓解期配合中医中药治疗，采用扶正固本、健脾益肾等法将息调养，或是穴位贴敷法"冬病夏治"或"夏病冬治"。

（二）哮喘时要慎用氨茶碱

氨茶碱是临床治疗支气管哮喘的常用药物之一，至今应用已经有80余年的历史，其具有扩张支气管平滑肌、缓解支气管痉挛、促进排痰、增强膈肌收缩功能和改善心、肾功能等作用。但由于患儿个体有差异，以及其有效剂量和中毒剂量相当接近，因此剂量掌握不好，极易产生中毒，早期表现为恶心、呕吐、烦躁不安等症状，后期则出现心动过速、吐血、耳鸣、谵妄、惊厥等症状，因此出现早期症状时，应及时停药。

氨茶碱剂型分为片剂和注射剂两种，片剂为10mg/片，注射剂为250mg/10ml。口服剂量是3～5mg/（kg·次），每6～8小时一次，每天不应超过20mg/kg。有心力衰竭、肝功能不全或是同时应用大环内酯类药物时，因药物排泄变缓，剂量应减少。在有条件的医院中，服药后4小时应做药物血浓度检测，其有效血浓度范围是10～20μg/ml。小儿正处于不断的生长发育的过程中，肝肾功能尚不完善，药物的解毒和排泄均较缓慢，服药稍有不慎，就可发生中毒现象。因此，当小儿发生哮喘时，家长不要擅自给患儿服氨茶碱，即使需要服用，也须严格遵医嘱。

六、婴幼儿皮肤病的正确用药

小儿皮肤娇嫩、纤细，防御功能差，对外界刺激抵抗力低，因此小儿皮肤病以感染多见，其次还有过敏、烧伤、遗传、药物或理化刺激等因素。有些大人认为激素见效快、效果好，在未明确病因的情况下，私自给小儿乱用，往往适得其反。小儿要慎重使用外用药，特别是激素类软膏。对于一些过敏性皮肤病，使用激素类药膏会有较好的疗效，但对于许多感染性皮肤病，误用激素类药膏会加重病情。目前市售的激素类软膏比较多，常用的包括醋酸氟轻松乳膏（肤轻松）、醋酸地塞米松（氟美松）、糠酸莫米松乳膏（艾洛松）、冰黄肤乐软膏（肤乐）和丁酸氢化可的松乳膏（尤卓尔）等。

临床上，水痘患儿是绝对禁用激素的，使用激素易使感染播散、加重病情甚至危及生命。对于一些像单纯疱疹、脓疱病、疖肿、头癣、体癣等感染性皮肤病，也是禁用激素的。

湿疹是较为常见的一种皮肤病，其病因复杂，与过敏、机械摩擦、遗传等均有一定关系。治疗时应口服马来酸氯苯那敏（扑尔敏）、盐酸异丙嗪（非那根）等抗过敏药，外用湿疹愈（自制药）、丁酸氢化可的松乳膏（尤卓尔）等药，但合并感染后就应慎用或是停用丁酸氢化可的松乳膏（尤卓尔）。

荨麻疹也是一种常见的过敏性皮肤病，其治疗是以清除过敏因素、止痒、抗过敏为主，激素也不是常规用药。血管神经性水肿是极度的荨麻疹，水肿骤发骤止，多发生在唇、舌、脸、手、腰等组织疏松处，严重时可能出现喉头水肿，须及时予肾上腺皮质激素抢救。

滥用激素类软膏会带来许多不良反应，如掩盖真实皮损特点从而影响诊断，还可能导致激素依赖性皮炎或感染播散，皮肤出现色素沉着、老化、萎缩、变薄、皱纹等改变。任何事情都是有利有弊的，激素就像一把双刃剑，只有合理应用才能产生良好的治疗效果。

第三章

婴幼儿常见病防治与护理

第一节　就医指导

一、婴幼儿出现哪些情况家长需重视

有时活泼可爱的小儿突然变得安静起来，喜欢让妈妈抱在怀里，吃东西也不香了。此时父母应当仔细观察，如果发现其他异常情况，应当立即送小儿去医院。具体表现如下。

（1）无精打采，动作无力。

（2）高热、下痢、剧烈呕吐。

（3）突然脸色改变，筋疲力尽，并且眼光不安定。

（4）痉挛。

（5）腹泻，粪便中混有大量的黏液。

（6）表情痛苦，手脚紧缩，长久哭闹不止，如图3-1所示。

（7）呼吸困难，呼吸次数增加伴有高热。

（8）突然眼光无神，脸色发青，四肢冰冷。

（9）看上去异常安静，嗜睡，如图3-2所示。

（10）拒食，连续6小时以上无进食要求，并伴有烦躁不安。

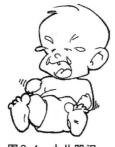
图3-1　小儿哭闹

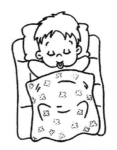
图3-2　小儿嗜睡

二、婴幼儿就诊流程

（一）就诊前的准备

（1）婴幼儿在就诊时应当带好奶瓶、水、尿布、一两件小儿平日喜爱的玩具，

以使小儿在舒适的条件下就诊，避免小儿因饥饿、口渴、尿布不洁、紧张等而引起哭闹，影响就诊效果。

（2）腹泻患儿就诊前，家长应当为小儿准备好大便标本，以备化验时用。由于每一个腹泻患儿就诊时均需要进行大便常规化验，如在家中没有准备好标本，而小儿又无法按需排便，只能等待，有的家长因等待时间过长，只好放弃化验。但不化验大便，医生在治疗上就有很大的盲目性，影响治疗效果。

留取的大便标本应当尽量新鲜，最好是排出1小时以内的，并且必须用不吸水的包装留取、存放，如塑料袋、小瓶子等，一定不能用卫生纸或是直接放在尿布上带到医院，因为大便标本中的水分丢失后，就无法进行准确化验。

（3）发热的小儿就诊前应当先测体温，然后服用退热药物。这样既可避免就诊过程中患儿因高热引起惊厥，又可以在就诊时将小儿真正的体温情况告诉医生，有利于医生做出正确诊断。

（4）有水肿或是尿路方面异常的小儿，就诊前应当留取尿液标本（最好是早晨起床后的第一次尿），用小瓶留取、存放，以方便医生化验尿常规。夏天尿液标本应当避免放置时间过长。

（5）带齐病历资料，过去看病的病历可以供医生参考，并可以避免不必要的重复检查、化验等。有的家长不愿接受以往的诊断结论（如血液病、癫痫等），故意隐瞒原来的诊断和检查报告，这样会延误时间，增加小儿的痛苦。

（二）正确选择就诊科室

在挂号窗口排队挂号，是带小儿看病时首先要做的事。父母应根据小儿患病的紧急及严重程度来确定到底要挂什么号。目前挂号可分为五类。

（1）第一类是普通门诊，如果小儿的病情不是很严重，或是初次看病，可以先看普通门诊。

（2）第二类是专科门诊，专科门诊由专门研究诊治某种疾病的主治医师职称以上的医师应诊，医生相对固定。既有利于诊治疾病，又避免了看一次病换一个医生的现象。需要注意的是，看专科门诊的时间通常都是固定的，因此挂号时需注意。

（3）第三类是专家门诊。专家门诊均为副主任医师职称以上的专家应诊。他们在医学某一领域中有独特专长，对疾病的诊断和治疗有丰富的经验。专家出门诊均有固定的时间，在挂号大厅中有各位专家的简介，包括姓名、照片、职称、职务、专长、挂号费等，父母可以根据小儿的病情选择相应专家的门诊号。

（4）第四类是传染病门诊。专治患有传染病的患儿。

（5）第五类是急诊。急诊是看急性病的地方，通常昼夜应诊。

明白了挂号的一些问题，下一步应当了解挂什么科。普通门诊的分类很多，如神经内、外科，普通内、外科，泌尿外科，儿科，耳鼻咽喉科，骨科等，父母可根据小儿的症状来选择科室（表3-1）。如果还是不能确定，可以经普通门诊检查后，再看专科或是专家门诊，或去咨询台询问值班医生，他们会解答你的疑惑。

表3-1　根据小儿的症状来选择科室

症状	同时伴随的症状	科室
眩晕	耳鸣、听力下降	耳鼻咽喉科
	头痛、恶心	神经外科
食欲异常	心悸、多汗、易激动、失眠	内分泌科
	上腹部不适、打嗝、胃胀、消瘦	消化内科
	厌食油腻、疲乏	消化内科
发热	咽喉痛、扁桃体肿大、前额痛	耳鼻咽喉科
	鼻塞、咳嗽	呼吸内科
	腹泻、水样便、呕吐	消化内科
	尿急、尿频、尿痛	肾内科
	面色苍白、流鼻血	血液内科
	关节肿痛、皮肤红斑	免疫科
腹痛	腹痛持续时间短、胸闷、有心脏病史	心血管内科
	上腹部疼痛、腹泻、发热、乏力	消化内科
	食欲减退、消瘦、贫血、腹部肿块	普通内科
胃肠胀气	全腹疼痛逐渐加重、腹肌紧张、呕吐	普通外科
	口苦、食欲减退、心悸、乏力	普通内科
	打嗝、反酸、上腹部不适、腹泻	消化内科
恶心呕吐	耳鸣、眩晕	耳鼻咽喉科
	怕热、多汗、贫血、食欲减退	内分泌科
	腹痛、腹泻	消化内科
	呕吐物为隔夜饮食、有酸臭味	消化内科
	眼部疼痛、头痛	眼科

续表

症状	同时伴随的症状	科室
声音嘶哑	一般声音嘶哑	耳鼻咽喉科
	感冒症状、咳嗽、咽喉异物感	耳鼻咽喉科
咳嗽	咽部发痒或吞咽不适、声嘶	耳鼻咽喉科
	发热、咽喉痛、流鼻涕、胸闷	呼吸内科
	持续三个月以上的慢性咳嗽	呼吸内科
	低热、盗汗、乏力、声嘶、咽喉痛	感染科
	关节肿痛、皮肤红斑	免疫科
红眼	结膜、睫状体充血或结膜下出血	眼科
	发热、皮疹、咳嗽、流涕、肌肉痛	内科
咽喉痛	一般咽喉痛	耳鼻咽喉科
	吞咽、发音困难	耳鼻咽喉科
便秘	多饮、多食、多尿、消瘦	内分泌科
	腹部绞痛、腹胀	消化内科
	便血、消瘦	肛肠科
腰腿疼	低热、食欲减退、乏力、盗汗	传染病科
	酸胀为主、休息后缓解，腰部疼痛、寒战、高热	骨科
	外伤	外科
头痛	恶心、呕吐、手足麻木	心血管内科
	鼻塞、流脓鼻涕或耳朵流脓	耳鼻咽喉科
	失眠多梦，疼痛程度与情绪相关	神经内科

（三）候诊注意事项

交完挂号费，就可带着小儿到相应的科室去候诊了。有些父母看着患病的小儿非常着急，情绪激动，或大喊，或插队，使其他候诊者非常反感。因此，再次提醒家长候诊期间应注意以下几个细节。

（1）候诊的人可能很多，父母要遵守看病的秩序，不能因为着急看病而抢到别人前面；如果小儿病情突然发生变化，要找护士帮忙，父母不可擅自闯入诊室，打断医生为其他小儿诊病。

（2）在候诊室外要保持安静，不可大声喧哗，以免干扰诊室内医生治病。若小儿因难受而哭闹不休，父母应想办法哄小儿，可让小儿趴在自己的肩头，轻拍他的背部，让他感到安心和舒适。

（3）若小儿在候诊室外发生呕吐或大小便，应请清洁人员来打扫干净；不要在走廊里随地吐痰、乱扔果皮纸屑。

（四）就诊要点

1. 如何诉说小儿病情

因为诊治时间有限，医生不会花很多时间与父母闲聊，因此要在很短的时间内，将小儿的病情、症状表现等简单准确地告诉医生；在医生没有开口询问病情以前，不要急于陈述，因为医生要先看病史，或做些诊断前的准备工作；待医生问话时，再有条不紊、实事求是、清楚明白地向医生诉说。以下几点就诊原则，可供父母参考。

（1）父母不过分猜测。爸妈在向医生描述小儿病情的时候，应当单纯地描述小儿的症状，而不能做"下诊断"式的叙述。诸如，你可以说"我的孩子咳嗽，而且还有痰"，而不要说"我的孩子感冒了"之类的"结论"。

（2）回答医生问题时要简明扼要。医生询问病情时，父母要简明扼要地回答，切不可答非所问，东拉西扯扰乱医生的思维。

（3）描述要详尽、准确。年龄尚小的小儿无法将自己患病的感受详细地描述给医生，因此父母要为其"代言"，将自己看到的详细情况告诉医生；年龄稍大的小儿虽然可以简单描述自己的病情，但父母应当在一旁进行补充，以防遗漏，影响医生的诊断；对于症状的发生时间，父母应尽量说得准确，例如"间断发热3天""咳嗽1周"等，而不要说"从学校回来就发热""我下班回家就肚子痛"，医生不知道小儿什么时候从学校回来的，也不知道父母是几点钟下班，从而影响对病情的判断。

（4）回答要具体。如医生询问小儿腹泻的次数时，有些父母只回答"很多次"，这样无法使医生判断腹泻的情况，应当回答大概的次数，如"七八次"。

2. 就诊注意事项

（1）有的小儿在幼儿园全托，有的小儿则由爷爷奶奶或外公外婆照看，因此父母带小儿看病前，要先向了解小儿情况的老人或老师询问一下病情，以便告诉医生，避免在医生问诊时一问三不知。如果几位家长一起带小儿看病，最好由一位最了解小儿病情的家长向医生叙述病情，不要七嘴八舌，弄得医生不知该听谁的。

（2）当医生用听诊器为小儿听诊时，家长不要在旁边滔滔不绝地讲述小儿的病情，以免影响医生的注意力，干扰医生的诊断。

（3）在诊治时，家长应当主动告诉医生小儿过去的身体情况，如有无肝肾疾病、血液病史等。如果小儿曾经有过对某种药物的过敏史更要说清楚，以免造成严重的后果。

（4）如果小儿得的是慢性病，在复诊时，为了使医生了解前几次的病情、检查结果和用药情况，要尽量带病历本或底方，以供医生参考，避免重复检查。

（5）如果在家已给小儿喂过了缓解症状的药，应当将药物名称告诉医生。一些药物，如抗生素，可能会掩盖真正的问题或是影响随后的检查结果，在就诊之前最好不要应用。

（6）在向医生叙述病情时，不要让小儿趴在父母的肩头背对医生，让小儿面向医生。因为医生在听述病情的同时，会观察小儿的表情、脸色及精神状态等。当医生用压舌板检查小儿的口腔时，要将小儿抱起，避免小儿乱动而令医生看不清楚咽喉部。

（7）要告诉医生小儿的实际年龄（周岁），不要说虚岁，由于医生需要根据小儿的年龄计算用药量。

3. 结束就诊前应询问哪些事项

医生诊治结束后，如果无需住院治疗，会针对小儿的病症开一些药物。父母在拿到医生开的药方后，先不要急着去取药，应当仔细询问一些服药下的注意事项及护理、预防疾病的方法，从而给小儿最好的护理。

（1）询问医生如何预防此病复发，有些疾病并非一生得一次就永不再得，也不一定服药后就彻底痊愈，有可能会反复发作。父母如果知道如何预防此病再次发生，那么就可使小儿的健康多一层保障。

（2）询问医生何时进行复查。有的疾病需要复查才能够得知是否痊愈，因此应询问医生是否需要复查以及何时进行复查。

（3）了解小儿在服药期间饮食方面的禁忌。小儿患病期间合理饮食有利于身体恢复，如果饮食不得当，可能会导致病情加重。因为有些药物中的成分会与某种食物发生冲突，使药效降低或发生不良反应；有些疾病在治疗期间，不宜食用油腻、生冷、刺激性食物，否则会加重小儿的病情，所以这类问题应当向医生问清楚。

（4）询问小儿在日常作息方面有无特殊要求。有些疾病需要小儿多到户外走走、晒太阳，而有些疾病则需要小儿多卧床休息，因此父母应记得问医生。

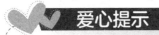

小儿出现什么情况应当就医急诊？

当小儿患有急、重病时，应当及时送小儿去医院救治，有时几分钟的时间就决定着一个生命的存亡。因此新手父母在照看小儿时一定要十分细心，一旦发现下列异常情况，应及时寻求医生的帮助。

1. 体温不正常

小儿的体温持续在35℃以下，或是患有急性发热性疾病，体温在39℃以上，出现惊厥、呼吸急促等症状，给小儿服用退热药物呕吐，不能有效摄入，应当立即就医急诊。

2. 咳嗽异常

咳嗽的声音像小狗叫且有哮喘史的小儿。小儿吸入异物，或咳嗽时有面色或口唇、皮肤青紫现象，应立即就诊。

3. 小儿腹泻

大便呈水样喷射而出，同时伴有呕吐、腹痛、发热时，需立即就诊。

4. 休克、抽搐、骨折及损伤等

小儿因各种原因导致休克、抽搐、内脏损伤、骨折、头部损伤时，应当立即送往医院急救。

5. 意外伤害

小儿在玩耍时出现意外情况，如烫伤、炸伤，或是误食了有毒的食物应立即就医急诊。

6. 急性出血、咯血及心律失调

小儿出现急性出血、咯血、心律失调等，均需及时诊治。

第二节　新生儿常见病防治与护理

一、新生儿黄疸

医学上把未满月（出生28天内）新生儿的黄疸，称之为新生儿黄疸。新生儿黄疸是指新生儿时期，因为胆红素代谢异常，引起血中胆红素水平升高，而出现以皮肤、黏膜及巩膜黄染为特征的病症，是新生儿中最常见的临床问题。一般分为生理性黄疸、病理性黄疸及母乳性黄疸。

（一）病因

1. 生理性黄疸

生理性黄疸与新生儿胆红素代谢特点有关，包括胆红素生成相对较多；肝细胞对胆红素的摄取能力不足；血浆白蛋白结合胆红素的能力差；胆红素排泄能力缺陷；肠肝循环增加。因此60%足月儿和80%早产儿在出生后第1周可出现肉眼可见的黄疸。

2. 病理性黄疸

（1）胆红素生成过多。因过多的红细胞破坏及肠肝循环增加，使血清未结合胆红素升高。常见的病因包括红细胞增多症、血管外溶血、同族免疫性溶血、感染、肠肝循环增加、红细胞酶缺陷、红细胞形态异常、血红蛋白病、维生素E缺乏及低锌血症等。

（2）肝脏胆红素代谢障碍。因为肝细胞摄取和结合胆红素的功能低下，使血清未结合胆红素升高。常见的病因包括缺氧和感染、Crigler-Najjar综合征（先天性尿苷二磷酸葡萄糖醛酸基转移酶缺乏）、Gilbert综合征（先天性非溶血性未结合胆红素增高症）、Lucey-Driscoll综合征（家族性暂时性新生儿黄疸）、药物（如磺胺、水杨酸盐、吲哚美辛、毛花苷丙等）、先天性甲状腺功能低下、垂体功能低下、21-三体综合征等。

（3）胆汁排泄障碍。肝细胞排泄结合胆红素障碍或胆管受阻，可导致高结合胆红素血症，但如同时伴肝细胞功能受损，也可有未结合胆红素升高。常见的病因包括新生儿肝炎、先天性代谢性缺陷病、胆管阻塞、Dubin-Johnson综合征（先天性非溶血性结合胆红素增高症）等。

3. 母乳性黄疸

出现母乳性黄疸最主要的原因可能与新生儿小肠对胆红素的吸收功能有关。母乳性黄疸是因为妈妈乳汁中含有葡萄糖醛酸苷酶，其活性高，使胆红素在新生儿的小肠中被重复吸收，于是，新生儿便出现了黄疸并持续不退。

（二）症状

1. 生理性黄疸

生理性黄疸多于生后2～3天出现，4～5天达高峰，持续7～10天消退。黄疸程度不一，轻者仅限于面颈部，重者可延及躯干、四肢、巩膜，粪便色黄，尿色不黄，通常没有症状，精神好，但血清总胆红素超过136.8μmol/L时有轻度嗜睡或纳差。如果为早产儿，因其肝功能更不成熟，黄疸程度较重，消退更缓慢，可延至2～4周。

2. 病理性黄疸

病理性黄疸是因疾病所引起的，使胆红素代谢出现异常，发生在新生儿的特定时期，并与生理性黄疸相混淆，给黄疸的诊断造成困难。但病理性黄疸有一些特征与生理性黄疸不同。

（1）黄疸出现时间过早，于生后24小时内出现。

（2）黄疸消退的时间过晚，持续时间过长，超过正常的消退时间，或是黄疸已经消退而又出现，或黄疸在高峰时间后渐退而又进行性加重。

（3）黄疸的程度过重，常波及全身，且皮肤黏膜明显发黄。

（4）检查血清胆红素时，胆红素超过205.2μmol/L，或上升过快，每日上升超过85.5μmol/L。

（5）除黄疸外，伴有其他的异常情况。

因此，当小儿出现黄疸时，如有以上五个方面中的任何一项，就应当引起父母的高度重视，这样就能够早期发现病理性黄疸以便及时治疗。

3. 母乳性黄疸

（1）母乳性黄疸通常在生理性黄疸期间，即新生儿出生后2天～2周发生，但不随生理性黄疸的消失而消失。

（2）母乳性黄疸以轻、中度黄疸为主，重度黄疸很少见（胆红素大于等于

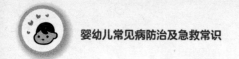

342μmol/L），以未结合胆红素升高多见。

（3）患儿通常情况良好，除了黄疸外完全健康，吃奶好、大小便正常、体重增长满意，肝脾不大，肝功能正常，HbsAg阴性。

（4）停母乳48～72小时后黄疸明显减轻，胆红素迅速下降为原水平的50%左右。如再喂母乳黄疸可能再次出现，但程度较前变轻，血清胆红素将在1～2天内回升至17.1～51.3μmol/L，然后持续一段时间后缓慢下降。不停母乳胆红素也有可能自行降到正常。

（三）防治措施

1. 生理性黄疸

通常不需要治疗，可自行消退。但是在黄疸期间要让小儿多喝温开水或葡萄糖水以利尿。

2. 病理性黄疸

如果新生儿黄疸具备出现早于24小时、进展快、程度重、消退晚、退而复现，就可能是病理性黄疸，需要及时去医院治疗。

为了预防新生儿黄疸，妈妈和小儿都应该尽量避免接触能诱发溶血的药物、化学物品，禁用可诱发溶血性贫血的氧化剂药物。如果小儿是由母乳哺育的，妈妈要忌用氧化剂药物，忌食蚕豆，忌与樟脑丸或萘接触。小儿的衣服、被褥上忌有樟脑丸或萘的气味。小儿出生后要尽早给小儿喂奶，以保证小儿的液体摄入量，促使胎便尽早排出。小儿的小便次数以平均每天6～8次为好。

3. 母乳性黄疸

母乳性黄疸通常情况下是不需要处理的。母乳是小儿最理想的食品，为了使小儿得到必需的营养，对于足月健康儿，可采取多次少量的母乳喂养的方法，适当给小儿多喝水，通过增加喂养次数，刺激肠蠕动，减少胆红素吸收可预防早发性母乳性黄疸。黄疸轻时小儿可以继续母乳喂养，多晒太阳。极少数母乳性黄疸的小儿属于重度。如果小儿四肢黄染就要带小儿到医院及时就医，一旦抽血检查胆红素升至250～270μmol/L时就表示病情加重，医生通常会让小儿吃点茵栀黄颗粒帮助退黄，此时应遵医嘱暂停母乳喂养，改用配方奶直到胆红素降到安全范围再恢复母乳。暂停期间，妈妈一定要用吸奶器定时将母乳吸出，以确保乳汁持续分泌，等新生儿黄疸减轻或消退后，再继续母乳喂养。此后，即使有轻度黄疸，也不必再停母乳。如果胆红素升至256～342μmol/L时，可以遵医嘱住院治疗，医生通常会让新生儿暂停母乳改配方奶同时给予光疗或不停母乳加光疗。早产未成熟儿，血清胆红素达170μmol/L时应停母乳给予光疗。

爱心提示

如何判断新生儿黄疸程度？

我们可以在自然光光线明亮的地方，观察小儿皮肤黄染的程度，如果仅仅是面部皮肤黄染为轻度黄染；用手指按压躯干部皮肤后，观察皮肤黄染情况，躯干部皮肤黄染为中度黄染；用同样的方法观察四肢和手足心，如果也出现黄染，即为重度黄染，应该及时到医院检查和治疗。

二、新生儿湿疹

新生儿湿疹俗称奶癣，又称为脂溢性皮炎或过敏性皮炎。新生儿湿疹多出现在出生后1个月左右，有的出生后1～2周即出现湿疹。

（一）病因

（1）遗传会导致新生儿湿疹。

（2）进食太多造成的消化不良也可能导致新生儿湿疹。

（3）小儿体内糖分过多、食物在肠内异常发酵、肠内有寄生虫均可能引起新生儿湿疹。

（4）小儿受到强光照射，也可能引起新生儿湿疹。

（5）过敏（包括食物过敏和其他物质过敏）也是新生儿湿疹的原因之一。如果妈妈吃了某些过敏食品，通过乳汁影响了新生儿；新生儿接触了肥皂、化妆品、皮毛细纤、花粉、油漆等容易过敏的物质，均可能引发新生儿湿疹。

（二）症状

新生儿湿疹主要发生在两颊、额部和下颌部，严重时可累及胸部和上臂。湿疹开始时皮肤发红，上面有针头大小的红色丘疹，可出现水疱、脓包、小糜烂面、潮湿、渗液，并可形成痂皮。痂脱落后会露出糜烂面，愈合后成红斑。数周至数月之后，水肿性红斑开始消退，糜烂面逐渐消失，小儿皮肤会变得干燥，而且出现少许薄痂或鳞屑。

新生儿湿疹通常分为两种：一种是渗出型湿疹，多见于肥胖婴儿，最开始长在两颊部位，主要表现是发生红斑、丘疹、丘疱疹，常因剧痒搔抓而显露有多量渗液的鲜红糜烂面，严重时会累及整个面部甚至全身；另一种是干燥型湿疹，多见于瘦弱婴儿，通常长在头皮、眉间等部位，主要表现为潮红、脱屑、丘疹，但无明显渗出，其阵发性剧烈瘙痒会引起小儿哭闹。

（三）防治措施

1. 喂养方法

最好是母乳喂养，因为母乳喂养可以减轻湿疹的程度。哺乳期的妈妈暂时不要吃蛋、虾、蟹等食物，以免这些食物通过乳汁影响小儿。

2. 日常衣物

新生儿的贴身衣服和被褥必须是棉质的，所有衣服领子也最好是棉质的，避免化纤、羊毛制品对新生儿所造成的刺激。给新生儿穿衣服要略偏凉，衣着应较宽松、轻软，过热、出汗均会造成湿疹加重。要经常给新生儿更换衣物、枕头、被褥等，保持新生儿的身体干爽。

3. 沐浴疗法

在给新生儿洗浴时以温水洗浴最好，要选择偏酸性的洗浴用品，保持新生儿皮肤清洁，尤其不能用热水及肥皂。不能因为新生儿有湿疹而减少洗脸、洗澡的次数，因为皮肤不清洁的话，感染的机会会增加。勤给新生儿剪指甲，避免抓搔患处，造成继发性感染。最好不要给新生儿戴手套，那样会限制新生儿双手的运动。

4. 生活环境

新生儿的卧室室温不宜过高，否则会使痒感加重。要最大限度地减少新生儿所处环境中的过敏原，避免引起过敏反应。室内要保持通风，不要放地毯。打扫卫生最好是湿擦，避免扬尘，或用吸尘器处理家里灰尘多的地方。家里最好不要养宠物。

5. 药物治疗

及时去医院化验，找出过敏原，并可在医生安排下采取皮下注射进行脱敏。

在服用药物时要遵循医嘱，如口服0.2%苯海拉明糖浆、赛庚啶、马来酸氯苯那敏（扑尔敏）、盐酸异丙嗪（非乃根）、强的松等，可静脉注射10%葡萄糖酸钙加维生素C、肌注组胺球蛋白、抑肽酶，局部可擦拭湿疹霜。

爱心提示

新生儿湿疹注意事项有哪些？

（1）为避免患儿抓破皮肤发生感染，可以用软布松松包裹双手，但要勤观察，防止线头缠绕手指。

（2）在湿疹发作时，不进行预防接种，以免发生不良反应。

（3）母乳喂养小儿如患湿疹，乳母应当暂停吃引起过敏的食物。

（4）除了用适用婴儿的护肤品外，不用任何化妆品。

（5）患儿的衣服以柔软浅色的棉布为宜，衣服要宽松，不要穿盖过多。

（6）如系某些食物过敏，可以开始吃少量，再慢慢加量，使患儿逐渐适应。

（7）如果是牛奶过敏，可以将牛奶多煮开几次，改变其成分结构，减少致敏因素，奶内少加糖，或试用其他代乳食品。

（8）室温不宜过高，否则会使湿疹痒感加重。

三、新生儿腹泻

腹泻是新生儿期常见的胃肠道疾病，又称为新生儿消化不良或新生儿肠炎。一般新生儿出现腹泻的情况，家人最为着急，却又不知所措。因此学习并掌握一些新生儿腹泻的护理方法是非常有必要的。

（一）病因

1. 喂养不当

新生儿的消化系统非常脆弱，如果给其喂食的奶粉过浓、奶粉不适合、奶液过凉等，均会引起腹泻。上述原因导致的腹泻有一定的特征，即大便含泡沫，带有酸味或腐烂味，有时大便中掺杂有黏液，并伴有呕吐、哭闹的症状。新生儿免疫力低，尤其是肠道的免疫力更低。新生儿出生前，在无菌的子宫内生长，通常不会受到细菌及病毒的感染。可是出生后，在外界复杂的环境下，细菌及病毒较多时，新生儿娇弱的身体会因抵抗力不强而受到感染。新生儿的肠道是最易受到感染的，因此腹泻是新生儿的常见疾病之一。

2. 蛋白质过敏

由蛋白质过敏引起的腹泻多发生于人工喂养的新生儿。有资料显示，7%的新生儿对奶粉中的蛋白质过敏。另外，有遗传性过敏体质的新生儿更容易对奶粉中的蛋白质过敏。由此种原因引起的腹泻表现为大便混有黏液和血丝，同时还伴有皮肤湿疹、荨麻疹、气喘等。

3. 感冒

新生儿患有感冒时，通常也会伴有腹泻的症状。

4. 病毒或细菌感染

病毒或细菌感染是导致新生儿腹泻的常见因素，这种原因引起的腹泻具有很强的传染性，能够在家庭和病房内流行。引起新生儿腹泻最具代表性的是肠道轮状病毒感染，其最显著的特征是小儿大便呈黄稀水样或是蛋花汤样，量多，无脓血，同时伴有呕吐、发热等症状，如果不及时就诊或是护理不当可能出现脱水。如果大便有黏液脓血，则应当考虑是否为细菌性肠炎。

（二）症状

患有腹泻的新生儿大便稀薄，并且水分含量多，呈蛋花汤样或是为绿色稀便。腹泻严重者为水样便，粪质很少，同时排便次数增多，每日5～6次，甚至达到十余次。伴有轻微的发热症状、拒绝吃奶、身体松软等。

（三）防治措施

1. 按摩疗法

★疗法一：让新生儿俯卧，用拇指指面按在新生儿尾骨尖处的龟尾穴（图3-3），按顺时针方向揉动，揉一圈为1次，共揉100～150次，可以调肠止泻。

★疗法二：让新生儿仰卧躺平，用左手掌面稍加用力贴在新生儿的脐下3寸处（相当于关元穴，如图3-4所示），轻轻按揉，可以培肾固本。

★疗法三：让新生儿仰卧躺平，用左手中指和食指重叠按在新生儿的肚脐上，按顺时针方向揉动，揉一圈为1次，共揉100～150次，这种按摩方法主要是为了给新生儿补充气血。

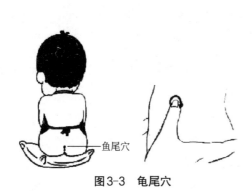

图3-3　龟尾穴

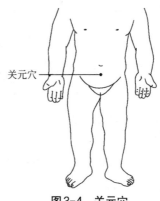

图3-4　关元穴

2. 腹泻护理

（1）新生儿因感冒引起腹泻，可以先从治疗感冒入手，并应当注意适当给新生儿补充水分，避免出现脱水。要少量多次给新生儿喂水，便于吸收。严重脱水者要立即送医院静脉输液。

（2）如果是因为喂养不当所致的腹泻，并且不严重，应当及时调整奶量，在1～2天的时间内减少奶量，或将奶液稀释为原来的1/2～2/3，一般可以奏效。但是不能长时间稀释，以免造成营养不良。

（3）因排便次数较多，肛门周围的皮肤及黏膜会更加脆弱，要加强护理。每次为新生儿擦净大便后，要用细软的纱布蘸水擦净肛门周围的皮肤，再涂些油脂类的药膏，并要及时更换尿布。新生儿用过的东西要及时清洗、消毒，并在阳光下暴晒，以免重复交叉感染。

（4）对新生儿腹部进行保暖，以减少肠蠕动。可选用热水袋敷腹部。

（5）新生儿在腹泻急性期一般不能耐受乳汁，此时给新生儿喂奶非但不能补充营养，反而会使病情加重。因此，医生会建议给新生儿禁食6～12小时，使胃肠道得到适当休息，这样对疾病的控制有利（其间可以给予补充高浓度葡萄糖和电解质溶液）。但禁食时间不能太长，以免影响新生儿的营养吸收。

爱心提示

如何预防新生儿腹泻？

新生儿腹泻大多由细菌感染引起，因此预防工作很关键。母乳是无菌的，而且母乳中含有多种抗体，能够增强新生儿的抵抗力，尤其可以促进

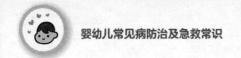
新生儿肠道的健康。如果妈妈不能母乳喂养，也要进行正确的人工喂养，要保持奶具的干净和卫生，同时采取正确的哺喂方法。

四、新生儿发热

新生儿的体温一般在37.5℃以下，如超过这个温度就说明新生儿在发热。

（一）病因

1. 环境温度过高而致的发热（如室内生火炉而致室温过高）

新生儿体温调节功能还没发育健全，不能维持产热和散热平衡，从而体温会随着外界环境温度的变化而变化。这种发热通常只需要调整环境温度即可，不需要治疗。

2. 脱水热

新生儿皮下脂肪少，皮肤面积相对较大，散热快、易脱水，尤其是在炎热的夏天出生的新生儿，由于大汗、进奶少等因素，很易发生脱水，随之出现体温升高（达38～40℃）。此时的新生儿通常情况较好，精神反应正常，没有其他异常反应，在喂水或是补液后体温会迅速下降，且发热的时间很少超过1天。这种发热只需补充足够的液体即可，无需采取其他特殊处理。严重脱水的新生儿需要及时送医院治疗。

3. 感染性疾病所致的发热

新生儿感染性疾病分为产前感染、产时感染及产后感染三个阶段。不洁的阴道检查、羊水早破、第二产程延长及产时感染，一般在小儿出生后1～2天开始发热。产后感染通常发生在产后1周左右，新生儿常因病毒、细菌、立克次体、原虫、螺旋体、真菌等所引起的急性感染造成的呼吸道疾病、支气管炎、败血症、脓肿、皮肤脓疱等病症而发热。这种类型的发热应先找出发热原因，再对症治疗。当体温超过39℃时，可以用物理方法降温（如温水擦浴等）。退热药应当在医生的指导下使用，切不可滥用。

4. 无菌组织被破坏或是坏死导致的发热

如烧伤、骨折、血肿、腹腔或胸腔内血液的吸收等原因引起的发热。

5. 生物制剂或药物引起的发热

如血清、菌苗、异体蛋白或某些药物过敏。

新生儿发热后最简便而又行之有效的办法是物理降温，不要随便使用退热药物，以免引起毒性反应。

（二）症状

新生儿在发热时，一般伴有面红、烦躁、呼吸急促、吃奶时口鼻出气热、口腔发热发干、手脚发烫等症状。

（三）防治措施

新生儿体温在38℃以下时，通常不需要处理，但是要多观察，多喂些水，几小时后体温就可以恢复正常。

如体温在38～39℃之间，可以将襁褓打开，将包裹小儿的衣物抖一抖，然后给小儿盖上较薄些的衣物，使新生儿的皮肤散去过多的热，室温要保持在15～25℃之间。

小儿体温高于39℃时，可以用酒精加温水混合擦拭降温，高热会很快降下来。酒精和温水的比例应为1：2。擦拭时可以用纱布蘸着稀释酒精为小儿擦颈部、腋下、大腿根部及四肢等部位。在降温过程中要注意，体温一开始下降，就要马上停止，以免矫枉过正，出现低体温。酒精可以使婴幼儿的体温急剧下降，所以要慎重使用。在夏季降温过程中，要注意给新生儿喂水（白开水或糖水均可以）。这是因为，新生儿在发热的过程中要消耗掉大量的水分，要给予及时的补充。如果新生儿持续高温不退，就要请医生检查新生儿发热的原因，进行治疗。

爱心提示

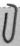

新生儿发热时，能否洗澡？

在新生儿发热或退热后的48小时以内最好不要洗澡。给发热的新生儿洗澡，很容易使新生儿出现寒战，有时还会发生惊厥。发热后新生儿的抵抗力极差，马上洗澡很容易遭受风寒，引起再次发热。所以，新生儿正在发热的时候或热退后48小时以内，最好不要洗澡。

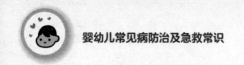
五、新生儿硬肿症

新生儿硬肿症是指新生儿期因多种原因引起的皮肤和皮下脂肪变硬，伴有水肿、低体温等全身反应的一种疾病。严重者会造成多器官功能损害，是威胁新生儿生命的重要疾病之一。新生儿硬肿症，尤其好发于冬季出生的早产儿、低体重儿。

（一）病因

新生儿硬肿症的常见病因包括寒冷损伤、感染及早产三大因素。

1. 寒冷损伤

寒冷损伤是导致新生儿硬肿症的主要原因。新生儿体表面积相对较大，皮肤薄嫩，血管丰富，容易散热。棕色脂肪是新生儿在寒冷环境中急需热量时的主要能量来源。如果保温不当，产热远远低于散热，新生儿体内的棕色脂肪就会消耗殆尽，这样体温会下降，皮下脂肪会凝固变硬。因体温过低，新生儿皮下脂肪的毛细血管扩张，渗透性增加，极易发生水肿，最终导致硬肿症。

2. 感染

体能消耗增加，摄入不足，代谢性产热不够，无法维持正常体温；同时有缺氧、酸中毒和休克等，均可以使棕色脂肪的产热过程受到抑制，出现体温过低而发生硬肿症。

3. 早产

早产儿的体温调节中枢发育不成熟，体内贮藏的能量少，皮下脂肪少而易于散热；并且皮下脂肪缺乏使饱和脂肪酸转变成不饱和脂肪酸的酶，因此皮下脂肪组织中饱和脂肪酸含量高（包括软脂酸和硬脂酸），且熔点高，体温过低时易凝固变硬，而形成硬肿症。

（二）症状

体温低、皮肤硬肿、器官功能损害是新生儿硬肿症的主要临床表现。

1. 体温低

患有硬肿症的新生儿，体温常在35℃以下，严重者可以在30℃以下。体温低分产热良好与产热衰竭两种情况。产热良好者腋窝温度高于肛温，硬肿面积小，大多病程短，属于轻度硬肿症。产热衰竭者腋温低于肛温，硬肿面积大，伴有多脏器功能衰竭，病程较长，属于重度硬肿症。

2. 皮肤硬肿

包括皮脂硬化和水肿两种情况。皮脂硬化表现为皮肤变硬，没有弹性，捏按皮肤就像硬橡皮一样，严重者肢体活动会受限；水肿表现为皮肤呈暗红色或是苍黄色，按压时有凹陷。

3. 器官功能损害

轻者器官功能低下，表现为食欲减退、反应低下、心率减慢、心电图及血生化异常。重者则器官功能衰竭，可能出现休克、心力衰竭、肾衰竭等。

（三）防治措施

（1）预防新生儿硬肿症应当从产前着手，做好产前保健工作，加强产前检查，预防早产儿、低体重儿的出生。

（2）加强新生儿护理，特别是早产儿、体弱儿。早产儿、体弱儿最好在医院的保温箱内进行护理，以防发生硬肿症，并注意监测新生儿的呼吸、心率和脉搏等。

（3）寒冬季节出生的新生儿，家人应当做好保暖工作，娩出后立即擦干羊水，用预先温热的棉被包裹起来。如果摸着新生儿的脚感觉还是很凉，可以在其脚部放一个暖水袋，注意为了防止烫伤新生儿，暖水袋内的水温不要太高，最好用布包裹起来，不要直接接触新生儿的脚。

（4）室内温度应当保持在16～22℃，早产儿及低体重儿家庭室内温度还要稍高一些。如果室内温度达不到，可将新生儿抱在怀中，用大人的体温温暖新生儿。

（5）新生儿体温恢复正常后，需要给新生儿补充足够的能量，以确保热量的供给。吸吮力弱的新生儿可试着用滴管喂奶。无法吃奶的新生儿需静脉给予营养液，进行能量的补充和供给。

（6）新妈妈应当尽早开奶，并试着让新生儿吸吮乳汁，为其身体提供足够的能量。

（7）由于患有硬肿症的新生儿肢体活动受限，因此家人要勤给新生儿翻身，以防局部压伤。

（8）积极治疗易引发硬肿症的基础疾病，如感染、颅内出血、畸形、窒息、产伤等。

爱心提示

新生儿硬肿症复温方法是怎样的?

1. 轻度患儿

可以用缓慢复温法,将新生儿用温暖褓包裹置在24 ~ 25℃室温中使其自然复温。等到体温上升至35℃。

2. 轻、中度(体温 > 30℃)患儿

置于预热至30℃的暖箱内,调节箱温为30 ~ 34℃,通过减少患儿散热使体温升高,争取6 ~ 12小时内恢复正常体温。

3. 重度(体温 < 30℃)患儿

以高于患儿体温1 ~ 2℃的暖箱温度开始复温,每小时提高箱温0.5 ~ 1℃(不超过34℃),于12 ~ 24小时内恢复正常体温,并保持暖箱在适中温度。

六、新生儿鹅口疮

鹅口疮(雪口病)是新生儿期比较常见的一种口腔炎症,多见于营养不良、体质虚弱、慢性腹泻的新生儿。有时也常继发或是并发于呼吸道、胃肠道病变。

(一)病因

引起鹅口疮的病菌是白色念珠菌。致病的重要因素包括两个,一是新生儿的口腔黏膜娇嫩,抵抗力弱,容易被感染;二是饮食感染。如果妈妈感染了白色念珠菌,在给小儿喂奶时,会通过乳头、手指等途径将病菌传染给小儿。

(二)症状

新生儿口腔黏膜表面覆盖白色乳凝块样小点或小片状物,可以逐渐融合成大片,不易擦去,周围无炎症反应,强行剥离后局部黏膜潮红、粗糙,可有溢血。不痛、不流涎,通常不影响吃奶。新生儿患鹅口疮后,可伴有轻度发热、烦躁不安、哭闹、不爱吃奶的表现。重者全部口腔黏膜都被乳凝块覆盖,甚至可累及咽部、食管、肠道、喉、气管、肺等。

（三）防治措施

1.预防措施

在给新生儿喂奶前或接触新生儿前都要注意洗净双手。母乳喂养时，应当保持乳房及乳头的清洁。乳汁有抑菌作用，结束哺乳后，妈妈可以挤出少量乳汁，涂在乳晕处，待其自然干燥，可以隔离病菌。人工喂养时，每次喂奶后，都要把奶瓶、奶头清洗干净，并煮沸消毒。其他喂奶用的物品（如小毛巾等）要与成人分开，每次用后都要煮沸消毒，并在阳光下暴晒。

每次喂奶后，再给新生儿喂几口温开水，可以去除留在口腔内的奶汁，病菌就不会生长了。

2.治疗方法

新生儿得了鹅口疮以后，首先应当检查有没有抗菌素使用不合理的情况，如有应及时纠正。然后，用棉签蘸些制霉菌素溶液（每10ml冷开水中含20万单位制霉菌素）涂在患处；或是用2%～3%碳酸氢钠（也就是小苏打溶液）为新生儿清洗口腔；在患处涂些冰硼散或硼砂甘油。以上药物每天可涂3～4次。同时要注意为新生儿补充复合维生素B和维生素C，每日2次，每次各1片，压碎成粉，加水溶解后给新生儿喂食。

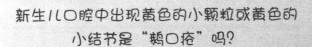

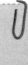

新生儿口腔中出现黄色的小颗粒或黄色的小结节是"鹅口疮"吗？

有的新生儿口腔上颚中间及牙龈上会出现一些黄色的小颗粒或是黄色的小结节，这不是"鹅口疮"，主要是上皮细胞堆积所致，俗称"马牙"或是"鼓氏珠"。这是一种正常的生理现象，一般数周后会自行消退，千万不要用棉签擦拭或用针挑破。

七、新生儿便秘

正常新生儿最初每天的大便次数为3～6次，过几周后，可能会减少到每天1～2次，这都是正常的。但是，有时候小儿两天才有1次大便。这就要引起父母

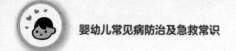

的注意了：如果粪便在结肠内积聚的时间过长，水分就会被过量地吸收，导致粪便过于干燥，造成排便困难。如果新生儿的大便比较干结，偏硬，颜色发暗，新生儿可能出现便秘了。

（一）病因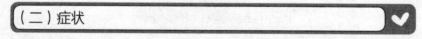

1. 妈妈的不良饮食

妈妈所吃的食物很大程度影响着新生儿。如果妈妈经常吃辛辣的食物，会引起新生儿便秘。

2. 没有养成定时排便习惯

如果该排便时新生儿正在玩耍，会抑制便意。久而久之，新生儿的肠道就会失去对粪便刺激的敏感性，使大便在肠内停留过久，变得又干又硬。

3. 疾病影响

肛门狭窄、先天性肌无力、肠管功能不正常、先天性巨结肠等疾病也造成新生儿便秘。此时应立即就医，及早诊治。

4. 精神因素的影响

如果新生儿受到突然的精神刺激（如惊吓，或是生活环境改变等），也会出现暂时的便秘现象。

5. 乳量不足

新生儿的消化道肌层发育尚不完全，如果新生儿吃奶太少，或呕吐较多，可能引起暂时性无大便，同时还可能伴有吐奶。

（二）症状

1. 胎便

新生儿出生后10小时内开始排出胎便，为黑绿或深绿色，黏稠、无臭，有点像铺路用的沥青，通常在2～3天内排完，每天3～5次，如果出生后24小时不见胎便，应怀疑是否为消化道先天畸形而致粪便梗阻，须及时报告医生。

2. 普通大便

如果新生儿排便间隔超过了48小时，就可以算是便秘了。有些新生儿出生不久，大便就不顺畅，隔1～2天或3～4天才便1次，而且排出来的大便干硬，新生儿排便时哭闹不停。因大便干硬，每次排便困难，会使新生儿产生恐惧心理，害怕排便，导致恶性循环。新生儿通常出现的便秘多为功能性便秘，这常会被家长忽视，而导致病情加重。如果新生儿便秘时间较长，会出现食欲减退、腹胀甚至腹痛、头晕、睡眠不安等症状，严重的甚至会出现脱肛或肛裂出血等症状，因此父母一定要注意，严密观察，如果发现便秘，应当及早治愈，否则可能引发严重后果。

（三）防治措施

1. 预防措施

父母想从根本上预防新生儿便秘，防患于未然，应当从养成定时排便习惯、保证适当活动量等方面入手。

（1）定时排便。每天早晨喂奶后，父母可以帮助新生儿排便，以培养新生儿定时排便的好习惯。排便时要注意室内温度，并要注意不要让新生儿产生厌烦或不适感。

（2）保证足够的活动量。每天都要确保新生儿有一定的活动量。父母可以多抱抱新生儿，或揉揉新生儿的腹部，而不要长时间地把新生儿独自放在婴儿床上。

（3）服用合适的口服药。适合婴幼儿服用的治疗便秘的口服药有枯草杆菌二联活菌颗粒（妈咪爱）、地衣芽孢杆菌活菌胶囊（整肠生）、双歧杆菌乳杆菌三联活菌片（金双歧片）、四磨汤口服液等，具体用法及用量请遵医嘱。

2. 治疗方法

（1）开塞露法。将开塞露的尖端封口剪开（管口处如有毛刺一定要修光滑），先挤出少许药液滑润管口，以免刺伤新生儿的肛门，接着让新生儿侧卧，将开塞露管口插入其肛门，轻轻挤压塑料囊，使药液注入肛门内，拔出开塞露空壳，在新生儿肛门处夹一块干净的纸巾，以免液体溢出。

（2）甘油栓法。将手洗干净，将圆锥形甘油栓的包装纸打开，轻轻塞入新生儿肛门，而后轻轻按压，使甘油栓尽量在新生儿的肛门内多待片刻，等甘油栓充分融化后再帮助新生儿排便。

3. 按摩疗法

★疗法一：使新生儿仰卧，用手掌轻轻摩擦新生儿的腹部，以肚脐为中心，由左向右旋转摩擦，按摩10次，休息5分钟，再按摩10次。反复进行3回。

★疗法二：使新生儿仰卧，抓住新生儿双腿做屈伸运动（即伸一下屈一下），共做10次，然后做单腿屈伸，每条腿屈伸10次。

★疗法三：用油质外用药（如金霉素软膏）涂在新生儿的肛门口，垫上软纸，轻轻推按肛门，共做10次。

爱心提示

新生儿出生后几天才排便1次，是便秘了吗？

新生儿几天不大便不一定是便秘。新生儿由于解便机制未发育成熟，因此无法定时解便，常要等大便积累得很多，直肠壁的神经感受到膨胀压力，才会引发反射性的解出。这就是有些新生儿几天才解1次大便的原因。母乳喂养的新生儿由于对母乳中的营养吸收较为完全，大便量较少，反而会好几天才解1次便，不一定随吃随解。

判断新生儿是否便秘的方法是观察大便的性状。如果性状正常，几天不大便也属正常现象。

八、新生儿肺炎

肺炎是新生儿时期的一种常见病、易发病，一年四季均可发生，危害非常严重。因为新生儿肺炎的症状较成年人不甚明显，因此不易察觉。家人在照护新生儿，尤其是早产儿时，应采取科学的护理方法，避免肺炎的发生。

（一）病因

新生儿肺炎通常包括两种情况，一种是吸入性肺炎，另一种是感染性肺炎。

1. 吸入性肺炎

吸入性肺炎又包括羊水吸入性肺炎、胎粪吸入性肺炎和乳汁吸入性肺炎三种类型。前两种肺炎主要发生在小儿出生前和出生时，是因各种原因引起子宫内缺氧，胎儿缺氧后，会在子宫内产生呼吸动作，就有可能使羊水和胎粪进入呼吸道内，引起肺炎。这两种情况比较严重，小儿出生后就应住院治疗。乳汁吸入性肺炎是由于喂养及护理不当造成的，通常发生于出生后2周以上，多见于早产儿、体弱儿，由于吞咽动作不协调，或胃食管反流而致乳汁吸入肺内，多发生在喂奶时或是吃奶后。

2. 感染性肺炎

感染性肺炎包括宫内感染和出生后感染两种情况。宫内感染是由于妈妈在怀孕过程中感染了某些病毒或细菌，通过血液循环进入胎盘，进而传染给子宫内的胎儿。出生后感染发生在新生儿出生后的任何时间，可与免疫力低下、保暖不当或与患呼吸道感染者接触等有关。

此外，败血症也可能引起肺炎。

（二）症状

新生儿肺炎与幼儿肺炎的表现症状不完全一样，新生儿肺炎初期症状是精神状态不佳、呼吸困难、拒奶、吐奶或呛奶等。家人一旦发现小儿出现上述症状，应当立即就医诊治，以免延误病情。

新生儿肺炎的其他常见症状还包括高热、咳嗽、流鼻涕、精神不振、哭声低微、呼吸表浅或不规则。严重者可因呼吸困难而出现嘴唇发紫、鼻翼扇动等症状。有的新生儿患肺炎不像婴幼儿有明显的咳嗽及呼吸困难，尤其是早产儿患肺炎后很少有咳嗽的症状，除了气急、委靡、少哭、拒奶之外，还有口吐白色泡沫、口周三角发青、呻吟以及点头样呼吸。

（三）防治措施

1. 预防措施

（1）因为新生儿抵抗力低，家庭成员中若有患感冒的，新生儿就有可能被传染，进而发展成肺炎。因此家人要积极预防感冒。

（2）切勿让新生儿与发热、咳嗽、流涕等患儿接触。哺乳的妈妈如果患有呼吸道感染，喂奶时必须戴口罩，如果病情严重，应当暂时改为人工喂养。

（3）新生儿的房间应当清洁干净，新生儿用品应经常消毒处理，尤其是哺乳用具。衣被、尿布要柔软、干净，经常清洗，并在阳光下暴晒。

（4）平时家人不要经常亲吻新生儿，以免从呼吸道传入病菌。

（5）妈妈要采用正确的方法喂养新生儿，避免呛奶的发生。

（6）在分娩时，如果妈妈出现异常分娩或临产感染，应当隔离观察新生儿，必要时应早用抗生素。

2. 护理措施

一旦发现新生儿有肺炎的症状，应当及时去医院就诊，确诊后要密切观察新生儿的体温变化、精神状态、呼吸情况，同时还应做好家庭护理工作。

（1）严密观察。家人必须严密观察新生儿的病情，注意新生儿的心率、呼吸、面色和是否口吐白沫等。

（2）良好的环境。室内环境应该保持清新、安静，这样能够使患病的新生儿更好地休息和睡眠，有利于病情的好转。另外，房间要经常通风、打扫。在打扫房间时，要用湿抹布或拖布，以防尘土飞扬，有利于保护新生儿的呼吸道。室内温度宜保持在18～20℃，湿度为55%～65%，如果室内太干燥，可以放一个加湿器，以免新生儿口干舌燥。

（3）注意降温或保暖。发热的新生儿应当进行降温，体温不升的新生儿应给予保暖，必要时置于保温箱内。

（4）增强新生儿自身的抵抗力。应当为新生儿补充足够的热量、营养和水分，使其身体功能更稳定，增强抵抗疾病的能力。如果新生儿吸奶困难，可采用滴管或小勺，一滴滴地喂。

（5）多翻身。要经常给患有肺炎的新生儿翻身，这样能够预防肺内分泌物堆积，改善受压部位肺扩张。

（6）轻拍背部。轻轻拍打新生儿背部可以使小气道分泌物松动易于进入较大气道，有利于促进肺循环，使新生儿呼吸顺畅。拍打的方法为：抱起新生儿，让其趴在妈妈的肩上，由下而上，由外周向肺门轻轻拍击。

（7）保持呼吸道通畅。家长应当及时为新生儿清除鼻内的分泌物并吸痰，以保持呼吸道通畅。

（8）及时抢救。因新生儿抵抗力较差，因此病情容易反复，当家长发现新生儿呼吸快、呼吸困难、面色苍白或是发绀或口唇四周发青时，说明已缺氧，此为病情加重的表现，必须及时供氧抢救。

爱心提示

怎样辨别新生儿是否得了肺炎？

要准确迅速地辨别新生儿是不是得了肺炎包括两种方法。

1. 数呼吸法

如果新生儿在安静状态下每分钟的呼吸次数等于或是超过60次（数的时候要注意：新生儿1次呼气加1次吸气才算1次，如果将单独的呼气或吸气算1次呼吸就错了），就很可能已经得了肺炎，需要赶快到医院进行检查治疗。

2. 观察胸凹陷法

小于两个月的婴儿患了肺炎之后，吸气时可以看到胸壁下端明显向内凹陷，医学上称之为胸凹陷。这是因患肺炎时婴儿需要比平时更用力吸气才能完成气体交换所致。如果婴儿既出现呼吸增快又有明显的胸凹陷现象，就说明可能已经患了重度肺炎，必须住院治疗。

九、新生儿脐炎

新生儿出生后，脐带会被剪断，脐带的使命也宣告结束。但是，新生儿脐部是一个细菌容易繁殖的地方，如果护理不当，很容易产生感染，导致发炎，重则引起菌血症和败血症。因此，新手妈妈一定要精心护理。

（一）病因

新生儿脐炎是一种急性脐蜂窝织炎，可因金黄色葡萄球菌、大肠埃希菌或是溶血性链球菌等侵染脐部所致。其感染途径主要包括以下两种。

1. 消毒处理不严

在医院时，护士每天都会对新生儿的脐部进行清洗、消毒。新生儿出院时，脐部残端尚未愈合，父母要进行家庭护理。此时可能新生儿脐凹处会出现少量渗血或是潮湿，需要家人每天为其清洗消毒。如果消毒方法不正确，不是从脐的底部开始从内到外地进行，而是仅清洗脐部表面，甚至仅在血痂表面涂抹几下，是达不到消毒的目的。久而久之，新生儿的脐部就会滋生细菌、病毒，引起发炎。

2. 护理方法不当

新生儿的脐部皮肤黏膜非常柔嫩，且血管丰富，极易破损感染。如果父母及家人缺乏对新生儿脐部护理的相关知识，使新生儿的脐部被大小便污染，也易使新生儿的脐部发生炎症。

（二）症状

新生儿脐带脱落后，伤口迟迟不愈，根部发红，脐窝湿润、流水，这是感染的最初症状。随后脐带周围皮肤发生红肿，脐窝有黏液或脓性分泌物，有臭味。重者出现脐部脓肿，波及大部分腹壁，同时伴有哭闹、高热、拒食、呕吐等症状。

（三）防治措施

1. 预防措施

（1）在为新生儿使用尿布时，应当注意，尿布不要遮盖住脐部。父母及家人要及时为新生儿换下已经被大小便污染的尿布，以防污染脐部，导致新生儿脐炎的发生。

（2）家人在给新生儿洗澡时，应当注意保护新生儿的脐部，使其免受脏水的污染，洗完澡后，应当用消毒纱布或棉签将脐带周围的水分吸干。

（3）每天用75%乙醇对脐带根部和周围皮肤进行消毒。具体方法为：用消毒棉签蘸75%乙醇擦洗脐部创面2次（上午1次，下午1次，不要过多使用）。注意擦洗时呈环形由内向外，一次完成，不要用一根棉签反复涂擦，以免引起感染。

（4）在给新生儿使用痱子粉或爽身粉时，注意不要撒在脐窝处。

（5）当脐带脱落后，也需轻轻拨开脐孔，用酒精棉球消毒刚脱落脐带的脐窝，然后用消毒纱布覆盖，以免被衣服或是尿布擦伤。

（6）给新生儿挑选纸尿裤时应当注意大小是否合适，不要使纸尿裤的腰际刚好在脐带根部，以免因摩擦造成脐带根部破皮、出血。

2. 护理措施

（1）当新生儿脐部略有红肿（属于轻度发炎），或有少量黏液渗出时，可以用消毒棉签揩净渗出物，然后用3%过氧化氢清洗，再用75%乙醇棉球湿敷脐部，每天2次。

（2）如果室内温度较高（29～31℃），且阳光可以照到室内，可以将新生儿脐部暴露，在日光下晾晒，每日1次，每次10分钟。

（3）局部用灯光照射10分钟（要注意防止烫伤），有利于脐部创口的愈合。

（4）如有脓性分泌物，并带有臭味，应当遵医嘱服用药物。

爱心提示

给新生儿洗澡时，如何避免脐部感染？

当新生儿的脐带尚未脱落时，只需要清洁新生儿的手、脸、颈及尿布区，不要清洁脐部。可以准备一小碗开水、消毒过的棉花及干毛巾，先用棉花蘸开水清洁新生儿的脸部（包括眼、耳、鼻、口）等部位，动作要轻柔，每擦拭完一个部位就用毛巾擦干，并且更换一团棉花。之后，清洁新生儿的身体皱褶部位，最后清洁生殖器官。清洗的时候可以在水中加入一点儿温和的婴儿沐浴乳，清洁完一个部位后要立刻擦干新生儿的身体。避免使新生儿的脐部碰到水，就可以避免感染了。

十、新生儿结膜炎

有些新生儿出生后，眼睛里会出现黄白色的分泌物，这些分泌物大多集中在眼角内外侧，而且有越来越多的趋势。有些新生儿一觉睡醒后，黄白色分泌物会把眼睛糊住，使眼睛很难睁开。这是患了"新生儿结膜炎"，需及时治疗，否则会影响视力。

（一）病因

1. 免疫力差

新生儿免疫系统发育不完全，对病菌的抵抗力弱，那些不会使成人和大龄儿童致病的细菌，可能会让新生儿遭受感染。

2. 生理发育不完善

新生儿泪腺尚未发育完善，因此眼泪较少，不易将侵入的病菌冲洗掉，容易使它们在眼部聚集、繁殖，引起结膜炎。

3. 出生时受到感染

在出生时，新生儿的头部要经过妈妈的子宫颈和阴道，如果这些部位有病菌，新生儿的眼部很容易因为受到污染而被感染。如果妈妈阴道的衣原体检查为阳性，从阴道分娩的婴儿70%都可能被感染。

（二）症状

新生儿通常在出生后2～3天出现症状，表现为两侧眼睑红肿，同时伴有分泌物，一开始为白色，很快会转变为脓性，出现黄白色带脓性的分泌物。

（三）防治措施

如果新生儿眼部有分泌物，或是已经患上结膜炎，要及时就医。还需要做如

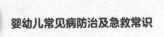
下护理。

（1）清除新生儿眼部分泌物前，一定要用流动的清水将手洗净。

（2）把消毒棉签在温开水中浸湿（以不往下滴水为宜），轻轻擦洗新生儿眼部的分泌物。

（3）如果新生儿睫毛上的分泌物较多，可以用消毒棉球浸上温开水湿敷一会儿，再换用湿棉球从眼内侧向眼外侧轻轻擦拭。每次用1个棉球，用过的不能再用，直到擦干净为止。

（4）用抗生素眼药水为新生儿滴眼。妈妈手持眼药瓶，将药水滴入新生儿的外眼角，注意不要滴在黑眼珠上，也不要使药瓶口碰触睫毛，瓶口要离眼2cm远。每次1～2滴即可。滴后，松开手指，用拇指和食指轻轻提新生儿的上眼皮，防止药水流入鼻腔。如果双眼均需滴药，应当先滴病情较轻的一侧，再滴病情较重的一侧，避免交叉感染。滴完一只眼之后，最好间隔3～5分钟，再滴另一只眼。

（5）新生儿用过的物品（尤其是毛巾、手帕）要及时进行消毒。

♥ 爱心提示

妈妈需要怎样做，才能帮刚出生的新生儿预防结膜炎？

在照料新生儿时，妈妈一定要保持自己的双手及衣物清洁，千万不能用不干净的手帕擦洗新生儿的脸和眼。如果新生儿眼部有明显的红肿、脓性分泌物过多及白眼球充血，一定要及时去眼科诊治，不能延误。

第三节　常见营养性疾病防治与护理

一、营养不良

营养不良是一种慢性营养缺乏症，大多因为能量和蛋白质摄入不足而引起。父母应当了解小儿营养不良的典型症状，及时发现异常情况，并采用相应的措施，将小儿营养不良的状况扼制在"萌芽"状态。

（一）病因

营养不良常见为慢性腹泻短肠综合征和吸收不良性疾病。

1. 喂养方法不当

人工喂养时配奶方法不对，放入水过多，热量、蛋白质、脂肪长期供应不足。母乳喂养的小儿母乳不足而未及时添加其他乳品，都可使小儿发生营养不良。

2. 疾病因素

小儿体质差反复发生感冒、消化不良、慢性消耗性疾病，会增加机体对营养物质的需求，父母又不懂得补充必要的营养素。

3. 营养物质供应不足

小儿生长发育过快，而各种营养物质供应不足，造成身体的供不应求。

（二）症状

营养不良非医学原因而是食物短缺造成的。常包括两种典型症状，其中一种是消瘦型，由于热量严重供应不足引起小儿矮小、消瘦、皮下脂肪消失、皮肤缺乏弹性、头发干燥、易脱落、体弱乏力萎靡不振；另一种为水肿型，由严重蛋白质缺乏引起周身水肿，眼睑和身体低垂部水肿，皮肤干燥萎缩、角化脱屑或有色素沉着，头发脆弱易断和脱落，指甲脆弱有横沟，无食欲，常有腹泻和水样便，也有混合型介于两者之间，并可伴有体质低下、生长迟缓、消瘦等其他营养素缺乏的表现。

（三）防治措施

1. 预防措施

（1）提倡母乳喂养。母乳是婴儿天然的最佳食物，如果母乳充足，辅食添加合理，则婴儿很少发生营养不良。

（2）合理调整小儿饮食，饮食定时，营养素搭配合理。养成良好的饮食习惯。重视身体锻炼，增强体质。

（3）按时进行预防接种以防止传染病的发生，对患有各类影响营养摄入的疾病应当及早治疗。

2. 护理措施

（1）祛除病因，否则营养不良很难治疗。与喂养有关的，应当改善喂养方法，按照步骤合理地添加辅食，纠正不良饮食习惯。因疾病导致的，应当积极治疗原发病。

（2）调整和补充营养，营养不良的小儿消化能力较弱，补充营养时切忌过多、过快，以免加重消化功能紊乱，应遵照"循序渐进、逐步充实"的原则，蛋白质、脂肪、碳水化合物、维生素、微量元素以及总热量的补充需要科学计算后给予补充，具体实施时还应当根据患儿食欲和一般状况酌情调整。

（3）中医称营养不良为疳积，可以配合中药治疗，治疗原则多为健脾补气、理中化积，常用中药有山药、茯苓、莲肉、白术、神曲、焦山楂、生麦芽、草豆蔻、木香、木瓜、陈皮、砂仁等。

营养不良的预防比治疗更为重要，家长应了解小儿营养、保健、疾病防治等方面的知识。

3. 饮食疗法

鸡肝芝麻粥

【材料】大米100g，鸡肝、鸡架汤各15g，熟芝麻少许。

【做法】鸡肝放入水中稍煮，除去血污，再换水煮10分钟，捞起，碗内研碎。锅内倒入鸡架汤，加入研碎的鸡肝，煮成糊状。锅中加水，放入大米，煮成粥；鸡肝糊加入大米粥中，放入熟芝麻，搅匀，即成。

【功效】鸡肝芝麻粥营养十分丰富，含有蛋白质、铁、钙、磷、锌及维生素A、维生素B_1、维生素B_2和烟酸等多种营养素，有很好的补充营养的作用，非常适合小儿食用。

【适用范围】1岁以上的小儿。

爱心提示

如何针对小儿情绪进行饮食调理？

小儿营养不良往往会出现一系列的征兆，如情绪、行为异常等就是一种信号。父母不妨通过观察小儿的情绪来调整饮食、培养小儿良好的饮食习惯，从而预防营养不良的发生。

（1）如果小儿长期情绪多变，爱激动、吵闹或脾气暴躁等，应考虑甜食摄入过多。此时父母应当限制小儿糖的摄入量，平衡饮食。

（2）如果小儿经常沉默寡言、反应迟钝，可能是体内缺乏蛋白质和维生素等营养素所致。此时父母应当多给小儿吃鱼类、肉类、奶制品等高蛋白食物，同时多给小儿吃些富含维生素的蔬菜水果。

（3）如果小儿经常忧虑、不安、健忘，则可能是缺乏B族维生素。父母可适当在饮食中补充些粗粮、蛋黄、奶制品、土豆、猪肝、核桃仁等富含B族维生素的食品。

（4）如果小儿夜间常手脚抽筋、磨牙，常感头晕目眩或是气虚，则多为缺钙、缺铁的表现。应当让小儿多吃些富含钙、铁的食物，如奶制品、鱼松、虾皮、海带等。

（5）如果小儿有异食癖倾向，则可能是缺锌、锰等微量元素所致。父母应当让小儿多吃些富含锌、锰的禽类及牡蛎等海产品。

二、佝偻病

佝偻病最常见于6个月～2岁的婴幼儿，尤其是1岁以内的婴儿。此阶段的小儿生长发育快，维生素D及钙、磷需求多，因此更易患佝偻病。佝偻病发病缓慢，不易引起重视。但佝偻病后果严重，可使小儿抵抗力降低，影响小儿生长发育。

（一）病因

（1）早发性佝偻病的根本原因是准妈妈在怀孕期间没有获得足够的维生素D，同时伴有钙元素的缺乏。因胎儿体内这两种营养物质供应不足，进一步造成钙磷代谢紊乱、骨形成障碍和骨样组织钙化不良等病理变化。

（2）维生素D不足是引起小儿佝偻病最常见的原因，因为钙的吸收需要活性维生素D的参与，单纯补钙的吸收率很低。

（3）钙磷摄入不足。骨骼的主要成分是钙和磷，长期摄入不足会影响骨骼的发育，出现畸形。食物中钙磷含量少或比例不合适，也会造成钙磷的吸收不足。

（4）小儿生长发育迅速时期需要补钙及维生素D，如果补充不及时，同样可能引起佝偻病。

（5）某些药物会影响维生素D的吸收，如患癫痫的小儿服用苯妥英钠、苯巴比妥等药物，均会影响维生素D的吸收，因此在服用此类药物时必须及时给小儿补充维生素D。

（6）体弱多病，经常腹泻、呼吸道感染等也会影响钙及维生素D的吸收，造成佝偻病。

（二）症状

（1）大多数2～3个月的佝偻病婴儿，开始出现神经、精神症状，如多汗、易惊、夜睡不安、易哭闹，此时头部可见枕秃，但没有骨骼的变化，如果治疗不及时则可出现骨骼畸形。

（2）3～6个月时头部可有颅软化。

（3）5～9个月时可有方颅，前囟门增大，且闭合晚，出牙晚。

（4）10个月仍没出牙，严重的可见鸡胸、漏斗胸等。

（5）1岁以后严重者可出现腿部畸形，即X型或O型腿，也可能出现脊柱侧弯、骨盆畸形，同时可有肌肉松弛。常见佝偻病小儿有腹部膨隆，即俗话说的"蛙腹"。如果此时检查血钙、磷均降低，碱性磷酸酶升高，X片检查有明显变化，如果及时治疗症状可完全消失，骨骼畸形可逐渐恢复，血钙、磷恢复正常。

（6）3～4岁以后仍有骨骼畸形而无血液钙磷的异常变化，说明是后遗症期，此期再治疗也不能使畸形的骨骼恢复。而后如果加强锻炼，如扩胸、仰卧抬头等运动，有助于骨骼的恢复及畸形的矫正。

（7）如果4岁以后可能有严重下肢畸形，需手术矫正。

（三）防治措施

1. 预防措施

（1）佝偻病是容易预防同时又容易忽略的疾病，家长应当多了解小儿营养卫生保健知识。

（2）孕妇在怀孕后期要适当补充维生素D及钙剂，同时多晒太阳。

（3）晒太阳是预防佝偻病最有效、方便和经济的方法。我国南方日照不足，紫外线含量少，应当辅以维生素D。冬春季节出生的早产儿，更要注意补充鱼肝油和钙剂。

（4）提倡母乳喂养，母乳喂养优点多，其中钙、磷比例（2∶1）更适合小儿吸收，但维生素D含量低，建议出生后两周至1个月时开始添加鱼肝油及钙剂，可坚持到2～3岁。

（5）多做户外活动，增强机体免疫力。

（6）积极治疗原发病。

2. 护理措施

（1）对于佝偻病小儿，应当坚持母乳喂养。因为母乳中钙、磷比例适宜，但是由于母乳中维生素D含量极少，因此要及时增服维生素D。人工喂养的小儿，更要注意及早增服维生素D，每天补充钙剂。

（2）避免小儿久站久坐，不让小儿过早行走，以防骨骼变形。有骨骼畸形者可采用主动或被动运动的方法加以纠正，严重的骨骼畸形需手术纠正。

（3）佝偻病小儿体质虚弱，应注意随气温变化增减衣服，防止受凉、受热。哺乳、睡眠时要及时将汗擦去。

（4）细心呵护小儿，不要让小儿做过于剧烈的运动，以免发生跌撞，引起骨折。

（5）要带小儿多晒晒太阳。因为阳光中含有紫外线，紫外线照到皮肤时，穿透皮肤表面作用于皮下的脱氢胆固醇，使它发生一系列的变化，变成维生素D_3。因为紫外线穿透力较弱，隔着衣服、玻璃晒太阳起不到作用，所以要多带小儿到户外晒太阳。注意，夏季避免阳光直晒，可带小儿到树荫下，也可以达到日晒的效果。

3. 饮食疗法

虾皮豆腐

【材料】虾皮、豆腐各适量，盐、香油各少许。

【做法】豆腐切小块。虾皮入锅，加半碗水煮沸，再将豆腐块入锅，煮沸约10分钟。放少许盐和香油调味，即可出锅。

【功效】适用于小儿佝偻病或出牙、行走等发育缓慢的小儿。

【适用范围】1岁以上的小儿。

猕猴桃炒虾仁

【材料】虾仁300g，鸡蛋1个，猕猴桃100g，胡萝卜丁20g，油、盐、淀粉各适量。

【做法】虾仁洗净；鸡蛋打散，加入少许盐、淀粉拌匀；猕猴桃剥皮，切成丁。油烧热，放入虾仁炒熟，然后加入胡萝卜丁、猕猴桃丁翻炒均匀，浇入拌好的蛋液炒熟，加盐调味即可。

【功效】提高小儿智力，增强小儿的免疫能力，能够有效缓解佝偻病。

【适用范围】1岁以上的小儿。

爱心提示

维生素D的内外两种来源

内源性维生素D的来源是太阳光内的紫外线照射皮肤产生的，是最经济也是最容易获得的，其产生的量与紫外线照射的人体面积、照射的时间有密切关系。穿着衣服、隔着玻璃照射均不起作用。

外源性维生素D的来源是通过口服或肌内注射而获得的，不论母乳还是配方奶喂养的小儿，其维生素D的含量每天均不超过100单位，而小儿每天需要400～800单位，因而必须在新生儿出生一个月以后、早产儿半个月后即补充维生素D，否则可出现维生素D不足。

三、夜盲症

夜盲症俗称"鸡蒙眼""雀蒙眼"，主要是指小儿在夜间视力极差，在黑暗中无法看到物体。婴幼儿夜盲症其实只是一种症状。临床上引起夜盲症的疾病很多，但最常见的是由维生素A缺乏所引起的，多见于5岁以下的小儿。

（一）病因

（1）母乳缺乏、小儿身体增长较快、营养摄入不足而致维生素A严重缺乏。

（2）长期以淀粉食物、脱脂乳及豆类喂养的小儿，体内维生素A缺乏；体内锌缺乏也可影响维生素A的利用。

（3）小儿若患麻疹、肺炎、结核病，常由于疾病的消耗而导致维生素A缺乏。

（4）小儿患有消化系统疾病时，会阻碍脂溶性维生素的吸收，而维生素A就是一种脂溶性维生素，由此引起维生素A的缺乏，容易导致夜盲症的发生。

（二）症状

婴幼儿夜盲症初起时表现为眼泪较少，眼部发干不适，经常眨眼，有时畏光；球结膜及角膜表面逐渐失去光泽，稍作暴露即易干燥；球结膜失去原有弹性，眼球转动时出现褶皱；近角膜缘的外侧（内侧较少）出现结膜干燥斑。较大儿童的球结膜可出现棕色色素沉着，进而发生角膜软化，变混浊，形成溃疡，可伴有前房积脓，治愈后可遗留白翳；严重者可发生角膜穿孔、虹膜脱出、角膜葡萄肿，甚至完全失明。

（三）防治措施

1. 护理措施

由于后天性疾病或眼病所致，如糖尿病、肝病、甲状腺功能亢进、高血压、动脉硬化性视网膜病变、进行性青光眼、高度近视、视神经萎缩、视神经炎、视网膜静脉周围炎等病症，均可诱发夜盲症。

（1）首先要提倡母乳喂养。不过，已经停止母乳喂养或人工喂养的小儿应当及时添加含有维生素A的食物，如胡萝卜、动物肝脏、菠菜、南瓜、西红柿、番薯等。及时预防由于维生素A缺乏而引起的视网膜杆状细胞合成视紫红质原料不足，就可以避免此种夜盲症的发生。

① 胡萝卜：胡萝卜能提供丰富的维生素A，具有保持视力正常、治疗夜盲症等作用。胡萝卜中所含的胡萝卜素，在高温下能保持不变，容易被人体吸收利用。胡萝卜素摄入人体后，会转化为维生素A，因此，维生素A缺乏所引起的夜盲症患儿，最宜常吃胡萝卜。

② 动物肝脏：羊肝具有益血、补肝、明目的作用，可有效治疗肝虚目暗、昏花雀目；牛肝具有养血、补肝、明目之功效，《本草经疏》中记载"牛肝补肝，治雀盲"，牛肝中含有丰富的维生素A，所以适用于小儿疳眼、夜盲。

③ 菠菜：菠菜含有大量的胡萝卜素和铁，也是维生素B_6和钾的极佳来源。丰富的维生素能够预防夜盲症的发生。

④ 南瓜：南瓜中包含丰富的类胡萝卜素，由人体吸收转化为维生素A，而维生素A和蛋白质相结合，可以形成视蛋白，此合成物质对小儿形成良好的视觉功能十分重要。

⑤ 西红柿：维生素A和维生素C不仅有助于提高视力，而且可以帮助预防夜盲症，而西红柿则是维生素A和维生素C的极好来源。最近的一项研究表明，西红柿的高维生素A含量可以帮助预防黄斑变性和严重眼病。

⑥ 番薯：含有丰富的胡萝卜素，其含胡萝卜素的量在块根类食物中名列前茅，除低于胡萝卜外，比马铃薯、芋头、山药高50～100倍。大量的胡萝卜素能够在体内转化为维生素A，维生素A具有维持眼睛在暗处的视觉能力，因此，夜盲症患儿宜常吃番薯。

（2）要积极预防及治疗小儿慢性病，如腹泻或消化不良等，以免影响小儿对营养物质的吸收，及早补充维生素A。

（3）在沙眼、急性结膜炎等传染性眼病流行期间，要注意小儿眼睛的防护，患病后要及时治疗。

（4）病情严重的小儿要及时去医院接受治疗，并注意保持双眼清洁，可滴用0.25%氯霉素眼药水。

2. 饮食疗法

蔬菜蒸蛋黄

【材料】鸡蛋黄40g，菠菜25g，胡萝卜20g，高汤适量。

【做法】鸡蛋黄碾碎末；胡萝卜、菠菜分别择洗干净，氽烫后切成碎末。将蛋黄碎末与高汤混合调匀，放入蒸笼中蒸3～4分钟。将胡萝卜末和菠菜末撒在蒸好的蛋黄上即可。

【功效】预防夜盲症。

【适用范围】1岁以上的小儿。

羊肝番薯叶汤

【材料】羊肝200g，番薯叶、姜丝、盐、味精、麻油各适量。

【做法】将羊肝切成薄片，加清水400ml，烧开后再将番薯叶洗净和姜丝、盐一起放入，煮至熟透，下味精，淋麻油即可。

【功效】羊肝具有明目作用，与番薯叶同煮，对于治疗因缺乏维生素A引起的夜盲症有较好的效果。

【适用范围】1岁以上的小儿。

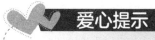

爱心提示

患有夜盲症的患儿忌食哪些食物?

1. 芥菜

性温，味辛，易助热上火，损人元气。如《本草纲目》中指出："芥菜，久食则积温成热，辛散太甚，耗人真元，肝木受病，昏人眼目。"由此可见，体弱夜盲者应忌食。

2. 莴苣

据古代医学经验，夜盲之人不宜吃莴苣。如《本草衍义》中有"多食昏人眼"的记载。《滇南本草》也认为："素有目疾者切忌。"近代也有报道发现因吃莴苣太多而引起夜盲症的病例。

3. 胡椒

性大热，味大辛，是一味辛辣刺激性强烈的调味食品，有"动火燥液，耗气伤阴"之弊。《本草备要》认为："多食目昏。"《随息居饮食谱》也说："多食损目，目疾者忌之。"因此，夜盲之人食之弊多利少，法当忌食。

此外，夜盲者还应当忌吃花椒、辣椒、洋葱、大蒜、桂皮、丁香、茴香、砂仁、大葱、白酒等。

四、小儿肥胖症

一般将超过按身高计算的平均标准体重20%的小儿称为肥胖症患儿。过多的脂肪不仅对机体是一个沉重的负担，而且与高血压、糖尿病、动脉粥样硬化、冠心病、肝胆疾病及其他一系列代谢性疾病密切相关。患有肥胖症的小儿一般不好动，有自卑感，性情较孤僻。

（一）病因

1. 饮食不当

暴饮暴食，喜欢吃油炸食品、洋快餐和含糖饮料等均会导致婴幼儿肥胖。含糖饮料是造成婴幼儿肥胖的重要因素，可乐、果汁这类含糖饮料都应当避免让小儿饮用。

2. 过度喂养

主要是针对过度喂养型肥胖小儿而言的。此类小儿的家长往往急着给小儿添加

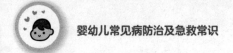

各种食物，然而添加食物的方法、数量、配比等都不够科学，起到相反的效果。

3. 运动太少

小儿运动少消耗就少，这样自然就容易胖。

4. 遗传因素

小儿肥胖也可能受遗传因素的影响。一般认为，直系亲属里有肥胖的人，那么小儿肥胖的可能性就大。

5. 补品摄入过多

有些小儿体质较差，父母为了增强小儿的体质，便给小儿补充各种营养补品，于是就造成了某种营养素摄入过多或是营养素之间的比例失调，从而导致小儿肥胖。另外，有些补品中含有激素，摄入过多会引起内分泌紊乱，造成肥胖。

6. 吸收能力强

有些小儿的饮食和作息习惯都比较正常，也不存在遗传因素，但还是胖。其原因就在于这些小儿的肠胃消化吸收能力较一般的小儿强。

7. 病理性肥胖

小儿甲状腺功能减退、肝炎痊愈后等都会引起肥胖，这种肥胖属于病理性肥胖。

（二）症状

小儿肥胖症临床分为单纯性肥胖和症状性肥胖。

1. 单纯性肥胖

表现为均匀性肥胖，智力与性征发育正常。

2. 症状性肥胖

除肥胖外还有原发病的相应症状和体征。幼年肥胖可以延续至成年肥胖，且与高血压、冠心病等疾病有密切关系。外表呈现肥胖、高大，不仅体重超过同龄儿，而且身高、骨龄皆在同龄儿的高限甚至超过高限。皮下脂肪分布均匀，以面颊肩部胸乳部及腹壁脂肪积累最为明显，四肢以大腿、上臂粗壮而肢端较细。

（三）防治措施

1. 预防措施

（1）肥胖症的发生与出生体重有关。因在胎儿发育后期，脂肪细胞的数量和体积的增加最快，并且脂肪细胞一旦形成便不会消失，因此，预防肥胖症应从孕期开始，防止妊娠晚期孕妇营养过剩，减少巨大儿出生的概率。

（2）婴幼儿期定期到保健门诊做生长发育监测，早期发现过重或是肥胖倾向，并及时加以矫正。

（3）提倡母乳喂养。母乳喂养小儿不易发生肥胖。

2. 护理措施

（1）饮食均衡、合理。饮食均衡主要是指合理搭配小儿的食物，包括瘦肉、鱼、虾、禽、蛋等动物蛋白以及各种蔬菜、水果和奶制品等。食物的种类要丰富，而且比例要合理。避免让小儿摄取过多的饮料、零食，尤其是甜点、糖果、干果、奶油、油炸食品等高热量食物，也不要总以这些食品作为对小儿的奖励；每次进餐时先吃蔬菜、水果，然后喝汤，最后吃主食；给小儿吃的食物宜采用蒸、煮或是凉拌的烹调方式，减少容易消化吸收的碳水化合物（如蔗糖）的摄入。

（2）养成良好的吃饭习惯。吃饭时间不要拖得太长或速度过快，必须限定小儿吃饭的时间，忌过快或过慢；不要让小儿有饥饿感，以免因饥饿而过多过快地摄入食物；不要让小儿餐后立刻就去睡觉，最好先让小儿玩一会儿。

（3）勿乱食补品。如没有特殊情况，一般不建议给小儿服用补品。如果已经导致小儿肥胖，应立即停止服用。家长要注意，补充微量元素及维生素前应先到医院进行专业的测定，并遵医嘱给小儿补充。

（4）增加小儿的活动量。小儿1岁以前，每天坚持给小儿做被动运动，如抚触、婴儿操等；小儿能够自己活动后，可以通过游戏来引导小儿主动运动。如果小儿不愿意运动，家长要积极地和小儿一起锻炼，这样不仅能够调动起小儿的兴趣，家长也能够更好地掌握小儿的运动量，并养成定时锻炼的好习惯。

（5）积极治疗病理性肥胖。对于病理性肥胖，要及时就医治疗。

3. 运动疗法

（1）伸展运动：让小儿两臂轮流弯曲，尽量使手触臂肩，伸直时放松。每侧重复6次，如图3-5所示。

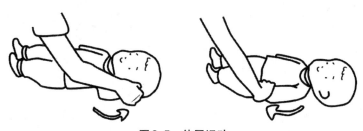

图3-5　伸展运动

（2）上臂运动：让小儿两臂展开、前交叉、上举、还原放体侧。重复8次，如图3-6所示。

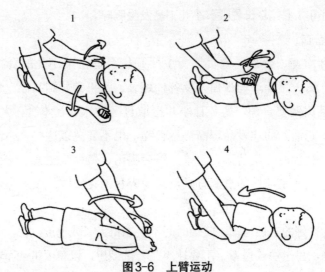

图3-6　上臂运动

（3）肩部运动：握住小儿的双手，两侧交替由内向外划圈，使两臂做圆形的旋转。重复8次，如图3-7所示。

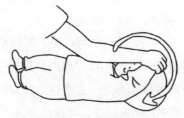

图3-7　肩部运动

（4）扩胸运动：让小儿握住妈妈的拇指，使小儿双手向外平展至与身体成90°，再向胸前交叉。重复12次，如图3-8所示。

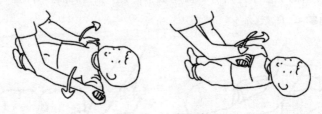

图3-8　扩胸运动

（5）腿部运动：妈妈双手握住小儿的小腿，使其伸屈双膝关节，每侧重复4次，如图3-9所示；握住小儿的小腿，使大腿靠紧腹部。每侧重复4次。

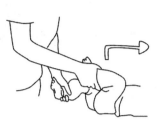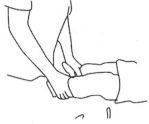

图3-9　腿部运动

（6）自行车运动：握住小儿的两膝，使小儿两腿上举与腹部成直角，每侧重复4次，如图3-10所示；握住小儿的膝关节，轻轻地将小儿的髋关节由内向外做圆形旋转，重复4次。

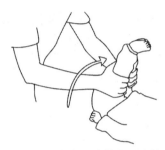

图3-10　由内向外做圆形旋转

4.饮食疗法

海带燕麦粥

【材料】燕麦、大米、小米各20g，海带、西红柿、小白菜各适量，盐、香油各少许。

【做法】海带、小白菜洗净，煮熟，切碎；西红柿洗净，切丁。锅内加入燕麦、大米、小米和适量清水，煮成粥，然后加入海带、小白菜和西红柿丁，煮开。至西红柿熟之后，再调入少量盐、香油即可。

【功效】具有饱腹效果，控制小儿进食量。

【适用范围】1岁以上小儿。

玉米菜叶牛奶糊

【材料】无糖玉米片60克，圆白菜叶20g，牛奶70毫升。

【做法】圆白菜叶洗净，氽烫至透，沥干后磨成泥状；牛奶加热至温热。将无糖玉米片捏碎成小片，倒入大碗中，再倒入温热牛奶，加入圆白菜叶拌匀即可。

【功效】玉米、圆白菜均富含膳食纤维，能增强小儿的饱腹感，因此有助于很好地控制小儿的进食量。

【适用范围】开始食用辅食的小儿。

爱心提示

小儿肥胖症的并发症有哪些？

长期肥胖的小儿还会发生高脂血症，进而导致动脉硬化、高血压、冠心病、糖尿病等，严重肥胖者可能会出现肥胖通气不良综合征。有时极度肥胖儿的体重高达标准体重的4～5倍，因脂肪过多，限制胸廓和膈肌的动作，导致呼吸浅快、肺泡换气量减低形成低氧血症，并发红细胞增多症。

第四节　呼吸系统常见病防治与护理

一、咳嗽

咳嗽是小儿最为常见的呼吸道疾病症状之一（图3-11）。小儿支气管黏膜娇嫩，抵抗病毒感染能力差，很易发生炎症，引发咳嗽。咳嗽是一种自我保护现象，同时也预示着小儿身体的某个部位出了问题，提醒父母要注意小儿的身体健康了。

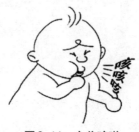

图3-11　小儿咳嗽

（一）病因

1. 感染

咳嗽的形成和发作与反复呼吸道感染有关。在咳嗽患儿中，可能存在细菌、病毒、支原体等的特异性IgE，如果吸入相应的抗原会激发咳嗽。

2. 吸入物

吸入物也会引起阵发性咳嗽。吸入物有特异性和非特异性两种，特异性吸入物如尘螨、动物毛屑、花粉、真菌等；非特异性吸入物如二氧化硫、硫酸、氯氨等。

3. 食物

饮食与咳嗽也有关系，因为饮食关系而引起咳嗽发作的现象在咳嗽患儿中可常见。婴幼儿容易对食物产生过敏反应，从而引起咳嗽，这些食物包括虾蟹、鱼类、蛋类、牛奶等。

4. 气候

气候骤变时，气压、温度和空气中的离子会发生改变，从而诱发咳嗽。

5. 精神因素

情绪激动、紧张不安、烦躁发怒也会引起咳嗽，医学专家认为这是因为大脑皮层和迷走神经反射或过度换气所致。

（二）症状

咳嗽的症状见表3-2。

表3-2　咳嗽的症状

项目	症状及特点	具体内容
普通感冒引起的咳嗽	特点	多为一声声的刺激性咳嗽，好似咽喉瘙痒，无痰，白天和晚上均可能发生，没有气喘、呼吸急促等现象
	症状	嗜睡，流鼻涕，有时可伴随发热，体温不超过38℃；精神差，食欲减退。出汗退热后，症状消失，咳嗽仍持续3～5日
流感引发的咳嗽	特点	喉部发出略显嘶哑的咳嗽，有逐渐加重趋势。痰由少至多
	症状	伴随明显眼泪、鼻涕、呼吸道分泌物增多症状，常伴有38℃以上高热，一般不易退热，持续一周。高热时伴有呼吸急促现象。小儿精神较差
冷空气刺激造成的咳嗽	特点	刺激性干咳
	症状	痰液清淡，不发热，没有呼吸急促和其他伴随症状

续表

项目	症状及特点	具体内容
咽喉炎引起的咳嗽	特点	咳嗽时发出"空、空"的声音
	症状	声音嘶哑，有脓痰，咳出的少，多数被咽下。较大的小儿会诉咽喉疼痛；不会表述的小儿常表现为烦躁、拒乳
过敏性咳嗽	特点	持续或反复发作性的剧烈咳嗽，多呈阵发性发作。小儿活动或哭闹时咳嗽加重，夜间咳嗽比白天严重
	症状	痰液稀薄、呼吸急促
气管炎引起的咳嗽	特点	早期为轻度干咳，后转为湿性咳嗽，喉咙里有痰声或咳出黄色脓痰
	症状	早期有感冒症状，如发热、打喷嚏、流涕、咽部不适等
细支气管炎引起的咳嗽	特点	刺激性干咳，可以咳出较多痰液
	症状	咳嗽伴发热、呼吸急促和喘憋

（三）防治措施

1. 预防措施

预防小儿咳嗽需要注意的事情很多，主要包括以下几点。

（1）调养脾胃：小儿咳嗽大多是因为肺经受到了侵害。只要调理好肺，寒气和外邪就不容易入侵人体，咳嗽症状便会好转。中医补益脏腑讲究"虚则补其母"，肺脏的母脏为脾胃，调养好小儿脾胃，对小儿的肺脏大有好处，自然也就不容易咳嗽了。哺乳期的小儿一定要坚持母乳喂养，已经断奶的小儿可以多吃一些山药、扁豆、莲子等具有补脾胃助消化作用的食物。平时的饮食中，要注意多给小儿吃汤、羹、糕类食物，少吃煎、烤、炸类烹调手法做出来的食物，还要多吃蔬菜，以保护小儿的呼吸道及胃肠道黏膜，使其免受病毒或细菌的侵袭。

（2）注意双足的保暖。寒从脚底起，小儿的脚受了凉，上呼吸道黏膜微血管便会立即收缩，潜伏在鼻咽部的细菌和病毒就会迅速繁殖，引起感冒、咳嗽等病症。所以，为小儿做好足部保暖工作，对预防咳嗽有十分重要的意义。由于足部离心脏较远，供血相对要少，小儿的皮下脂肪少，保暖功能相对要差，最好坚持每天晚上睡觉前用温水给小儿洗脚并浸泡三五分钟。

（3）加强体育锻炼。室外体育运动可以促进小儿肺功能的发育，增加肺活量，增强呼吸道的防御能力。因此，应该多带小儿去户外活动，呼吸新鲜空气，增强中枢神经系统对体温的调节功能，提高御寒能力。

（4）尽量少去公共场所。冬季是呼吸道传染病的流行季节，家长应尽量避免带小儿去人多拥挤的公共场所。当地呼吸道传染病流行时，更应尽量不带小儿外出，这样可避免通过空气和接触被传染。另外，家中若有成员患感冒等传染病，也应尽量将小儿与其隔离。患儿要戴上口罩，并勤洗双手，以防通过接触等方式传染给其他小儿。

（5）营造良好的生活环境。定时开窗换气，保持小儿卧室内空气新鲜。污浊的空气对呼吸道黏膜会造成不良刺激，使呼吸道黏膜充血、水肿、分泌异常，加重咳嗽，严重的可引起喘息症状。更不可在家吞云吐雾过烟瘾。气候干燥时，可用空气加湿器。

（6）防治小儿过敏性咳嗽。避免让小儿食用海产品、冷饮等容易引起过敏的食物。家里不要养宠物和花，不要铺地毯，避免让小儿接触花粉、尘螨、油烟、油漆等容易引起过敏的事物；不要让小儿抱着长绒毛玩具入睡。

2. 护理措施

（1）普通感冒引起的小儿咳嗽

① 原因：四季流行，温差变化大时多见；一般都有受凉经历，如晚上睡觉蹬被、穿衣过少、洗澡受凉等。

② 护理意见：一般不需特殊治疗。多喂小儿一些温开水、姜汁水或葱头水，尽量少用感冒药。小儿烦躁、发热时，可给予少许专用的退热药物，切忌使用成人退热药。不宜喂止咳糖浆、止咳片等止咳药，更不要滥用抗生素。

（2）流感引发的小儿咳嗽

① 原因：病毒感染引起，多发于冬春流感流行季节，常有群发现象。

② 护理意见：疑似流感，应立即就医，明确诊断，在医生指导下治疗。

（3）冷空气刺激造成的小儿咳嗽

① 原因：冷空气是单纯物理因素，好发于户外活动少的小儿。小儿突然外出吸入冷空气，娇嫩的呼吸道黏膜就会出现充血、水肿、渗出等类似炎症的反应，因而诱发咳嗽反射。最初没有微生物感染，但持续时间长了，可能继发病毒、细菌感染。

② 护理意见：让小儿从小就接受气温变化的锻炼。经常带小儿到户外活动，即使是寒冷季节也应坚持。只有经受过锻炼的呼吸道才能顶住冷空气的刺激。

（4）咽喉炎引起的小儿咳嗽

① 原因：咳嗽多为炎症分泌物刺激，常因受寒引起。

② 护理意见：及时就医，明确诊断后对症治疗。

（5）过敏性咳嗽

① 原因：由抗原性或非抗原性刺激引起，以花粉为多。

② 护理意见：对家族有哮喘及其他过敏性病史的小儿应格外注意，一旦咳嗽要及早就医诊治，明确诊断，积极治疗，阻止发展成哮喘。

（6）气管炎引起的小儿咳嗽

① 原因：多见于年龄稍大的小儿，主要由呼吸道感染引起。

② 护理意见：初起感冒症状明显时可用感冒药，发热可用退热药、祛痰剂，不宜使用止咳药。痰多或呈脓性表明是继发细菌感染，应根据医生意见选用抗生素治疗。若不能有效控制，可能发展为肺炎。

（7）细支气管炎引起的小儿咳嗽

① 原因：病毒侵犯细支气管的黏膜引起炎症，以6个月内的小儿最多见。

② 护理意见：如果小儿出现呼吸困难或是无法进食、喝水，应及时就医。如果症状较轻（只是气喘，未出现呼吸困难等症状），可以在小儿房间里放置加湿器，帮助小儿祛除肺部的黏液，并给小儿喝足够多的水。

3. 咳嗽多痰小儿的护理

小儿咳嗽多痰时，家长要格外小心，一定要防止小儿被痰憋住，造成窒息。常见的家庭护理有以下几种。

（1）保持适宜的温度。室内温度过高时，会大大降低小儿呼吸道纤毛运动功能，使呼吸道抵御病菌的能力下降，反复遭受致病菌的侵袭，呼吸道黏膜受到损伤，使咳嗽经久不愈。对小儿来说，室内最适宜的温度是18 ～ 26℃。

（2）避免环境干燥。病毒和细菌常吸附在比它们大数倍的浮尘上，浮尘通过呼吸进入体内，长期积累，从而导致严重病变。空气干燥导致尘土飞扬，使夹带病菌的尘埃被吸入呼吸道，引发呼吸道感染，并有利于一些病毒、细菌生长繁殖。小儿房间的湿度应保持在50%左右。

（3）房间与房间的温差不能过大。小儿的调节能力较差，对温差变化不能做出相应的反应，很容易因为不适应不同房间的温度变化而生病，使病毒、细菌乘虚而入。

（4）保证小儿充足的睡眠。睡眠不足，不但影响小儿生长发育，还会降低小儿的抵抗力。抵抗力低下的小儿会反复感冒，这是导致小儿咳嗽的最主要原因之一。

（5）多给小儿喝水。咽部干燥是导致小儿患咽炎的原因之一，咽炎容易导致小儿慢性咳嗽。让小儿多饮水，还对咽部有冲洗作用，能避免咽部干燥。

（6）少让小儿吃辛辣甘甜食品。辛辣甘甜食品会加重小儿的咳嗽症状，妈妈常喜欢给咳嗽的小儿煮冰糖梨水，如果冰糖放得过多，不但不能起到止咳作用，反而会因过甜使咳嗽加重。

4. 按摩疗法

★疗法一：按揉膻中穴。小儿仰卧，也可以将小儿抱坐在大腿上，先以拇指按揉膻中穴2分钟。然后两手拇指相对，其余四指分开，自胸骨顺第1～4肋间向外分推至腋中线，如此操作3分钟。

★疗法二：弹拨足三里穴。按揉并弹拨小儿足三里、丰隆穴（图3-12）各1分钟。

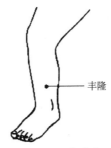

图3-12　丰隆穴

★疗法三：按揉肺俞穴位。让小儿俯卧，按摩者用一手的拇指按揉其肺俞穴（图3-13）、脾俞穴（图3-13）各约2分钟，最后轻揉肩胛骨内侧结束治疗。

当小儿鼻塞和咳嗽症状比较轻时，可轻微按摩鼻翼两侧的迎香穴（图3-14）。还可以选择一些含有桂枝、薄荷等成分的中药贴敷在膻中穴（图3-14）和肺俞穴上，同样可以减轻咳嗽。

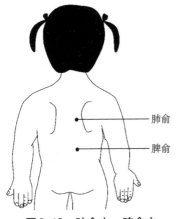

图3-13　肺俞穴、脾俞穴

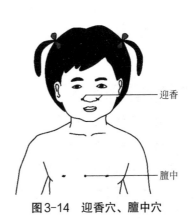

图3-14　迎香穴、膻中穴

5. 饮食疗法

蒸大蒜水

【材料】大蒜2～3瓣，冰糖1粒。

【做法】蒜瓣洗净，拍碎，放入碗中。加入半碗水，放入冰糖，碗加盖，放入锅中隔水蒸15分钟左右。一次小半碗，一天2～3次。

【功效】中医认为，大蒜可缓解寒性咳嗽、肾虚咳嗽。

【适用范围】开始食用辅食的小儿。

冰糖川贝梨汤

【材料】雪梨（或水晶梨）1个，川贝2g，冰糖1粒。

【做法】雪梨洗净，修掉柄帽，挖去核，放入冰糖、川贝。将雪梨壳放入碗里，上笼屉隔水蒸30分钟左右即可。熟后分2次，喝汤吃梨。

【功效】梨性寒、味甘，可祛痰止咳；川贝也有清肺、润燥、止咳的作用。

【适用范围】1岁以上的小儿。

玉竹粥

【材料】鲜玉竹15g，粳米50g。

【做法】将玉竹洗净，切碎，加水煎汤取汁去渣，用玉竹汁液煮粥（应添水）。每天早晚分2次温热服食。一周为一个疗程，停一周再进行第二个疗程。

【功效】养阴润肺，对肺燥咳嗽、干咳少痰或无痰、口干舌燥有一定疗效。

【适用范围】开始食用辅食的小儿。

百合梨糖羹

【材料】鲜百合10g，梨1个（约100g），白糖15g。

【做法】将百合洗净，梨切片。百合、梨、白糖三者混合放入碗中，蒸熟。

【功效】具有有滋阴润燥、止咳化痰的功效。

【适用范围】1岁以上的小儿。

银耳羹

【材料】银耳5g，鸡蛋1个（约60g），冰糖60g。

【做法】将银耳用温水浸泡约30分钟，待发透后，择除杂质，洗净并分成片状，然后加适量水煮开，并用文火再煎2小时，待银耳煮烂为止。将冰糖另加水煮化，打入鸡蛋，加入少许清水搅匀后，倒入锅中煮开，将鸡蛋糖汁倒入银耳锅内，搅拌均匀。

【功效】具有润肺止咳的功效。

【适用范围】1岁以上的小儿。

爱心提示

小儿咳嗽服用止咳药后，咳嗽症状为何没有好转？

咳嗽是一种正常的生理防御反射，是人体自行清除呼吸道黏液的唯一办法。3岁以下的小儿咳嗽反射较差，痰液不易排出，需要更多的努力才能够将痰液排出来，咳嗽持续的时间相对要长一些。小儿早上起床时有几声轻轻的咳嗽，这是正常的生理现象，是在清理晚上积存在呼吸道的黏液，妈妈不必担心。如果妈妈一见到小儿咳嗽，就给小儿服用较强的止咳药，虽然咳嗽会暂时停止，痰液却不能顺利排出。如果大量蓄积在气管及支气管内，造成气管堵塞，会使咳嗽变得更厉害。因此，当小儿咳嗽的时候，尽量不要给小儿用止咳药。

二、婴幼儿哮喘

婴幼儿哮喘是指过敏体质的小儿支气管对某些外来物质产生高度敏感反应，使支气管痉挛、支气管内分泌物增多，从而引起咳嗽、气喘、多痰等一系列临床症状。哮喘是一种慢性疾病，需要家人做好小儿的日常预防以及护理工作，以减少或避免哮喘的发生。

（一）病因

哮喘经常由外来因素作用于内在因素而发病，该病的外来因素包括花粉、灰尘、鱼虾、药物、寄生虫及发霉的玩具等，内在因素是小儿的过敏体质。当饮食不当、环境污染等外来因素侵害具有过敏体质的小儿时，易引起哮喘发作。

（二）症状

哮喘的早期症状类似感冒等上呼吸道感染，如鼻咽部发痒、打喷嚏、咳嗽、咳痰等，多在晚上与清晨发作。随着病情的发展，开始出现胸闷、喘息、呼吸困难、口唇青紫、无法平卧等一系列较为典型的支气管哮喘症状。

（三）防治措施

1. 预防措施

（1）注意小儿的个人卫生，勤给小儿洗澡（图3-15），使用小儿专用的毛巾、洗漱器具等。让小儿使用合成原料制成的枕头填充物，不要用羽毛制品。

（2）注意居室环境卫生，由于一般情况下，春、夏季节螨虫感染高发，因此在春、夏季节时更应该注意卫生。要经常打开窗户，保持通风、透光、干燥。另外，由于螨虫容易在地毯中滋生，所以家中最好不要铺地毯。床单、窗帘要定期用热水清洗。还要注意给居室内除尘，并要在小儿不在家时打扫卫生。

（3）经常清洁、暴晒小儿的毛绒玩具等，如图3-16所示。

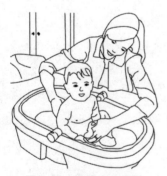

图3-15　勤给小儿洗澡

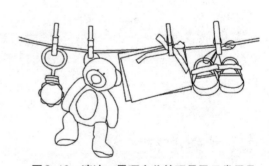

图3-16　清洁、暴晒小儿的玩具及日常用品

（4）注意查找过敏原，并尽量避免可能接触的过敏原。

（5）注意加强小儿的体格锻炼，并避免感染诱发小儿哮喘的因素。

2. 护理措施

（1）小儿咳嗽有痰时，应遵医嘱服用止咳化痰药，或进行雾化治疗，以湿化呼吸道，稀释痰液。在雾化吸入时，可在医生的指导下，加入一些抗生素及支气管解痉药，这样可有助于减轻炎症、扩张支气管，使痰液容易咳出。但不可使用镇咳药，因为镇咳药会影响痰液的排出而使病情加重。

（2）注意室内空气的流通。保持室内空气清新，不要在室内吸烟。室内温度最好控制在20～24℃，湿度也应适宜。如果太过干燥，可在室内放置加湿器进行调节。

（3）对于哮喘症状不太严重的小儿，家人应试着找找哮喘发作的诱因。在哮喘发作时记录日记，日记内容如下：小儿做了什么，吃了什么，在什么地方停留过，什么时候哮喘症状重了等。这些记录可以帮助你找到过敏原。

（4）注意给小儿补充足够的水分，以利于痰液咳出。

（5）小儿患病期间饮食宜清淡，不要吃油腻、过咸的食物，应忌食冷、酸、辣食物；花生、瓜子、巧克力等含油脂较多且容易生痰的食品也应少吃。

（6）哮喘发作会导致小儿憋气、缺氧，这时家长首先要安抚小儿，让小儿坐在凳子上或床上，能让呼吸顺畅起来，同时给小儿服用平喘药物。

3. 按摩疗法

★疗法一：按揉膻中穴。按摩者用拇指指腹上下推擦膻中穴（图3-17），持续2分钟，后轻轻按揉2分钟。

★疗法二：推膀胱经。让小儿俯卧，按摩者双手搓热，用大鱼际沿经脉循行线由上向下推2分钟，再换拇指腹依次点按小儿的肺俞、脾俞、三焦俞、肾俞、大肠俞等穴位（图3-18），并持续1分钟。

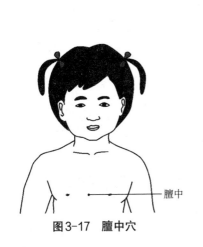

图3-17 膻中穴

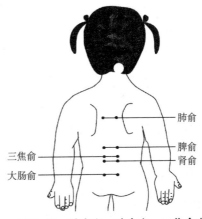

图3-18 肺俞穴、脾俞穴、三焦俞穴、
肾俞穴、大肠俞穴

★疗法三：拍刷肺经。小儿仰卧，按摩者将食指、中指并拢，沿肺经由上到下轻拍5遍，也可用毛刷轻刷，注意在按摩之前最好给小儿擦些爽身粉。

4. 饮食疗法

蜂蜜白萝卜粥

【材料】白萝卜100g，蜂蜜100g。

【做法】白萝卜洗净去皮，切成薄片，加水适量炖煮，炖至白萝卜烂熟加入蜂蜜搅匀，连汤带萝卜一起给小儿吃。

【功效】具有清热化痰、润肺平喘之功效。白萝卜含有葡萄糖、氢化果胶、B族维生素、维生素C、氧化酶和催化酶等，有消食化滞、行气祛痰、解毒利尿的作用；蜂蜜含多种微量元素和维生素，能养阴清热、润肺止咳。

【适用范围】开始食用辅食的小儿。

爱心提示

婴幼儿哮喘的并发症有哪些？

在支气管哮喘的治疗过程中，因疾病长期的影响，急性发作时的病理生理紊乱，或因为某些药物的使用不当等，可以产生急性、慢性和治疗性等多种并发症，这些并发症一旦发生常可使病情加重或不易控制，有的并发症还能直接造成生命危险。会造成肺气肿和肺心病、呼吸骤停和呼吸衰竭、气胸和纵隔气肿。

三、小儿急性支气管炎

急性支气管炎，是婴幼儿时期常见的一种呼吸道疾病，多见于6个月以下的小儿。如果小儿患有急性支气管炎后，治疗不及时或是不彻底，会诱发支气管肺炎、支气管扩张、肺气肿、肺心病等，因此爸爸妈妈应细心看护小儿，以防并发症的发生。

（一）病因

细菌或病毒侵入到鼻子或咽喉会引起感冒，而如果进一步侵入到深处的支气管就会引起支气管黏膜炎症的发生，诱发急性支气管炎。引起急性支管炎的病毒有很多种，如副流感病毒、腺病毒、呼吸道合胞病毒等。另外，引起冬季感冒的病毒很容易附着在支气管黏膜上，因此冬季是小儿患急性支气管炎的高峰期。

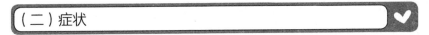
（二）症状

（1）急性支气管炎起病急，通常出现全身症状，如发热在38～39℃，有时可以达到40℃，可伴有怕冷、全身酸痛、头痛、鼻塞不通、流涕、打喷嚏等症状。

（2）咳嗽为急性支气管炎的主要症状，起初较轻，多为刺激性干咳，1～2天后咳嗽有痰，痰液黏稠且不易咳出。咳嗽通常持续7～10天，有时迁延半个月左右，或反复发作。

（3）有些小儿伴有呕吐、腹痛、腹泻等消化道症状，稍大一些的小儿会告诉家人头痛等。

（三）防治措施

1. 预防措施

（1）增强小儿体质，多进行户外锻炼，增强抗寒能力。

（2）防止小儿淋雨受凉或被冷风侵袭，不要让小儿劳累过度，以防病菌的侵害。

（3）让小儿养成良好的卫生习惯，饭前、便后、外出后要洗手（图3-19），以预防病毒、细菌的感染。

（4）避免小儿吸入刺激性气体和烟雾等。

（5）天气变化时，应当注意为小儿增减衣被。特别是天气变冷时，除让小儿多穿些衣服外，外出还应当戴口罩，或用围巾围住口鼻，以保护上呼吸道。

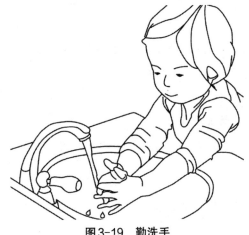

图3-19　勤洗手

2. 护理措施

小儿病情较轻，以在家用药治疗和护理为主。家长应当遵医嘱给小儿按时用药并做好家庭护理。护理措施见表3-3。

表3-3　护理措施

项目	具体内容
注意保暖	寒冷刺激会降低小儿支气管黏膜局部的抵抗力，加重支气管炎病情，因此，要根据气温变化及时给小儿增减衣物。特别是小儿睡觉时，要使体温保持在36.5℃以上
补充水分	支气管炎经常使小儿出现不同程度的发热，水分蒸发较大，应当注意给小儿多喂水。可以用糖水或糖盐水补充，也可以用米汤、蛋汤补给。饮食以半流质为主，以增加体内水分，满足机体需要
保证营养	小儿患支气管炎时营养物质消耗较大，加之发热及细菌、毒素影响胃肠功能，造成小儿消化不良，容易使小儿缺乏营养。这时要采取少量多餐的方法，多让小儿吃清淡、营养均衡、容易消化吸收的半流质或流质食物，如稀饭、煮透的面条、鸡蛋羹、新鲜蔬菜或水果汁等
翻身拍背	小儿咳嗽、咳痰表明支气管内分泌物增多，为促进分泌物顺利排出，可给小儿拍背。还应帮助小儿翻身，每1～2小时1次，使小儿保持半卧位，有利痰液排出
注意退热	小儿患支气管炎时多为中低热度。如果体温在38.5℃以下，一般无须给予退热药，主要针对病因治疗，从根本上解决问题。如果体温高于38.5℃，可以采用物理方法降温，即用冷毛巾头部湿敷或用温水擦澡。但处在婴儿期的小儿不宜采用此方法，必要时应用药物降温
保持良好的室内环境	小儿所处的居室要温暖、通风和采光良好，要有一定的湿度，防止空气过分干燥。不要在室内吸烟，以防对小儿产生不利影响

3. 饮食疗法

山药汤

【材料】山药泥200g，粟米250g（炒熟研粉），杏仁500g（去皮尖、炒熟研粉）。

【做法】每天早上用开水冲泡粟米杏仁粉10g，兑入山药泥适量，放入适量麻油，待温度适合后给小儿饮用。

【功效】可益气补虚，温中润肺。

【适用范围】开始食用辅食的小儿。

芥菜粥

【材料】芥菜头1个，粳米50g。

【**做法**】芥菜头切碎，加粳米一起煮粥，熟后待温度合适给小儿喝。

【**功效**】具有温中、祛痰的作用。

【**适用范围**】开始食用辅食的小儿。

梨粥

【**材料**】鸭梨1个（约100g），粳米50g。

【**做法**】鸭梨去核切片取汁。粳米熬粥，将熟时兑入梨汁，待温度适合后给小儿喝。

【**功效**】可清心润肺，止咳除烦。

【**适用范围**】开始食用辅食的小儿。

百合粥

【**材料**】鲜百合20g，糯米50g，冰糖适量。

【**做法**】鲜百合、糯米一起煮粥，煮熟后加冰糖。待温度适合后给小儿喝。

【**功效**】可健脾补肺，止咳定喘。

【**适用范围**】开始食用辅食的小儿。

爱心提示

小儿急性支气管的并发症有哪些?

身体好的小儿少见出现并发症，但营养不良、免疫功能低下、先天性呼吸道畸形、慢性鼻咽炎、佝偻病等患儿，不但易患支气管炎，且易并发肺炎、中耳炎、喉炎及副鼻窦炎。并发或继发于上下呼吸道感染，合并为麻疹、百日咳、伤寒及其他急性传染病。

四、小儿百日咳

小儿百日咳是百日咳杆菌引起的急性呼吸道传染疾病，小儿在婴幼儿时期很

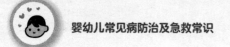

容易患此病。其临床特征为阵发性痉挛性咳嗽伴有深长的"鸡鸣"样吸气性吼声，如未得到及时有效的治疗，病程可迁延数个月左右，因此称"百日咳"。

（一）病因

导致小儿患百日咳的原因主要如下。

1. 传染源

患病小儿是本病唯一的传染源，自潜伏期末至病后6周均有传染性，发病第一周（卡他期）传染性最强。

2. 传播途径

病毒主要为通过飞沫传播。

3. 易感人群

普遍易感，但婴幼儿的发病率最高。因为母亲没有足够的保护性抗体传给胎儿，因此6个月以下的小儿发病较多。

（二）症状

小儿在感染之后，经1～2周出现症状，发病早期患儿有流泪、流涕、咳嗽和低热等症状，与普通感冒难以区别。3～4天后咳嗽日见加重，经1～2周后咳嗽逐渐加重而进入痉咳期，此时出现典型剧烈的痉挛性咳嗽，每次发作要连咳十几声甚至几十声，常咳得面红耳赤、涕泪交加、舌向外伸，最后咳出大量黏液，并因大力吸气而出现犹如鸡鸣样吼声，如此一日发作几次乃至30～40次，尤以夜间明显，年龄越小，病情越重。3个月的小儿常表现为阵发性屏气、青紫、窒息，而不像大龄儿童出现典型剧烈的痉挛性咳嗽，有的甚至出现全身痉挛、意识丧失乃至死亡。痉咳期通常持续5～6周，也有的长达3个月。此后，患儿的咳嗽逐渐减轻而进入恢复期，恢复期有2～4周的过程，有的小儿在病后半年内仍有发作性痉挛性咳嗽出现。

（三）防治措施

1. 预防措施

（1）隔断传染源。及早发现患病小儿并进行隔离，隔离期为自发病起40天或出现痉咳后30天。密切接触者应隔离检疫2～3周。

（2）切断传播途径。小儿的卧室要经常进行室内通风换气，保持空气新鲜。

（3）主动免疫。接种常用百白破（百日咳、白喉、破伤风）三联疫苗。小儿自出生3～6个月开始预防接种，每隔4～6周接种1次。但有过敏史、惊厥史、患急性病的小儿禁用百日咳菌苗。

可给予百日咳多价免疫球蛋白做被动免疫，还可用红霉素做药物预防。

2. 护理措施

小儿患上了百日咳，家长应从以下几个方面进行护理。

（1）小儿卧室空气要新鲜。不要在室内吸烟、炒菜，以免引起小儿咳嗽。

（2）注意保暖，到户外轻微活动，可减少阵咳的发作。

（3）小儿患上了百日咳会出现呕吐，呕吐之后要补给少量食物。

（4）饮食宜少量多餐，选择有营养较黏稠的食物。患百日咳的小儿宜食食物：大蒜、胡萝卜、萝卜、刀豆、冬瓜、梨、金橘、罗汉果等。

（5）防止小儿劳累、受凉、情绪激动以及烟熏等不良刺激，减少阵咳发作。

（6）最好多抱抱小儿，使其得到心理安慰，也可以减少痉咳。

（7）每次小儿咳嗽发作且伴有窒息或抽筋时，需要有专人守护，在必要时可以做人工呼吸；如果情况不严重，可以做托背呼吸。操作方法：用手托在小儿的背部，向上抬起，再放下，每分钟30～40次。如果小儿窒息得比较厉害，可以做口对口呼吸。再严重时，应当送医院就诊。

3. 按摩疗法

★疗法一：小儿俯卧，家长用全掌横擦小儿肩胛骨内侧缘，以透热为度。

★疗法二：小儿仰卧，家长以食、中指相叠，勾点并按揉小儿天突穴1分钟（图3-20）。

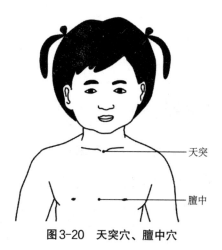

图3-20　天突穴、膻中穴

★疗法三：小儿仰卧，家长以食指、中指、拇指挤捏小儿膻中穴（图3-20）处的肌肉，反复操作，以局部发红为止。

4.饮食疗法

芹菜饮

【材料】芹菜（连根叶）1把。

【做法】芹菜（连根叶）洗净捣汁1小匙，加盐少许，隔水蒸热。

【功效】对治疗百日咳具有一定功效。

【适用范围】1岁以上的小儿。

萝卜蜂蜜饮

【材料】白萝卜1个（约500g），蜂蜜适量。

【做法】白萝卜捣烂绞汁取汁25ml加蜂蜜调匀，1次服完，每日1～2次。

【功效】可缓解小儿咳嗽症状。

【适用范围】周岁以上的小儿。

鱼腥草苏叶绿豆粥

【材料】鱼腥草（鲜品）50g，苏叶15g，绿豆60g，粳米60g，冰糖30g。

【做法】将鱼腥草、苏叶水煎20分钟取汁，再煎30分钟，共取浓汁50ml，加适量清水和绿豆、粳米煮粥，熟时加冰糖溶化调匀。

【功效】可缓解小儿咳嗽症状。

【适用范围】1岁以上的小儿。

爱心提示

小儿得过一次百日咳后，是否需要打余下的百白破疫苗？

有的小儿患过百日咳后仍可能再患，不过，后来的感染通常会比第一次要轻得多。因此，一定要让小儿打完所有的百白破疫苗。

五、肺结核

以前因医疗水平有限，肺结核常会使人致命，目前肺结核虽然已不是致命的疾病，但小儿一旦得了肺核病，对健康的危害非常大。因此家人应做好小儿的日常保健工作，以预防肺结核的发生。

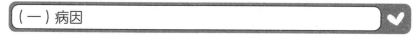
（一）病因

肺结核是由结核菌引起的疾病。肺结核患者咳嗽时喷出的飞沫带有结核菌，或吐出的带菌痰液经干燥后随尘埃飞扬在空气中。易感小儿呼吸时将带菌的飞沫或尘埃吸入肺内，便感染上了结核菌，发生肺结核。

（二）症状

婴幼儿起病急，可能会出现突然高热的症状，持续2～3周后转为较长时间的低热（38℃左右），同时伴有结核中毒症状。

小儿还会出现干咳、夜间盗汗、食欲减退、消瘦、乏力、轻度呼吸困难等症状。少数小儿出现皮肤结节性红斑及疱疹性结膜炎，检查可发现颈部、腋下及腹股沟等处淋巴结轻度肿大。

（三）防治措施

1. 预防措施

比较常用的家庭预防措施如下。

（1）抵抗力低的小儿外出要戴口罩，最好不要带其去人员密集的公共场所。

（2）接种卡介苗（图3-21）。

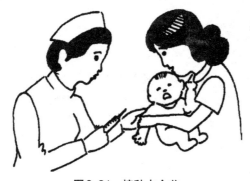

图3-21　接种卡介苗

（3）如果家中有人患结核病，应当做好消毒隔离工作，以免使小儿受到感染。

（4）让小儿养成良好的卫生习惯，外出回家要洗净双手，不要乱碰乱摸东西，以免沾染上病菌。

（5）加强小儿身体锻炼，以增强免疫力，同时应当注意合理的营养。

2. 护理措施

（1）小儿从医院回到家后，也应注意隔离。可以将房间分为清洁区及隔离区，尽量让小儿在隔离区休息，如果到过清洁区，应对清洁区进行消毒。

（2）要教育小儿养成良好的卫生习惯，不要对着人咳嗽、打喷嚏。在打喷嚏时，要用手绢或纸巾捂着嘴和鼻子，不要随地吐痰，要把痰吐在废纸上由家人包好烧掉。要勤给小儿洗澡、剪指甲、换衣服。

（3）小儿用过的餐具要注意清洁消毒，衣服、被褥、毛巾等要单独洗，不要与成人的掺杂在一起洗，洗过后要在太阳下暴晒。

（4）室内要经常通风，保持空气的清新。还要注意保持适宜的湿度。可以让小儿到室外做适度的运动，多呼吸新鲜空气，有利于增强体质，早日康复。

（5）要注意定时测量小儿的体温。结核病患儿通常在午后低热，每天上午、下午要给小儿测体温，以便观察体温变化的规律。

（6）小儿的饮食要选用高热量、高蛋白质和维生素的食品，如瘦肉、鸡蛋、豆腐、鱼、鸡、各种青菜和水果等。主食可以吃米饭、米粥、面条、饺子等。家人要了解小儿的饮食习惯，做适合口味的饭菜，以确保足够热量。

（7）小儿用药期间，如果出现视物模糊、耳鸣、食欲减退、恶心呕吐、眼睛或皮肤发黄、出皮疹或是皮肤发痒、头痛、发热等症状时，可能是吃药导致的不良反应，要及时就医。遵医嘱停药或改用其他药物。

3. 饮食疗法

黑芝麻大米粥

【材料】黑芝麻10g，大米30g。

【做法】黑芝麻炒熟后研末，备用。大米用开水泡软，用搅拌机打成细末，再加入适量开水煮至米酥汤稠。在粥中加入黑芝麻粉末，继续煮片刻，拌匀后即可喂食。

【功效】改善肺燥咳嗽等症。

【适用范围】1岁以上的小儿。

花生米猪肺汤

【材料】猪肺1具，洗净切块，花生米100g。

【做法】将所有材料共入锅内慢炖1小时，去浮沫，加黄酒20ml，再炖1小时食用。每日1次，每次1碗。有补虚润肺功效。

【功效】治肺结核咳嗽带血之症。

【适用范围】1岁以上的小儿。

爱心提示

肺结核的并发症有哪些？

靠近胸膜部位破溃时可以引起结核性脓气胸，渗出性胸膜炎的胸腔积液，如未及时治疗亦可逐渐干酪化，甚至变为脓性，成为结核性脓胸、慢性纤维空洞型肺结核或一侧肺毁损并发肺气肿肺大疱，可以引起自发性气胸也可导致慢性心脏病，甚至心肺功能衰竭、肺结核病灶反复进展，及纤维化致使肺内支气管正常结构遭受破坏，可以引起继发性支气管扩张，常反复咯血。

六、急性喉炎

急性喉炎又称为"急性喉头炎"。小儿患急性喉炎后，会使原本狭窄的喉腔变得更为狭小，甚至完全消失，进而引起小儿窒息。因此急性喉炎被列为危险的儿科急症之一，新手爸妈若发现小儿出现急性喉炎的症状应及时就医。

（一）病因

小儿患急性喉炎主要有感染因素及自身因素两个方面。

1. 感染因素

大多由上呼吸道感染引起，一般由病毒和细菌共同感染所致。常见的病原体有副流感病毒、腺病毒、金黄色葡萄球菌、肺炎链球菌、溶血性链球菌等。

2. 自身因素

婴幼儿自身喉腔狭小，黏膜下组织松弛，软骨软弱，黏膜内有较多的血管及

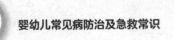

淋巴管，一旦发炎易引起喉头水肿。

小儿咳嗽反射较弱，夜间入睡后喉部肌肉松弛，分泌物容易在喉部停留，刺激喉部而发生喉鸣。

（二）症状

患病初期有轻微的感冒症状，可不伴有发热，或仅轻微发热。小儿咳嗽特别厉害且很有特点，表现为声音嘶哑、犬吠样咳嗽和吸气性呼吸困难。其咳嗽特点是发出"喔喔喔"的声音。夜里病情会进一步加重，喉头出现水肿，伴有烦躁不安、发热、口周发青、出汗和呼吸困难等症状。喉部水肿较重时，还可能出现喉痉挛并发喉梗阻。

（三）防治措施

1. 预防措施

（1）设法让小儿保持安静，如呼吸困难时可吸氧。

（2）多给小儿喝温开水，且室内温度、湿度要适宜。

（3）少用嗓子，尽量不让小儿大声地哭闹或喊叫。

（4）高热时可遵医嘱服用退热药物，或是采用物理降温法。

（5）严密观察小儿的病情，注意监测小儿心率、呼吸、血压等生命体征，特别要注意吸气性喉鸣、口周发青、精神状态等，夜间尤其应当注意小儿各方面体征的监测，一旦出现病情恶化要及时就医。

（6）小儿饮食宜清淡、易消化，可以让小儿多吃些慈姑、荸荠、海带、海蜇等食物，因为这些食物可减轻咽部水肿。不要让小儿吃辛辣刺激性的食物，以免使病情加重。

2. 饮食疗法

白萝卜梨汁

【材料】白萝卜、梨各半个。

【做法】白萝卜洗净，切成细丝。梨洗净，切成薄片。锅置火上，加适量清水，放入白萝卜丝用小火炖10分钟，加入梨片再煮5分钟，即可食用。

【功效】能够起到化痰降气、止咳平喘的作用。

【适用范围】开始食用辅食的小儿。

橘皮梨汁

【材料】梨2个，橘子皮20g。

【做法】橘子皮煎水；将梨洗净，榨汁，然后与橘皮水混合同饮。

【功效】具有清洁、去火、润肺止咳的作用。

【适用范围】开始食用辅食的小儿。

♥ 爱心提示

急性喉炎的并发症有哪些？

间接喉镜可见轻度到明显的黏膜充血，也可能出现黏膜水肿。如见到伪膜状物，必须疑及白喉（细菌感染中的白喉）。

七、扁桃体炎

扁桃体是一对卵圆形的淋巴器官，有防止病毒和细菌从口鼻深入身体的作用。扁桃体在机体抵抗力低时会感染细菌或是病毒，引起炎症，进而使小儿出现发热、咳嗽等病症。扁桃体炎是婴幼儿时期的多发病，如治疗不及时或是不彻底常会反复发作。

（一）病因

1. 感染因素

扁桃体炎的主要致病菌为乙型溶血性链球菌，流感杆菌、肺炎双球菌及腺病毒等也可能引发本病，细菌和病毒混合感染者也较多见。引发扁桃体炎的病原体可通过飞沫、食物或是直接接触而传染，具有传染性。

2. 免疫力低下

病原常存在于正常人的口腔及扁桃体内而不致病，当某种因素使小儿全身或局部抵抗力降低时，病原菌会"乘虚而入"，从而导致本病的发生。所以，扁桃体炎经常光顾那些营养不良、消化不良、佝偻病、平时缺乏锻炼及过敏体质的小儿，因为他们的抵抗力都较低，受寒、湿热天气、疲劳过度等均可成为扁桃体炎的诱因。

3. 自身因素

与成年人相比，婴幼儿鼻腔及咽部相对狭小，而且位置较垂直，鼻咽部有丰富的淋巴组织，很容易感染病菌。

（二）症状

扁桃体炎有急性和慢性之分，其症状表现也不相同。

1. 急性扁桃体炎

症状较明显，起病急，小儿有低热或高热，咽痛，伴有恶寒、乏力、头痛、全身痛、食欲减退、恶心和呕吐等症状。扁桃体部位有明显的充血和肿大，小窝口处有黄白色脓点状的渗出物，黏膜处可见黄白色的脓状隆起。在辨别症状时不能只凭全身症状，而应检查小儿的咽部，如果有明显充血和肿大，就可以做出正确判断。

2. 慢性扁桃体炎

多无明显自觉症状，偶尔表现为咽干、发痒、有异物感等，常反复发作，可能会有急性发病史。颈部下的淋巴结会经常性肿大，可以摸到球结状的硬块，肿胀情况可能会持续数周。

（三）防治措施

1. 预防措施

（1）增强小儿的抵抗力。在天气好时常带小儿到户外锻炼，以增强机体的抵抗力。不要带抵抗力差的小儿到环境差、空气污浊的场所，以免感染病菌，引起疾病的发生。

（2）注意增减衣物。天气变化或早晚温差大时，要注意给小儿增减衣服，以防受寒或出汗后受风，引起上呼吸道疾病。

（3）注意口腔卫生。尽早让小儿养成早、晚刷牙的好习惯，饭后要用温水漱口，以保持口腔卫生。

（4）饮食宜清淡。辛辣、油腻的饮食会对咽部造成刺激，使扁桃体红肿，因此要少给小儿吃。除此之外，还应少吃肉、鱼，以免上火。

2. 护理措施

（1）小儿患扁桃体炎后，医生会根据病情决定是否切除。若切除，术后应当注意饮食，冷食可以促进血管收缩，预防术后出血，可适当吃些。术后1～2周要吃流质或半流质食物，如蛋羹、面条等。还应让小儿多饮用一些水。

（2）听从医嘱，每天用淡盐水、复方硼酸溶液或1∶5000呋喃西林溶液漱口，或选用度米芬含片、溶菌酶含片等。

（3）增加小儿的休息时间，保证充足的睡眠。

（4）小儿的居室应干净、清洁，空气宜清新，温度、湿度也应适宜。

（5）小儿发热期间应注意多补充水分，并多用盐水漱口，以缓解炎症。若高热不退，可以采用物理降温法，用凉毛巾或冰袋冷敷头颈部，也可以用低浓度酒精擦拭头颈部、腋下、四肢，帮助散热。

3. 饮食疗法

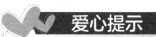

鸭蛋菊花菜煲

【材料】黄花菜（干品）20g，鸭蛋1个，蜜枣2颗。

【做法】黄花菜浸泡洗净，与鸭蛋、蜜枣一同放入锅内，加适量清水，煮30分钟左右。将鸭蛋取出去壳，放回锅内同煮10分钟即可。

【功效】清热除烦，防治小儿扁桃体炎、咽喉不适等症。

【适用范围】1岁以上小儿。

爱心提示

扁桃体炎的并发症有哪些？

扁桃体炎治疗得当，通常预后良好，如果病程较长，可迁延不愈或反复发作。如不及时恰当治疗，容易出现鼻窦炎、中耳炎、颈淋巴结炎等并发症。

 # 第五节　血液系统常见病防治与护理

一、小儿缺铁性贫血

贫血分为很多种，其中缺铁性贫血是小儿的常见疾病，我国儿童缺铁性贫血的发生率较高。缺铁性贫血是由某种原因影响铁质的摄入或是对铁的吸收减少造成体内铁储存不足、血红蛋白合成减少而导致的。贫血严重影响小儿的生长发育，因此父母必须认真防治小儿贫血。

（一）病因

1. 铁元素的需求量增加

在小儿的成长过程中，身体需要很多的营养。虽然母乳是小儿最好的食粮，但小儿在一天天长大的同时，身体对各种营养的需求也越来越大，成长越快的小儿对铁的需求也越多。

2. 铁的储备不足

小儿出生不久，从妈妈身体里带来的铁质基本上用光了。妈妈在孕期，尤其是怀孕的最后3个月，如果铁质摄入充足，就可以将足够的铁贮存在胎儿的肝内。这样，小儿出生时会从母体里带来丰富的铁。如果妈妈摄入量不足，那么小儿长到4个月时，从母体里带来的铁几乎快用光了，即使是母乳喂养的小儿也是这样。早产儿、出生体重轻及双胞胎的小儿，体内的铁储存量更少，更易发生缺铁性贫血。

3. 铁的补充不及时

小儿6个月时，未及时添加富含铁的辅食，容易引发缺铁性贫血。在我国大多出生后很健康的小儿，到了6个月后容易发生缺铁性贫血。这个现象与喂养密切相关，如果在小儿6个月时，妈妈开始给小儿添加富含铁的辅食，如蛋黄等，就可以使小儿体内的铁得到补充，不影响血红蛋白的合成，避免发生缺铁性贫血。

4. 铁的吸收有障碍

长期腹泻、消化道畸形或肠吸收不良等都会引起铁的吸收障碍，从而导致缺铁性贫血。

5. 铁的丢失或消耗过多

正常的小儿每天排出的铁相对成人较多，此外由于钩虫病等也可引起肠道失血而丢失铁；如果长期反复患感染性疾病，也会因铁消耗增多而引起缺铁性贫血。

（二）症状

小儿患上了缺铁性贫血，一般就会出现如下症状。

（1）最早表现是厌食、体重停止增长或下降。

（2）大脑对缺铁极为敏感，因此当小儿患上缺铁性贫血后，会出现表情呆滞、易激动、好哭闹、对周围事物不感兴趣等症状，失去小儿应有的活泼天性；严重者还会反应迟钝，注意力、记忆力均比健康小儿差，智商降低。

（3）缺铁会损害免疫系统，使小儿容易生病且不易治好。

（4）缺铁会引起小儿体内组织缺氧，导致小儿出现呼吸困难、脸色苍白和头晕等症状。

（三）防治措施

1. 预防措施

（1）孕期预防。妈妈在孕期、哺乳期要注意营养均衡，要有意识地多吃含铁量高的食物，如动物肝脏、瘦肉、鸡蛋等，并要经常定期检查血红蛋白。妈妈孕期如果发现贫血一定要及时治疗。

（2）铁锅烹制食物。在烹制小儿食物时，尽量使用铁锅铁铲。铁制炊具在烹饪时会产生细小的铁屑溶于食物当中，形成可溶性铁盐，易于铁在肠道的吸收。

（3）早产儿、低体重儿要早预防。早产儿、低体重儿在出生后2个月左右就要补充铁剂，以预防贫血。

2. 护理措施

（1）补充铁剂。铁剂是治疗缺铁性贫血的特效药，通常口服无机盐是最经济、方便和有效的方法，另外常用的还有硫酸亚铁、富马酸铁等。注意，小儿服用铁剂最好在两餐之间，这样可以减少对胃黏膜的刺激，有利于吸收；且应当避免与大量牛奶同时服用，因牛奶含磷较高，可影响铁的吸收；另外，服用铁剂的同时最好服用维生素C，以促进铁剂的吸收和利用；对于不能耐受口服铁剂、腹泻严重而贫血又较重的患儿，可以考虑铁剂注射，但静脉注射铁剂可发生栓塞性静脉炎，因此须慎用。

（2）饮食调理。多数小儿患上此病的原因是饮食不当，因此必须改善饮食，合理喂养。有些轻症患儿仅凭改善饮食即可治愈。在改善饮食时，首先应当根据小儿的年龄给以适合的食物。由于患儿消化能力较差，更换和添加辅食必须小心。通常在药物治疗开始数天后，临床症状好转才可以添加辅食，以免因增加食物过急而造成消化不良。

① 应当注意小儿必须纠正偏食的坏习惯，给予富含铁质、维生素C和蛋白质的食物。

② 对于因服用大量鲜牛奶而致缺铁的患儿，应当将牛奶的量减至每日500ml以下，或改用奶粉、蒸发奶或代乳粉。

③ 鸡蛋黄。每100g鸡蛋黄含铁7mg，尽管铁吸收率只有3%，但鸡蛋原料易得，食用、保存方便，而且还富含其他营养，是小儿补充铁的来源之一。

④ 动物肝脏。肝脏富含各种营养，是预防缺铁性贫血的首选食品。每100g猪肝含铁25mg，而且也较易被人体吸收，如肝泥就很适合缺铁性贫血小儿食用。

⑤ 芝麻酱。芝麻酱富含各种营养素，是一种极佳的婴儿营养食品。每100g芝麻酱含铁58mg，同时还含有丰富的钙、磷、蛋白质和脂肪。

⑥ 黄豆及其制品。每100g黄豆及黄豆粉中含铁11mg，人体吸收率为7%。

（3）输血治疗。对于重度贫血、合并感染或是急需外科手术的患儿，可考虑用输血的方式来治疗缺铁性贫血。

3. 饮食疗法

糖水樱桃

【材料】成熟樱桃100g（图3-22），绵白糖3小匙。

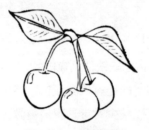

图3-22 成熟樱桃

【做法】将樱桃洗净，去蒂、核，放入锅内，加入绵白糖及50ml水，用小火煮15分钟左右，煮烂备用。将锅中的樱桃搅烂，倒入小杯内，晾温后喂食。

【功效】樱桃内含有多种维生素，尤其铁含量较高。服用后可有效补充小儿体内的铁含量，预防贫血。

【适用范围】开始食用辅食的小儿。

红枣蒸肝泥

【材料】猪肝50g，红枣6颗，西红柿半个。

【做法】红枣用水浸泡1小时，剥去外皮及内核，剁碎；西红柿在开水中烫一下、去皮，剁成小块。猪肝放入搅拌机中，打碎。将红枣、西红柿、猪肝混合在一起，加调味料和适量水，上锅蒸熟即可。

【功效】红枣和西红柿中含有丰富的维生素，能促进铁质的吸收，可以使肝泥中的铁质更好地被小儿吸收。

【适用范围】1岁以上的小儿。

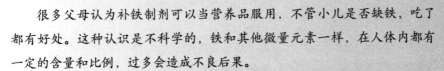

爱心提示

小儿补铁不可过量

很多父母认为补铁制剂可以当营养品服用，不管小儿是否缺铁，吃了都有好处。这种认识是不科学的，铁和其他微量元素一样，在人体内都有一定的含量和比例，过多会造成不良后果。

盲目补铁，会使铁、锌、铜等微量元素代谢失去平衡，影响小肠对锌、镁等微量元素的吸收，使机体免疫功能降低，容易遭受病菌感染。同时，过量的铁被人体吸收后，还会沉积于胰腺，导致胰腺功能异常，不但影响消化功能，并且还会引起"青铜色糖尿病"。此外，血液中的游离铁离子增加，还会导致小儿心肌受损、心力衰竭，甚至出现休克的可能。

二、小儿营养性巨幼红细胞性贫血

营养性巨幼红细胞性贫血（营养性大细胞性贫血），多见于婴幼儿，尤其是2岁以内，我国华北、东北、西北农村多见，近年已明显减少。主要因缺乏维生素B_{12}或叶酸所致。其特点为各期红细胞大于正常，红细胞比血红蛋白减少更明显，粒细胞和血小板减少，粒细胞核右移，骨髓出现巨幼红细胞等造血特点，经维生素B_{12}及叶酸治疗有效。

（一）病因

1. 摄入不足

维生素B_{12}主要存在于动物食品中，肝脏、肾脏、肉类较多，奶类含量甚少。叶酸以新鲜绿叶蔬菜、肝脏、肾脏含较多。维生素B_{12}主要需要量成人为每日2～3μg，婴儿为每日0.5～1μg。叶酸的生理需要量成人为每日400μg，婴儿为每日

65～200μg。如不及时添加辅食、或年长儿长期偏食，易发生维生素B_{12}或叶酸缺乏。

2. 吸收和利用障碍

在慢性腹泻、小肠切除，局限性回肠炎、肠结核等均可影响维生素B_{12}与叶酸的吸收，肝病、急性感染、胃酸减少或维生素C缺乏等均可影响维生素B_{12}与叶酸的代谢或利用。

3. 需要量增加

未成熟儿、新生儿及婴儿期生长发育迅速，造血物质需要量相对增加，如摄入不足，则易缺乏。反复感染时，维生素B_{12}吸叶酸消耗增加，从而需量增多而易导致缺乏。

4. 先天贮存不足

胎儿可以通过胎盘，获得维生素B_{12}叶酸贮存在肝脏中，如孕妇患维生素B_{12}或叶酸缺乏时则新生儿贮存少，易发生缺乏。

（二）症状

1. 一般表现

多呈虚胖，或伴轻度水肿，毛发稀疏发黄，严重病例可有皮肤出血点或瘀斑。

2. 贫血表现

轻度或中度贫血者占大多数。患儿面色苍黄，疲乏无力，常伴有肝、脾肿大。

3. 精神神经症状

患儿可出现烦躁不安、易怒等症状。维生素B_{12}缺乏者还可出现表情呆滞、嗜睡，对外界反应迟钝，少哭不笑，智力、动作发育落后，甚至退步。此外，还常出现肢体、躯干、头部和全身震颤，甚至抽搐、感觉异常、共济失调、踝阵挛和巴宾斯基征阳性等。

4. 消化系统症状

常有食欲减退、腹泻、呕吐和舌炎等。

（三）防治措施

1. 预防措施

（1）对于母乳喂养儿，正常情况下从4～6个月开始就要添加辅食，如菜汤、果汁、菜泥、米粉或是烂粥等。

（2）乳母要加强营养，多吃含维生素B_{12}叶酸和维生素C丰富的食物。动物肝脏、牛肉、牛奶、鸡蛋、麦坯等维生素B_{12}含量较高；菠菜、莴笋、甘蓝、扁豆及各种瓜果均富含叶酸。猕猴桃、橘子、芦柑等水果维生素C含量较高。

（3）经常带小儿做室外活动，呼吸新鲜空气，适应气候变化。

2. 护理措施

（1）可以遵医嘱予维生素B_{12} 500μg一次性肌内注射，口服叶酸、维生素C，疗程3～4周。

（2）喂养方面，及时添加辅食或改牛奶喂养，震颤严重不能吞咽者，早期可予鼻饲处理。

（3）避免接触感染人群。

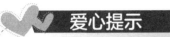

营养性巨幼细胞性贫血患儿饮食调理原则是什么？

1. 改变不良的饮食习惯

不偏食，不挑食，不长期素食，从食物中摄取叶酸和维生素B_{12}。

2. 注意补充叶酸和维生素B_{12}

多吃新鲜蔬菜，以增加叶酸的摄入量。同时多吃含蛋白丰富的食物，确保营养平衡。含叶酸丰富的食物，如菠菜、油菜、小白菜、西红柿、花生仁、酵母发面食品、豆类及其制品以及动物的肝肾等。多吃含维生素B_{12}的食物，如动物的肝、肾和肉类、蛋黄、牛乳、面粉等。

3. 改善烹调技术

叶酸极易被高温破坏，因此烹调不宜高温和时间过长。如果在食物中加入维生素C，可促进叶酸吸收；加入钙片，可促进维生素B_{12}吸收。

第六节　消化系统常见病防治与护理

一、腹胀

小儿腹胀多数是因消化不良、肠胃疾病引起肠道内积聚过多的气体、液体所致。如果小儿腹胀明显，并伴有频繁呕吐、精神差、拒奶，腹壁较硬、发亮、发

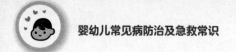

红，可见到小血管（医学上称为静脉曲张），可摸到肿块，解白色大便、血便、柏油样大便，伴有黄疸、发热等症状，说明小儿已经患了比较严重的疾病，需要尽快到医院诊治。严重而顽固的腹胀往往表示病情危重，更不能耽误。

（一）病因

1. 小儿吞食的空气过多

用奶瓶在给小儿喂食时，小儿如果吸吮太急容易吸入过多空气，奶瓶的奶嘴孔大小不适当或瓶身倾斜时，空气也会经由奶嘴缝隙让小儿吸入体内。小儿过度哭闹也容易导致胀气。

2. 小儿消化不良

肠道粪便堆积使产气菌群增生、牛奶蛋白过敏、乳糖不耐、肠炎等疾病引起小儿消化吸收不良，均易产生大量的气体。

3. 小儿肠胃蠕动障碍

有两种类型：一种是单纯功能性的，称之为"假性肠阻塞"；另一种是胃肠道真正缺乏神经节的"先天性巨肠症"。

4. 器官病变造成的胀气

如果腹腔内器官肿大或是长了肿瘤、肠阻塞、腹水，也会引起腹胀。器官病变导致的小儿胀气比较少。

（二）症状

患儿多有急或慢性病容，腹部隆起高出于胸部，严重的腹胀可能影响呼吸，不能平卧。腹胀症状明显的同时，且伴有食欲减退、呕吐、发热、便血等不适，腹部紧绷有压痛感或可触摸到类似肿块的硬物。

（三）防治措施

1. 预防措施

（1）尽可能避免小儿哭泣。小儿哭泣的时候很容易胀气。遇到这种情况，爸爸妈妈应当多给予安慰，多抱抱小儿，通过调整小儿的情绪来避免胀气。

（2）避免小儿太饿后才喂奶。小儿饿的时间太长，吸吮时就会过于急促而吞入大量的空气。

（3）给小儿进行腹部按摩。这样做有助于小儿的肠胃蠕动和气体排出，改善消化吸收的情况。

（4）喂奶时要注意细节。应注意让奶水充满奶瓶嘴的前端，不要有斜面，以免让小儿吸入空气。

（5）尽量少让小儿食用甘薯、苹果等容易在消化道内发酵并产生气体的食物。

2. 护理措施

（1）小儿腹胀如果时胀时消，特别是哺乳后腹胀明显，偶尔还会呕吐，排气后腹胀减轻，按摩腹部没有摸到粪样物，没有日渐消瘦，可能是因喂养方法不当。这时需要改进哺乳方法，不要给小儿吮空乳头。每次哺乳后，要抱起小儿，轻轻拍打其背部，帮助小儿排气。

（2）妈妈在哺乳期间，要少食红薯、蒜薹、土豆等含淀粉过多、产气较多的食物。要让小儿多吃清淡的食物，不要吃海鲜，不要吃过冷和过热的食物，水果也要有选择，以平性为主，还要多喂小儿喝一些白开水。

（3）给小儿按摩腹部。隔着衣服，以小儿肚脐为中心，按照顺时针方向轻轻按摩。每次按摩10下，最多不超过30下，有利小儿促进肠胃的消化和吸收功能的完善。

（4）小儿腹胀哭闹不止，可以用少许风油精涂擦在小儿肚脐周围。

（5）当小儿出现以下症状时，要及时带小儿就医：腹胀合并呕吐、食欲减退、体重减轻等症状，甚至有发热、血便的情形。

3. 按摩疗法

★疗法一

（1）让小儿仰卧，首先用中指揉气海穴（图3-23）约50次，然后用掌根推其50次左右，最后用两手拇指延肋弓边缘向两旁分推。

（2）让小儿仰卧，首先按摩中脘穴（图3-23）约5分钟，再按摩水分穴约1分钟。

（3）按摩小儿的足三里（图3-23）穴约2分钟。

（4）若小儿是由积食引起的腹胀，可再按揉板门（图3-23）50次、清大肠约200次，并且按摩天枢穴（图3-23）约2分钟。

（5）若小儿有呕吐便秘、腹痛且舌苔较厚的，可使用退六腑推拿方法300次和点揉脾俞穴（图3-23）约1分钟、丰隆穴（图3-23）约50次。

（6）若小儿腹胀由脾胃虚弱引起，有食欲减退、呼吸急促、身体乏力症状的，可再来回推板门穴（图3-23）50次、推大肠经100次和足太阴脾经约300次，然后按揉背俞穴中的脾俞和胃俞两穴1分钟，最后捏脊（图3-24）5～10遍。

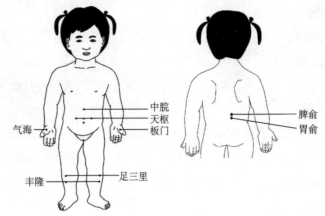

中脘
天枢
气海
板门

脾俞
胃俞

丰隆
足三里

图3-23　气海、中脘、天枢、板门、丰隆、足三里、脾俞、胃俞穴

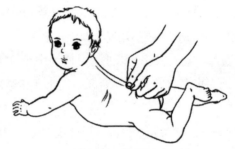

图3-24　捏脊手法

★疗法二：让小儿平躺，将手掌立起，小指一边朝下，按在小儿的胸骨上，稍加用力后手掌慢慢由胸骨向下，经胃部，按摩至小儿的腰部，如图3-25所示。重复几次。在间隙，可以用手指在小儿的胃上"跳舞"。这样轻柔的按摩能帮助小儿排出胀气，小儿会很喜欢。

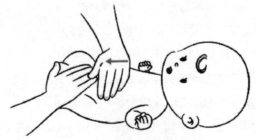

图3-25　按摩手法

★疗法三：让小儿平躺，用手掌根在小儿的胃部画圈。将掌根放在小儿的腹部，轻轻用力按顺时针方向按摩。如果小儿感到舒适，他的面部表情上会有所显示，还有可能放几个屁。

4. 饮食疗法

小儿腹胀时，应注意减少喂食的数量和进食次数，以稀饭、米汤等无刺激性和易消化的食物为宜。腹胀较为严重的情况下，应停止喂食，待原发疾病得到控制，腹胀缓解后，再逐步恢复饮食。

白萝卜粥

【**材料**】大米50g，白萝卜1个，红糖适量。

【**做法**】将白萝卜洗干净后切成小片，先煮大概30分钟，然后放米一起煮。快煮沸时放适量的红糖，注意粥要煮的稠一些。

【**功效**】适用于已经吃辅食的小儿，能有效缓解小儿消化不良和腹胀的状况。

【**适用范围**】开始食用辅食的小儿。

鹌鹑粥

【**材料**】鹌鹑1只，大米100g，适量调料。

【**做法**】将鹌鹑去毛去肠洗净并切成小块，和大米一同放水煮成粥。

【**功效**】适用于身体虚弱、食欲减退的腹胀患儿。可以当作早晚饭给小儿食用。

【**适用范围**】开始食用辅食的小儿。

砂仁鲫鱼汤

【**材料**】鲫鱼1条，砂仁3g，葱、盐、生姜等适量调料。

【**做法**】将鱼和砂仁洗净，把砂仁放进鱼肚子中再放入锅中，加水煮沸后文火慢炖，加调料再焖几分钟。

【**功效**】有健脾利水的功效，对因脾胃虚弱而产生腹胀或有腹泻、腹痛症状的小儿有明显的疗效。

【**适用范围**】开始食用辅食的小儿。

瘦肉萝卜汤

【**材料**】瘦肉30g，白萝卜100g，胡萝卜10g，豆芽、芹菜、生姜各5g。

【做法】首先将瘦肉剁碎，将蔬菜都清洗干净，白萝卜和胡萝卜都去皮并切成细丝，芹菜切成段。在锅中加水并加热，等水煮开后放入白萝卜和胡萝卜使其烫开。然后另起油锅，倒入花生油，爆炒姜丝和肉丝后倒入鸡汤并烧开。最后加入已烫开的胡萝卜、白萝卜、芹菜、豆芽和调料入味即可。

【功效】萝卜有助消化，瘦肉补充能量，这样可以缓解小儿的腹胀并补充营养。

【适用范围】开始食用辅食的小儿。

参芪鸽肉汤

【材料】山药10g，白鸽1只，黄芪10g，党参10g，调料适量。

【做法】将已切块的鸽肉和党参、山药、黄芪以及适量调料加水文火慢炖，煮大概50分钟后关火焖熟。

【功效】健脾补胃，对于由脾胃虚弱引起的食欲减退、腹胀有较好疗效。

【适用范围】开始食用辅食的小儿。

麦芽山楂汤

【材料】炒麦芽10g（图3-26），炒山楂3g（图3-26），红糖适量（图3-26）。

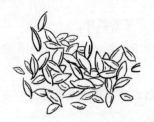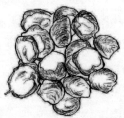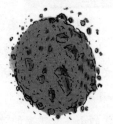

图3-26　炒麦芽、炒山楂和红糖

【做法】将烧麦芽和山楂混合加水煎煮，把麦芽和山楂去渣后加入适量的红糖即可。

【功效】山楂开胃健脾，麦芽消胀，适用于腹胀导致食欲减退的小儿。

【适用范围】开始食用辅食的小儿。

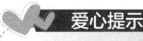

爱心提示

小儿腹胀如何进行生活调理?

1. 养成良好的生活习惯

最好让小儿坚持适宜的作息，以防受凉。

2. 对症下"药"

腹胀是某些消化道疾病的并发症，查明原因后，可以针对小儿的消化道疾病进行调理，治疗疾病的同时，也就能缓解小儿的腹胀情况了。

3. 正确喂养

不仅是要对小儿的食物严格把关，培养小儿良好的进食习惯也是非常重要的。

二、厌食

厌食是很多小儿都会得的儿科疾病。虽然患厌食症的小儿没有什么明显的病变，只是不肯好好吃饭，但绝对不能掉以轻心。因为这样持续下去的话，很容易使小儿发生营养不良，造成小儿形体偏瘦、贫血、体重减轻，严重影响小儿的健康发育，还容易引起其他疾病。

（一）病因

造成小儿厌食的原因主要包括以下几种。

1. 小儿吃零食过多

这在厌食小儿中最为多见。一些小儿每天在正餐之间吃大量的高热量零食，血液中的血糖水平过高，没有饥饿感，因此到了吃正餐的时候根本没有胃口，过后又以点心充饥，造成恶性循环，于是就形成了厌食。

2. 缺锌

缺锌的小儿可以多吃一些含锌丰富的食物，如动物肝脏、瘦肉、鱼子、花生、核桃等。如果缺锌严重，就应当根据医生的诊断通过药物来补锌。

3. 体质弱，经常患病

有的小儿经常反复感冒、腹泻或患有其他慢性病，这会使他们的脾胃功能变

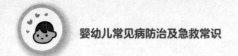

差，影响食欲。碰到这种情况，需要请教医生进行综合调理，在必要时可以服用一些中药，帮助小儿调理脾胃。

4. 感染寄生虫

小儿的脾胃抵抗力较差，如果不注意卫生，很容易感染寄生虫。若寄生虫在小儿体内繁殖过多，会伤害小儿的脾胃，扰乱小儿的消化吸收功能，令小儿厌食。

（二）症状

小儿厌食的主要症状有呕吐、食欲减退，并伴有腹泻、腹胀、腹痛、便秘和便血等。长此以往会出现精神倦怠、体重减轻、腹胀不舒、抗病能力差等现象。

（三）防治措施

1. 预防措施

（1）给小儿一个良好的进食环境，使小儿能轻松愉快地进食。小儿的消化系统极易受情绪的影响，一旦出现精神紧张，就会导致食欲减退。所以，在小儿进食时，不要逗引小儿做其他无关的事。

（2）小儿的食物要营养均衡、丰富多样和容易消化。小儿吃的食物要尽量多样化，并保证每天让小儿吃一定数量的蔬菜和水果。饭不要煮得太干，以便于咀嚼。

（3）平时应定时、适量地给小儿进食，注意不要让小儿吃得过饱。

（4）少给小儿吃零食、甜食、肥腻食物，油煎食品也应少吃。饭前半小时最好不要给小儿吃任何东西，以免抑制食欲和冲淡胃酸。

（5）不要在小儿面前议论其饭量，也不要谈论小儿爱吃什么不爱吃什么。

（6）在小儿进食前，一定要将所有玩具收起来，不能让小儿边吃边玩。

（7）要认真找出小儿食欲差的原因。如伴有其他慢性病，要对症治疗，这样才能使厌食症得到有效缓解。

2. 按摩疗法

★疗法一

揉摩中脘穴（图3-27）：可用指端或掌根在穴位上揉，揉2～5分钟；也可以用掌心或四指摩中脘，5～10分钟。再以手指点按50～100次。

★疗法二

推揉涌泉穴（图3-28）：用拇指指腹自足跟推向足尖，推100～500次；再用拇指指端在穴位上按揉30～50次。食指、中指两指反复搓擦至微热。

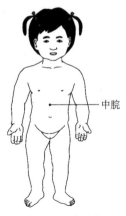

图3-27 中脘穴

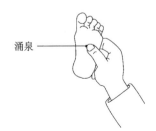

图3-28 推揉涌泉穴

★疗法三

捏拿脊柱：让小儿俯卧，先用食指、中指两指腹或掌根自上向下直推脊柱100～300次。然后用捏脊法，从长强至大椎捏5～9次，手法依次由轻渐重。

★疗法四：将小儿的拇指屈曲，用拇指的罗纹面沿着小儿拇指桡侧（拇指外侧）边缘向指根方向直推100次（注意，方向一定不能错）。

★疗法五：将小儿手心向上，用拇指指面或食指、中指两指指面自腕关节开始，沿小儿小臂正面的外侧缘直推到肘关节，共推200次。

★疗法六：用拇指或中指指端揉小儿的大鱼际（手掌拇指根部的大肌群）（图3-29）100次。

★疗法七：用大鱼际揉小儿肚脐上方2～3指处10分钟。

★疗法八：按揉小儿的足三里穴、脾俞穴（第十一胸椎棘突旁开约一指）（图3-30）、胃俞穴（第十二胸椎棘突旁开约一指）（图3-30）各30次。

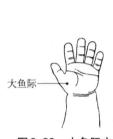

图3-29 大鱼际穴

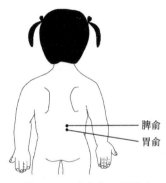

图3-30 脾俞穴、胃俞穴

3. 饮食疗法

番茄鱼泥

【材料】新鲜鱼（最好选鱼刺少的鱼）块30g，鱼汤30ml，淀粉、番茄酱、盐各少许。

【做法】将鱼块清洗干净，放入热水中煮熟，加少许盐。去鱼骨刺和鱼皮，放入碗内，研碎。锅置火上，放入鱼肉和鱼汤开始煮。淀粉加水，并加入番茄酱调匀，倒入锅中搅拌，煮至黏稠状，关火即可。

【功效】补脑益智,和胃健脾。

【适用范围】1岁以上的小儿。

苹果沙粒

【材料】苹果20g，橘子、葡萄干各10g，奶酪、蜂蜜各适量。

【做法】苹果洗净，去皮，去核，切碎；橘子去皮，去核，切碎；葡萄干用温水泡软，切碎。将切碎的苹果、橘子、葡萄干一起放入碗内，加入奶酪和蜂蜜，拌匀即可。

【功效】具有助消化、健脾胃的作用，适合厌食小儿食用。

【适用范围】1岁以上的小儿。

山药汤圆

【材料】山药50g，糯米500g，白糖90g。

【做法】先将山药捣粉蒸熟，加白糖适量，调成馅备用。将糯米水泡后，磨成米粉，分成若干小团，包山药馅，搓成汤圆，煮熟食用。

【功效】具有健脾补肾的功效。

【适用范围】开始食用辅食的小儿。

糯米莲肉糕

【材料】糯米500g，干莲子250g。

【做法】莲子洗净，清水泡发，去芯，入锅，加水适量，煮至熟烂，揉搓成泥。糯米洗净，与莲肉泥混合均匀，加入少量水，放入容器内蒸熟。晾凉后放到干净的案板上压平，切成块，撒上白糖即可。

【功效】具有健脾益气的功效。

【适用范围】开始食用辅食的小儿。

薏米绿豆荷叶粥

【材料】薏米15g，绿豆50g，鲜荷叶两张（约100g）。

【做法】将荷叶洗净，撕成小块，与薏米仁同入锅，加水先煮30分钟，捞出荷叶，再加入绿豆煮烂即可。

【功效】清热解毒，去湿健脾。

【适用范围】开始食用辅食的小儿。

山楂水

【材料】山楂50g，白糖适量。

【做法】先将山楂去核，洗净，然后加水慢火煮，煮到山楂水成糊状，可用漏勺将核和未烂的皮过滤掉，再加适量白糖即可。经常给小儿喝，对治疗小儿的消化不良效果很好。

【功效】具有促进胃肠消化的作用。

【适用范围】开始食用辅食的小儿。

萝卜蜜

【材料】白萝卜500g，蜂蜜150g。

【做法】萝卜洗净，切成小块，放入沸水内，煮沸后即捞出，控干，晾晒半天，再放入锅内，加蜂蜜，以大火煮沸，调匀，待冷后装瓶备用。

【功效】主治食积胀满。

【适用范围】开始食用辅食的小儿。

枣肉鸡金饼

【材料】大枣肉250g，生姜30g，生鸡内金60g，面粉500g，白糖少量。

【做法】生姜煎汤，枣肉捣烂，生鸡内金焙干研细末，共和入面，做成小饼，烙熟。

【功效】有效改善脾虚夹积状况。

【适用范围】开始食用辅食的小儿。

消食脆饼

【材料】鸡内金1～2个，面粉100g，盐、芝麻各适量。

【做法】将鸡内金洗净晒干或用小火焙干，研末。将鸡内金粉与面粉、盐、芝麻一起和面，擀成薄饼，置锅内烙熟，用小火烤脆即可。

【功效】具有健胃益脾的功效。

【适用范围】开始食用辅食的小儿。

锅巴饼

【材料】锅巴1500g，炒神曲120g，炒砂仁60g，焦山楂（去核）120g，莲子肉（去芯）120g，炒鸡内金30g，米粉、白糖各适量。

【做法】以上材料共研细末，加入适量米粉、白糖和匀，用水调和，做成小圆饼，烙熟即可。

【功效】能够健脾消食、止泻。

【适用范围】开始食用辅食的小儿。

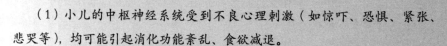

爱心提示

使小儿厌食的常见心理因素有哪些？

（1）小儿的中枢神经系统受到不良心理刺激（如惊吓、恐惧、紧张、悲哭等），均可能引起消化功能紊乱、食欲减退。

（2）父母要求过高，限制小儿的活动、在进餐前和餐桌上训斥小儿，均会影响小儿情绪和食欲，导致厌食。

（3）当小儿食欲减退时，采用强制手段或威吓办法逼迫小儿进食，往往使小儿产生逆反心理拒绝进食。

（4）过分溺爱，无限度迁就，使小儿养成以不吃饭来威胁大人以达到目的的习惯。

三、积食

积食是中医的一个病症，主要是指小儿乳食过量，损伤脾胃，使乳食停滞于中焦所形成的胃肠疾患。食积日久，会造成小儿营养不良，影响生长发育。

小朋友对自己的行为没有控制能力，因此见到喜欢吃的食物就不停地吃。导致积食从而影响身体健康。

（一）病因

积食以婴幼儿发病率较高，多因吃东西不自节，或喂养不当，或过食生冷瓜果及难以消化食物，造成食物停滞于肠胃，损伤脾胃形成的。

（二）症状

积食小儿的症状表现为睡眠不安稳，身子不停翻动，有时还会咬牙。如果家人发现一向食欲很好的小儿，胃口突然变小了，常说自己肚子胀痛，细心观察发现小儿眉间及鼻梁两侧发青，舌苔白且厚，呼出的口气中有酸腐味，就说明小儿积食了。积食还会引起恶心、呕吐、手足心发热、皮肤发黄、精神委靡等症状。

（三）防治措施

1. 预防措施

（1）妈妈处于哺乳期的时候，日常饮食应当注意。不要整天吃大鱼大肉，还应当适量添加一些蔬菜、水果，这样饮食才能够营养均衡。如果妈妈摄入太多高脂肪、高蛋白的食物，小儿有可能出现"奶积"。

（2）多让小儿吃一些易消化、易吸收的食物，不要一味地给小儿添加高热量、高脂肪的食物，以免增加小儿的肠胃负担。应当多吃蔬菜、水果，少吃肉，适当增加米食和面食。

（3）给小儿添加辅食之后，至少吃几天后再考虑增添其他食物品种，也不要一下子增加太多。要仔细观察小儿的食欲，如添加辅食之后，再喂母乳时小儿不吃，说明辅食添加过多、过快，要适当减少。

（4）小儿晚餐不宜吃太多、太饱。小儿白天活动量大，热量消耗也多，可适当吃些高脂肪食物。晚上小儿进入睡眠状态，胃肠蠕动减慢，若吃得太多就容易积食。

（5）让小儿吃七分饱。妈妈要克服老觉得小儿没吃饱、营养不够的心理。小儿吃七分饱就可以了，吃太饱只会适得其反。

（6）小儿的饮食要有规律，三餐要定时定量，不能饥一顿、饱一顿，否则会影响消化功能的正常运转。不可暴饮暴食。

2. 护理措施

（1）应当带小儿到户外多运动。天气晴好的时候，带小儿下楼，到小区或是公园中散步，做游戏或与其他小朋友一起玩，这样可以增加热量的消耗，促进胃肠蠕动。

（2）坚持饭后散步。饭后小儿不运动会使积食症状加重，因此家长要带小儿到楼下散步。注意饭后不要让小儿跑跳，以缓慢的散步为好。

（3）合理饮食。如果小儿不愿吃东西，可以暂不进食，以减轻脾胃负担。积食不太严重的小儿此时应吃些清淡的蔬菜，容易消化的米粥、面汤、面条等，忌吃油炸、膨化食品，少吃甚至不吃肉类食物。

（4）合理用药。能够口服用药的小儿可以吃一些助消化、养胃的药物，如小儿化食丸、小儿健脾化积口服液等。如果小儿出现呕吐、腹泻等症状时，应当去医院就诊。

3. 药物疗法

小儿化食丸

当小儿贪食受凉后，引起肚腹胀满、恶心呕吐、烦躁口渴、舌苔黄厚、大便干燥时，可以服用小儿化食丸。

【包装】每丸1.5g。

【用法】1岁以下每次服用1丸，每天2次；大于1岁每次服用2丸，每天2次。

【提示】要用开水溶化后服用。

小儿消积止咳口服液

当小儿因积食引起咳嗽、喉痰鸣、腹胀如鼓、不思饮食、口中有酸臭气味时，可以服用小儿消积止咳口服液。

【包装】每支10ml。

【用法】口服，小于1岁每次服用5ml，每天3次；1～2岁每次服用10ml，每天3次；2～4岁每次服用15ml，每天3次；5岁以上每次服用20ml，每天3次。

【提示】温开水送服，2岁以上的小儿可直接饮服。

4. 按摩疗法

★疗法一：捏脊法

患儿面朝下平卧，家长以两手拇指、食指和中指捏其脊柱两侧，随捏随按，由下至上，再从上而下，捏3～5遍，每晚1次。

★疗法二：揉中脘法

胸中与肚脐连线的1/2处，即是中脘穴位。家长用手掌根旋转按揉，每日2次。

★疗法三：按摩涌泉穴法

足底心即涌泉穴（图3-31），用拇指压按，旋转按摩30～50下，每日2次。

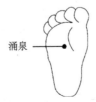

涌泉

图3-31　按摩涌泉穴法

5. 饮食疗法

神曲麦芽汁

【材料】炒麦芽、焦神曲、焦山楂各10g，白糖少许。

【做法】将这三味药加100ml水，煎15分钟。倒出药汁，加白糖，分2次趁热服。

【功效】行气消食、健脾开胃、止吐逆等。

【适用范围】开始食用辅食的小儿。

糖炒山楂

【材料】山楂、红糖各适量。

【做法】取红糖适量（如小儿有发热的症状，可以改用白糖或冰糖），入锅用小火炒化（为防炒焦，可以加入少量水），加入去核的山楂适量，再炒5～6分钟，闻到酸甜味即可。

【功效】清肺、消食。尤其是对食用不易消化的食物过多引起的积食。

【适用范围】1岁以上的小儿。

山药米粥

【材料】山药片100g，大米或小米（粟米）100g，白糖适量。

【做法】将大米淘洗干净，与山药片一起碾碎、入锅，加水适量，熬成粥。

【功效】调补脾胃，滋阴养液。用于小儿积食不消、吃饭不香、体重减轻、面黄肌瘦。

【适用范围】1岁以上的小儿。

6. 运动疗法

★户外运动

坚持让小儿做户外活动。天气冷的话，可选择太阳好，风轻的时候，每天让小儿出去活动半小时到1小时。

★饭后散步

吃完饭后，带着小儿温和地散步半小时到1小时。

爱心提示

什么是"灯笼火"？与小儿积食有关系吗？

3岁以下的小儿消化功能还不健全，多吃几口或吃了不易消化的东西，就容易产生积食。积食不消，过一段时间就在体内化热，表现为舌苔厚、口臭、唇红、小便黄、大便干，平时很乖的小儿变得烦躁闹人。这类小儿一旦受凉就成了内热外寒，中医有个形象的说法叫"灯笼火"。没有内热，小儿即使受凉也不容易感冒。一旦出现"灯笼火"，小儿稍一受凉就会出现发热、咳嗽、打喷嚏等外感症状。3岁以下的小儿感冒，70%属于"灯笼火"。这种感冒查血常规大多正常，一般均可进行中药抗病毒治疗。

四、蛔虫病

蛔虫是婴幼儿最为常见的寄生虫病之一。蛔虫寄生在人体内并引起的疾病称蛔虫病。如果没有任何症状，则称蛔虫感染。蛔虫长期在肠道寄生，吸取了人体大量营养，影响了小儿的生长发育。蛔虫的排泄物被吸收之后，小儿就会出现食欲减退、情绪不稳定、爱发脾气、睡觉时磨牙等症状。

（一）病因

多因吃进蛔虫卵而感染，如吃生瓜果，饭前便后洗手不干净，吃不洁的凉拌菜或是泡菜，喝不清洁的水等。小儿吮吸手指、啃玩具等也会引起蛔虫感染。

（二）症状

由于小儿语言表达能力差，父母要通过多观察来判断小儿是否患蛔虫病。小儿患蛔虫病后一般表现如下。

（1）小儿吃得多，但很容易饥饿，而且长不胖。有些小儿有偏食甚至异食的表现，如爱吃墙上的石灰、泥土或是报纸等。

（2）出现不明原因的腹痛。通常是脐周出现阵发性疼痛，用手揉后，疼痛会缓解。这是由于寄生在肠道里的蛔虫刺激肠黏膜，促使肠蠕动，使小儿出现脐孔周围腹部隐痛或阵痛。

（3）小儿大便不正常，经常腹泻，并逐渐消瘦。

（4）小儿夜间睡眠不好，会出现哭闹、磨牙、流口水等症状。受蛔虫毒素的影响，小儿脾气会变坏，甚至烦躁不安。

（5）过敏反应。有的小儿皮肤会出现荨麻疹等。

（6）其他症状：小儿手指甲有白斑，似点状或线条状，小儿下唇出现单个或是多个灰白色颗粒，少许发亮，略高于正常嘴唇；舌头上的斑点格外突起发红，又称为"红花舌"。

（三）防治措施

1. 防治护理措施

（1）小儿个人卫生要注意。教育小儿饭前便后要洗手，不要用脏手拿东西吃，手不要到处乱摸。在洗手时要用肥皂，然后用流动的水将双手冲洗干净。

（2）保持环境的清洁。将家里的蚊、蝇消灭干净，以免携带虫卵污染食物。

（3）饮食要卫生。瓜果要清洗干净，用蔬菜拌沙拉给小儿吃，要注意菜叶的清洁。让小儿多喝温开水，不要喝生水。

（4）教育小儿不要吮吸手指头，不啃指甲，不随地大小便。

（5）适当给小儿食用具有杀虫功效的食物，例如南瓜子、榧子等。

（6）因患蛔虫病，小儿的脾胃功能会受到损害，导致小儿营养不良、气血不足，所以要多给小儿增加营养。

（7）小儿患有蛔虫病后，驱虫处理是最有效的治疗方法，可遵医嘱吃一些驱虫药，如驱蛔灵、肠虫清、安乐士等。服药两周后再复查大便。对有并发症的小儿，应立即送医院治疗。

2. 饮食疗法

乌梅冰糖饮

【材料】乌梅9g，冰糖15g。

【做法】乌梅洗净，放入锅中，加适量水煎煮。煮沸后10分钟，加入冰糖，再煮20分钟，冰糖熔化后即成。

【功效】乌梅有和胃安蛔的功效，对蛔虫引起的腹痛有效。

【适用范围】开始食用辅食的小儿。

爱心提示

给小儿药物驱虫的注意事项有哪些?

小儿一年四季都可能遭受寄生虫虫卵感染，夏天机会最多，而夏天感染的蛔虫卵只有到了秋天发育为成虫才能被驱除。因此，秋天是驱蛔虫的最佳时间。在使用驱虫药时，请注意以下几点。

（1）目前，人们经常应用的肠道驱虫药对肠道蛲虫效果较好，对虫卵、幼虫的消灭则不彻底，"漏网者"在1～3个月后又可发育为成虫。因此，3个月或半年后需要再服1次驱虫药，即可消灭那些"漏网分子"，对再感染的寄生虫也有驱除作用。

（2）少数蛔虫感染较严重的患儿服驱虫药后可引起蛔虫游走，造成腹痛或口吐蛔虫，甚至可引起窒息，此时应当及时就医。

（3）空腹服药可增加药物与虫体的直接接触，增强疗效。

（4）2岁以下小儿禁用驱虫药。

五、蛲虫病

蛲虫俗称为"线虫"，多发生在幼儿穿开裆裤时期。小儿患有蛲虫病会影响夜间休息，还会导致阑尾炎、盆腔炎、肠梗阻等并发症。蛲虫病属于消化道感染性疾病，易在集体生活的小儿中互相传播，反复感染。因此对于蛲虫病应以预防为主，防止重复感染。

（一）病因

蛲虫的传染是接触感染。当人体感染后，成熟的蛲虫会从消化道，移行至肛门口附近的皮肤上，产下虫卵。如果小儿或身边照顾的人触摸到这个区域，在手上沾上虫卵，又用手摸食物，虫卵就会入口，进入到小肠，在那里孵化，再爬行到肠子的末端。在那里，成熟的虫体会互相交配，最后在肛门附近又产下虫卵，继续整个感染的循环。蛲虫也能通过宠物传染。虽然猫和狗的粪便中并不会窝藏虫卵，但是染病者仍会将虫卵传给宠物，宠物皮毛带着虫卵，会传染给接触到的人。

（二）症状

蛲虫寄生于肠道会引起肠胃不适的症状，蛲虫钻出肛门引起奇痒，尤其是在夜间影响婴幼儿的睡眠，使其烦躁不安、夜惊、磨牙。有时蛲虫会从肛门钻到尿道、会阴而引起尿频、尿急、遗尿、阴道炎等。

（三）防治措施

1. 预防措施

（1）预防蛲虫病，应当让小儿养成良好的卫生习惯，饭前便后要洗手，不吮吸手指、勤剪指甲、勤换衣裤被褥、穿满裆裤。

（2）定期用来苏水湿抹家具、玩具，家具洗抹后暴晒6～8小时，或是利用紫外线消毒，尤其在幼儿园，这样才能够消灭蛲虫。

2. 护理措施

（1）如发现小儿患有蛲虫病，可以服用肠虫清进行治疗。

（2）每次大便后要洗净小儿肛门周围，然后擦干，涂上蛲虫膏，睡前涂一次，有止痒和杀虫的作用。

（3）在治疗期间，小儿的衣服、被褥要经常清洗干净，并在太阳下暴晒6～8小时。

爱心提示

小儿蛲虫病如何诊断？

小儿蛲虫病的诊断方法简单，根据患儿或家长提供的肛门周围瘙痒的病史，可考虑本病。然后在小儿入睡后2小时左右检查肛门，如发现成虫即可确诊。患儿肛门周围皮肤粘有大量蛲虫卵，涂片检查虫卵也易帮助诊断。该病即使不予治疗，亦可自愈，由于蛲虫寿命不到30天，关键要避免重复感染。

六、秋季腹泻

每当换季的时候，特别是秋末冬初，年龄较小的小儿身体会出现一些小毛病，例如感冒、腹泻、咳嗽等。秋季腹泻是最常见的病症，严重的小儿一天排便十几次，有明显消瘦现象，这让新手爸妈十分担心。因此预防护理工作非常重要。

（一）病因

1. 消化系统不成熟

婴幼儿消化系统发育不成熟，消化酶的活性较差，但营养需要相对又高，肠道负担重。如果喂养不当，如过多地加喂淀粉类、脂肪类食物，导致成分改变，或一次进食过多等，均可引起消化功能紊乱，导致腹泻。

2. 免疫功能不成熟

婴幼儿时期的小儿神经系统、内分泌系统、循环系统以及肝、肾功能均未成熟，调节功能较差，免疫功能也不够成熟，当有病原菌随受污染的食物进入体内后，易造成腹泻。

3. 轮状病毒感染

小儿秋季腹泻主要由于轮状病毒感染所引起（致病微生物可随污染的食物或水进入小儿消化道），这种情况多发生于人工喂养儿，喂养时所用的器皿或食物如不经过消毒或消毒不佳，即有感染的可能。病毒也可通过呼吸道或水源感染，这种情况多发生在8～12月，以10～11月为最高峰。

4. 温差大

秋季气温变化大，忽冷忽热。气候变化引起感冒、腹部受凉以及各种感染也可能导致腹泻。

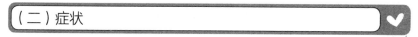

（二）症状

1. 伴有感冒症状

起病急，刚开始时常伴有感冒症状，如出现鼻塞、咳嗽、流涕等，半数小儿还会发热（常见于病程初期），但一般为低热。

2. 排便异常

大便次数明显增多，每日排便十余次，大便呈白色、黄色或是绿色蛋花汤样，带少许黏液或脓血，无腥臭味。严重者大便呈喷射状排出。

3. 出现呕吐

大多数小儿在疾病初期会出现呕吐。

4. 脱水症状

腹泻严重者会出现脱水症状，如尿量减少、口渴明显、烦躁不安、精神倦怠等。

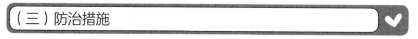

（三）防治措施

1. 预防措施

预防小儿患秋季腹泻，最主要的是将好"病从口入"这一关，为此，家人应当做好以下工作。

（1）让小儿养成良好的卫生习惯：教育小儿饭前、便后要洗手，不要用嘴咬玩具等，不喝生水，不吃不洁净的食物。

（2）处于哺乳期的妈妈，在喂奶前应当先洗净双手，并注意清洗乳头、勤换内衣，以减少小儿感染病毒的机会。

（3）小儿的饮食用具，如奶瓶、碗筷等，每次用前和用后都应当用开水洗烫，最好每天煮沸消毒一次。

（4）家居环境要清洁，不放过死角，同时小儿的玩具也要经常清洗、消毒。

（5）不给小儿吃隔夜的、变质的食物。

（6）如果家中有患急性腹泻的患者，应让小儿远离。

2. 护理措施

（1）饮食护理：饮食以少食多餐为宜。如果小儿频繁呕吐可禁食，但需进行补液。饮食以流质和半流质为主，如牛奶、米汤、粥等。忌吃生冷、油炸、辛辣的食物。炖苹果中含有丰富的鞣酸蛋白，有吸附作用，可以止泻。待小儿病情好转后可逐步恢复饮食，进食须由少到多，由稀到稠。

（2）腹部保暖：秋天气候渐凉，如小儿腹部受凉，会使病情更加严重。所以新手爸妈要做好小儿腹部的保暖工作。可用热水袋对小儿的腹部进行热敷，也可帮小儿揉肚子以缓解疼痛。

（3）预防脱水：家人应注意给小儿补水。可在水中加少许糖，少量多次喂服，补充因腹泻、呕吐而损失的水分和电解质，从而预防脱水。

（4）不滥用抗生素：抗生素会杀死肠道中的正常菌群，引起菌群紊乱，加重腹泻。

（5）保持臀部清洁：每次大便后臀部尽量用温水擦洗干净，小儿要及时更换尿布。

3. 按摩疗法

★疗法一

摩腹：让小儿仰卧，家人用一手掌面沿逆时针方向以肚脐为中心揉摩其腹部，约15分钟（图3-32）。按摩前家人应先把双手掌心搓热后再施行揉摩手法，则更能增强治疗作用。按揉时要注意掌握揉摩的力度，以免磨破小儿皮肤。

★疗法二

掐足三里：用拇指掐两侧足三里穴约2分钟。注意掌握指掐的力度，以小儿能耐受为度，如指掐时小儿哭闹不止，则应适当减轻力度。

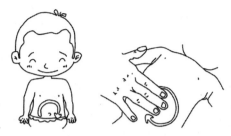

图3-32　按摩腹部

★疗法三

指推关元：用食指中指推按小儿关元穴，也可用拇指，一直推到皮肤发红为度。

4. 饮食疗法

焦米粥

【材料】大米50g。

【做法】大米洗净，晾干，放入锅中干炒，炒至焦黄（不是炒焖、炒到发黑。炒时采用中火，就不容易炒焖了），以香味溢出为止。大米炒好以后，不用起锅，直接加三碗水，煮半小时。过滤去掉米粒，用米汤喂小儿。

【功效】改善肠功能紊乱，健脾祛湿。

【适用范围】开始食用辅食的小儿。

山楂甜米粥

【材料】新鲜山楂60g（或干山楂30～40g），大米50g，白砂糖少许。

【做法】山楂洗净，放入砂锅里用小火慢慢熬煮，熬好后去渣，取汁水。汁水中加入洗净的大米、白砂糖，继续熬煮至熟出锅。

【功效】开胃消食，化滞消积，活血化瘀，收敛止泻。

【适用范围】适用于1岁以上的小儿。

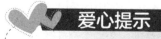

爱心提示

小儿秋季腹泻病的治疗原则？

（1）预防脱水

（2）纠正脱水

（3）继续饮食

（4）合理用药

根据以上原则，病情轻、无明显脱水的患儿在家庭治疗，重症需到医院治疗。

七、急性阑尾炎

急性阑尾炎是一种常见的小儿外科急腹症，多见于2岁以上的小儿。年龄越小的小儿阑尾炎症状越不明显，因此误诊率很高。但婴幼儿的病势较成年人发展快，短时间内就会出现穿孔，可造成严重的并发症。所以，急性阑尾炎要靠家长早期发现，以便及时治疗。

（一）病因

1. 梗阻

阑尾是盲肠末端的一段细肠管，形如蚯蚓，位于腹腔内右下腹部。阑尾一旦梗阻，可导致管腔内分泌物积存，内压增高，压迫阑尾壁阻碍远侧血运，在此基础上管腔内细菌侵入受损黏膜，容易导致感染。引起阑尾梗阻的主要原因包括粪石、粪块、食物碎屑、蛔虫等，阑尾管狭窄或粘连也可导致阻塞。此外，阑尾扭曲、水肿、病变也会使其排空受阻。

2. 感染

阑尾与盲肠相通，存有与盲肠内相同的大肠杆菌和厌氧菌。如果阑尾黏膜稍有损伤，细菌侵入管壁，引起不同程度的感染，导致炎症。

3. 其他

急性阑尾炎发病与饮食习惯和遗传也有关。膳食纤维摄入过少，会造成便秘，如果习惯性应用缓泻药会使肠道黏膜充血，发展为阑尾炎；遗传因素与阑尾先天性畸形有关；环境及精神因素的改变也会造成胃肠功能紊乱，从而引发阑尾炎。

（二）症状

小儿急性阑尾炎的症状见表3-4。

表3-4 小儿急性阑尾炎的症状

症状	具体内容
恶心、呕吐	恶心、呕吐的症状常见于发病早期，多为反射性，发生在腹痛的高峰期，但呕吐次数不多。呕吐物多为未消化的食物，少数小儿则表现为腹泻或便秘
发热	体温多在37.5～39℃，严重的小儿体温可达到39～40℃或以上，并伴有畏寒症状
颠簸痛	小儿可出现颠簸痛，即轻拍或颠簸时疼痛会更加明显
腹痛	急性阑尾炎的第一症状特点是转移性右下腹疼痛，在病发时痛感在脐周或上腹部，随后痛感可由上腹转至右下腹部并呈阵发性或持续性绞痛，少数小儿无转移性腹痛，始终是右下腹疼痛。小儿常屈右腿侧躺，卧床不敢动或呻吟拒食，走路时腰向右偏。3岁以下的小儿描述不清，但会出现阵发性哭闹、拒按腹部等症状，提示可能为急性阑尾炎

（三）防治措施

1. 预防措施

（1）饭后避免暴急奔走。日常生活中注意参加体育锻炼，以增强体质，增强小儿自身的免疫力。

（2）炎热的夏季不可以贪凉过度。顶着烈日回家不要直接从冰箱中拿出冰镇西瓜或其他饮料大口饮用，以免刺激肠胃。

（3）日常饮食宜清淡，多吃含膳食纤维丰富的食物，不可以过食肥腻、辛辣食物。

（4）有慢性阑尾炎病史的小儿，应当注意定时排便，保持大便通畅。

（5）有肠道寄生虫的小儿应当及时治疗。

2. 护理措施

（1）非手术疗法的护理方法

① 取半坐位，禁食1～2天，以减少肠胃蠕动，利于炎症的消退。

② 注意观察小儿体温、脉搏、呼吸，腹部体征的变化，每2～4小时测量一次。若短时间内体温升至38.5℃以上，脉搏100次/分以上，腹痛加重，甚至出现里急后重症状时要及时去医院就诊。

③ 小儿腹痛观察期间，禁止服用止痛药物。因为止痛后掩盖了病情，容易延误诊断而造成严重后果。

④ 禁食期间可以输液，若医生允许可进食米汤、鸡蛋羹、藕粉之类的流质饮食。

（2）手术疗法的护理方法

① 轻症小儿术后6小时可开始进流质饮食，重症患儿要待肠蠕动恢复（排气）

后方可进流食。

② 阑尾切除术后可并发内出血、切口感染、腹腔脓肿等，要加强护理。

③ 轻症小儿在术后24小时即可下床活动，以增加肠胃蠕动，减少肠粘连发生的概率。

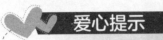 爱心提示

小儿肚子疼得厉害，妈妈应当如何检查？

可以让小儿仰卧，两下肢屈曲，与小儿说说话，或用玩具分散小儿的注意力，然后进行检查。按摸检查的时候手掌要放平，不能用指尖按。检查可先从左下腹开始，依次为左上腹、脐周、右上腹，最后是右下腹。按摸检查的同时还要注意观察小儿的反应。如果按压右下腹时小儿有皱眉、诉痛、哭吵、挣扎等现象，说明已经出现固定性压痛，对诊断急性阑尾炎有很重要的意义。

八、急性肠胃炎

小儿急性肠胃炎是一种常见的消化道疾病。婴幼儿的胃肠功能发育不完善，对外界感染的抵抗力低，稍不适就容易发病。急性肠胃炎时小儿腹痛难耐，上吐下泻，这时家人应立即带小儿就医。

（一）病因

（1）肠道内的感染由细菌和病毒所造成，尤其应当警惕致病性大肠埃希菌的侵害。如果小儿患病，大量且不合理地使用抗生素，会给大肠埃希菌可乘之机。

（2）上呼吸道炎症、肺炎、肾炎、中耳炎等胃肠道以外的疾病，可以因发热及细菌毒素的吸收造成消化酶分泌减少，致使肠道蠕动增加，引起肠炎。

（3）喂养小儿不讲究科学的方法，过早地给小儿添加淀粉、脂肪类食物；小儿的饮食不定时定量；在添加辅食时突然改变食物品种或突然断奶都可引起小儿腹泻。

（4）气候变化，如过冷使肠蠕动增加，过热使胃酸及消化酶分泌减少，也可能诱发急性肠胃炎。

（二）症状

急性肠胃炎分为病毒性肠胃炎和细菌性肠胃炎两大类。

病毒性肠胃炎初起时似感冒发热，小儿食欲减退，继而出现腹泻、呕吐、腹痛的症状，且腹泻可能达3～6天，或仅以呕吐、腹痛为表现。南方的流行期是9～12月，其中10月、12月是高峰期。各种不同的病毒感染（如腺病毒等）引起的病毒性肠胃炎，在任何季节均可能发生，以夏季居多，感染后会引起腹泻，是俗称的肠胃型感冒。

细菌性肠胃炎大多比病毒性肠胃炎要严重，主要有腹泻、呕吐、腹痛、发热等症状。便血情况也较多见，有时大便还会带脓。通常好发于夏季，最轻微的1～2天可自行恢复，较严重的可持续1周左右。

（三）防治措施

1. 预防措施

（1）讲卫生。因为肠胃炎的主要传染途径是手的接触，因此"勤洗手"是最好的预防措施。让小儿养成饭前便后洗手的习惯；家人在给小儿喂食前、更换尿布后也要记得洗手。玩具要经常清洗消毒。

（2）避免出入公共场所。急性肠胃炎的传染高峰期，应当少带或不带小儿到人多、环境封闭的公共场所。

（3）小儿食物要煮熟。预防沙门菌感染，要注意食物一定要在沸水中煮熟，这样才能够杀死细菌。特别是鸡蛋，一定要煮熟才能给小儿吃。

（4）接种疫苗。轮状病毒已有口服疫苗，建议小儿在2～3个月大时即可接种，能达到90%的免疫效果。

2. 护理措施

（1）如果腹泻严重，呕吐也非常剧烈，可暂时禁食，给予一定量的糖盐水以补充体内水分和电解质。糖盐水的制作方法：白开水500ml加白糖10g以及盐1.75g。也可以用米汤加盐来代替，即米汤500ml加盐1.75g。为避免小儿脱水，应保证在24小时之内，摄入180ml/kg体重液体才能避免脱水。

（2）如果小儿还在吃母乳，病情在有腹泻而无呕吐情况时可继续喂养。

（3）发热和呕吐等症状严重，并伴有腹泻时，容易引起脱水，此时应到医院就诊，按照医生的指导接受抗生素和输液的治疗。

（4）当小儿呕吐停止3小时之后，应当慢慢地开始恢复其饮食。最初可以给小儿吃吐司面包，如果不想吃固体食物，不要强迫，继续喝些汤水。

3. 饮食疗法

薏米芡实汤

【材料】薏米50g，芡实50g，红糖15g。

【做法】薏米洗净浸透，芡实洗净。将薏米、芡实放入瓦煲内，加入清水煮30分钟，再加入红糖稍煮片刻即成。

【功效】补脾胃、轻湿热、固精气、促进溃疡面逐渐愈合。

【适用范围】1岁以上的小儿。

麦芽鸡内金粉

【材料】麦芽30g，鸡内金30g。

【做法】将鸡内金、麦芽放进锅内，置文火上炒黄后，共研成细末，装入瓶内备用。1岁以内每次服1g，日服3次；1～3岁每次服2g，日服3次。均可加入少许糖调味，用温开水化。

【功效】可健脾，健胃，散寒，消积。

【适用范围】1岁以上的小儿。

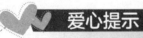 爱心提示

保护肠胃健康应远离的食物

1. 产气食物

如碳酸饮料、豆类、洋葱、青椒等。

2. 生冷食物

如冰水、冰淇淋、生菜沙拉等。

3. 过甜食物

如甜饮料、糖果、蛋糕等。

4. 燥热及辛辣刺激性食物

如羊肉、龙眼、辣椒、大蒜等。

5. 油炸、烧烤食物

如炸鸡、烤肉、炸猪排、炸薯条等。

6. 不易消化的食物

如糯米制作的食物。

九、肠套叠

肠套叠是指肠管的一部分套入另一部分内，形成肠梗阻。肠套叠分原发性及继发性两类，小儿肠套叠大多为原发性。肠套叠的危险在于，套叠肠管如果压迫时间过长（超过24小时），会使套入的肠管血液循环受阻，可能造成进一步肠坏死，甚至威胁生命安全。

（一）病因

肠套叠是婴幼儿时期常见的一种急腹症，其发病原因主要包括以下四点。

1. 与消化系统有关

婴幼儿时期的小儿生长发育迅速，为了适应其身体发育的需要，在其6个月大的时候需要逐渐添加辅食。但此时小儿的胃肠发育尚不成熟，消化能力相对较差，如果新手爸妈不懂得科学地进行辅食喂养，让小儿吃一些不易消化，或有刺激性的食物，会增加胃肠负担，使消化系统处于"超负荷"的工作状态，诱发肠蠕动紊乱，进而导致肠套叠的发生。

2. 与自身的肠道特点有关

婴幼儿时期，肠道的回盲部系膜尚未固定完善，这一部分容易出现游离度过大，从而发生肠套叠。此外，小儿的肠道较成人的相对长一些（成人的肠管长度是身体的4.5倍，新生儿为8倍，婴儿是6倍）。这样的生理特点使小儿比较容易发生肠套叠。

3. 防止肠道感染

小儿的奶瓶、餐具要经常清洗、消毒，还在哺乳的妈妈应注意清洗乳头，严防病菌经乳头传染小儿。

4. 勿乱用驱虫药

不要擅自给小儿服用驱虫药，避免各种容易诱发肠蠕动紊乱的不良因素。

（二）症状

小儿肠套叠的症状见表3-5。

表3-5　小儿肠套叠的症状

症状	具体内容
阵发性哭闹	阵发性较有规律的哭闹是肠套叠的重要特点，大多数小儿突然出现大声哭闹，有时伴有面色苍白、额出冷汗，持续10～20分钟后恢复安静，但隔不久后又哭闹不安
呕吐	哭闹开始不久即出现呕吐，吐出物为乳汁或食物残渣等，以后呕吐物中可带有胆汁。如果呕吐出现粪臭味的液体，说明肠管阻塞严重
果酱样血便	病后6～12小时，患儿常会排出暗红色果酱样血便，有时为深红色血水，轻者只有少许血丝
腹部肿块	在肠套叠的早期，当小儿停止哭闹时，可以仔细检查其腹部，能发现腹部有肿块，向肚脐部轻度弯曲。如果用手摸，可以在其右上腹或右中腹摸到一个有弹性、略可活动的腊肠样肿块
腹痛	呈绞痛。由于小儿不会叙述腹痛，常表现为突然发作的阵发性哭闹不安，面色苍白，两腿屈曲，手足乱动，非常痛苦

小儿不一定会表现出以上所有的症状，但绝大多数小儿都有阵发性哭闹。为了不耽误治疗，父母对阵发性哭闹超过3小时的小儿，尤其是有腹泻、感冒或饮食改变等情况时，应及时到医院就诊。

（三）防治措施

1. 预防措施

（1）保持小儿的肠道功能正常。不要突然改变小儿的饮食，辅食要逐渐添加，使小儿娇嫩的肠道有适应的过程，以防出现肠管蠕动异常。

（2）平时要避免小儿腹部着凉。要适时为小儿增添衣被，预防因气候变化引起的肠胃功能失调。

（3）防止小儿肠道发生感染，讲究哺乳卫生，严防病从口入。

（4）不擅自给小儿滥用驱虫药，避免各种容易诱发肠蠕动紊乱的不良因素。

2. 护理措施

一旦发现小儿患有肠套叠，应到立即就诊，并注意下述几点。

（1）不能给小儿服用止痛药，以免掩盖症状，影响诊断。

（2）在去医院的途中，家长应注意观察小儿的病情变化，如呕吐物、大便的次数、大便量等情况，在向医生讲述病情的时候要尽量详细。

3. 饮食疗法

枸杞子藕粉汤

【材料】枸杞子25g，藕粉50g。

【做法】先将藕粉加适量水小火煮沸后，再加入枸杞子。

【功效】活血化瘀，补虚养身，健脾开胃，清热去火。

【适用范围】开始食用辅食的小儿。

爱心提示

肠套叠的治疗方法有哪两种？

有手术疗法和非手术疗法两种。

1. 非手术疗法

（1）空气灌肠复位法。小儿患病不超过12小时，全身情况良好，可做空气灌肠复位。超过24小时，全身情况明显较差，如腹胀严重者，禁忌做空气灌肠。

（2）钡剂灌肠复位法。将钡剂灌入直肠内，通过荧光板，观察肠套叠阴影，确诊后，按规定增加压力，使肠套叠复位的治疗方法。

采取非手术疗法的时候需要注意给小儿保暖，防止着凉、腹泻，饮食要以半流质为主，以免造成套叠的再次发生。

2. 手术疗法

对肠套叠比较严重的小儿，应当采取剖腹复位套叠肠管的手术疗法。手术后，家长要定时帮小儿变换体位，小儿的饮食要以稀、少、清淡并富于营养为原则，量与质要逐渐增加，才有助于肠功能的恢复。

十、消化性溃疡病

消化性溃疡包括胃及十二指肠溃疡，以中上腹部疼痛及压痛为主要表现。各年龄段的小儿均可发病，但以3岁以下及10岁以上为多见。小儿消化性溃疡对身体危害很大，家人对其症状不可忽视，一旦发现疾病的苗头，应当尽早就医。

（一）病因

小儿消化性溃疡病的原因有多种，比较常见的包括以下几种。

1. 饮食不规律

不吃早餐、晚上贪食、暴饮暴食等不良饮食习惯，会对消化道黏膜造成直接损伤。

2. 饮食不当

小儿吃油炸食物后，由于难以消化吸收，会使食物在胃内存留的时间较长，排空延迟，可使胃酸分泌过多，增加对胃黏膜的损害。另外，冷饮、辛辣食物也会刺激胃黏膜，直接造成溃疡。浓茶、咖啡、碳酸饮料也是诱发消化道溃疡的危险因子。

3. 不良情绪

小儿经常处于焦虑、忧郁、恼怒、精神紧张的状态下，可诱发消化道溃疡。

4. 家族史

溃疡病往往有家族史，如果家庭其他成员患病，可通过家庭集体用餐的方式传播给小儿。

5. 药物因素

阿司匹林、吲哚美辛（消炎痛）、保泰松等有致溃疡的作用，所以不可乱给小儿用药，必须听从医嘱。

（二）症状

小儿消化性溃疡病的症状见表3-6。

表3-6　小儿消化性溃疡病的症状

症状	具体内容
腹痛	小儿常表现为反复脐周痛，驱虫后仍然疼痛，并伴有吐酸水、嗳气、流涎等症状
呕吐	表现为进食后呕吐，有的呈间歇性呕吐，少数有呕血的症状
食欲减退	小儿出现不明原因的食欲减退的现象
黑便	小儿排出柏油样黑便，严重者大便中带血

（三）防治措施

1. 预防措施

（1）进餐应当定时定量。不要让小儿看到喜欢吃的食物就吃得过多、过饱，看到不喜欢的食物就不吃或吃得过少，这会使胃肠功能紊乱，免疫力降低，诱发溃疡。

（2）吃饭要专心。不要让小儿边吃边玩，或边吃边看书、电视。

（3）科学搭配。小儿饮食不要片面强调高营养，要做到科学的饮食搭配，多食高蛋白、低脂肪和易消化的食物。

（4）教育小儿吃饭要细嚼慢咽。因为食物进入胃内，经储纳、研磨、消化，将食物变成乳糜状，才能排入肠内，如咀嚼不细，食物粗糙会增加胃的负担，延长停留时间而导致胃黏膜损伤。细嚼慢咽能增加唾液分泌，从而使胃酸和胆汁的分泌减少，有利于保护胃的功能。

（5）让小儿养成规律的生活习惯，保证充足的睡眠，避免过度疲劳和精神紧张。

（6）尽量避免让小儿服用对胃黏膜有损害的药物，如肾上腺皮质激素等。

2. 护理措施

小儿应少食多餐。因为所有的食物，包括牛奶，食用后均可刺激胃酸分泌。对症状严重的小儿，可在白天每2小时进食1次，症状减轻即改为一日三餐。

（1）消化道溃疡出血时应禁食。出血症状控制后，小儿饮食应限于对胃肠分泌作用微弱、不含植物纤维的食物，如米汤、牛奶、蒸蛋羹、果汁、藕粉等。

（2）甜食宜少吃。人的体液酸碱度只有处于弱碱性时，才能使身体健康。小儿体内处理酸碱平衡的系统还不成熟。溃疡病患儿对甜食极为敏感，食用甜食过多，容易产气、产酸，不利于溃疡面的愈合。

（3）小儿饮食宜清淡，避免食用刺激性的食物、饮料和调味品，如咖啡、茶、姜、葱、蒜、辣椒等。因为刺激性食物能促进胃酸的分泌，提高胃液酸度，增强对溃疡面的刺激，引起胃部疼痛，影响溃疡面的愈合。

（4）慢性溃疡小儿的饮食以糙米为佳，避免食用精细的食品如精白谷物等。

爱心提示

小儿消化性溃疡可以并发哪些疾病?

1. 出血

当溃疡破坏了胃壁或十二指肠壁的血管时可引起出血。出血量少时，表现为大便潜血阳性，当溃疡破坏大血管时，会造成大出血，表现为呕血或黑便。因胃酸的作用，呕出的血量多，立即呕出可呈鲜红色，继而排出柏油样便，严重可导致出血性休克。

2. 贫血

溃疡病患儿长期饮食不好，吸收又不好，再加上溃疡的炎症消耗，急性或慢性失血引起贫血，多属营养性小细胞性贫血，又称缺铁性贫血。这些患儿体质虚弱，容易并发各种感染。

3. 穿孔

溃疡严重可穿透胃壁或十二指肠而发生溃疡穿孔。胃或是十二指肠内的物质如胃酸、食物、细菌、空气等流入腹腔引起弥漫性腹膜炎。这种小儿表现极度烦躁不安、面色苍白、剧烈腹痛，甚至有发生休克的危险。

4. 幽门梗阻

多见于年长的患儿，当胃溃疡发生在靠近幽门时，炎症反应的刺激，括约肌发生痉挛，或是溃疡周围炎性水肿，妨碍食物通过幽门，可发生暂时性幽门梗阻；如溃疡反复发作和愈合，久而久之形成瘢痕，与周围组织粘连而引起持续性幽门梗阻。

十一、肛裂

肛裂是齿状线以下肛管皮肤破裂形成梭形裂口或是溃疡。肛裂是婴幼儿时期的常见病，主要与饮食有关。新手爸妈应当了解小儿肛裂的症状和原因，从而加以预防。一旦小儿出现肛裂，应当懂得如何科学护理。

（一）病因

婴幼儿肛裂一般是由便秘引起的，而引起便秘的原因主要包括以下几种。

1. 排便不规律

如果家人不重视培养小儿有规律的排便习惯，又由于小儿忍耐排便的能力很强，致使每次排便的间隔时间过长，粪便变得干硬而不易排出。小儿只能够在排便时用很大力气，造成肛管裂伤。

2. 食物过于精细

有些父母不注意科学喂养，误以为食物越精细、价格越贵，就越有营养。于是给小儿过多的精细食物，如牛乳、鸡蛋、麦乳精、巧克力、蛋糕等，而五谷杂粮和蔬菜吃得相对较少。这种不合理的膳食结构易导致便秘。

3. 缺乏运动

父母经常抱着小儿，很少让小儿做滚爬、俯卧等活动，就会影响肠道蠕动，不利于粪便的排出。

4. 不良情绪

紧张、恐惧的情绪也会导致便秘。另外，给小儿使用粗糙的卫生纸，或小儿患腹泻时大便太用力都会导致其肛门受损伤。

（二）症状

排便时和排便后肛门剧痛，婴幼儿因此烦躁不安、哭闹不休。常在粪便表面或便纸上见有少量新鲜血迹或几滴鲜血，少见大出血。有些小儿肛门周围可能出现红疹，夜晚睡眠时因瘙痒而睡不安稳。

（三）防治措施

1. 预防措施

（1）提倡母乳喂养。母乳喂养的小儿大便松软，很少发生便秘。因为母乳中主要是乳白蛋白，较容易消化吸收，而且水分含量也较高。

（2）培养小儿良好的排便习惯。为了培养小儿按时排便的良好习惯，父母应督促小儿。

（3）让小儿多活动。每天到点就去卫生间排便，还要教育小儿不要有便意却忍着不排。

（4）科学饮食。小儿不会走时可让其在床上翻滚爬行，会走路之后可带他多到户外玩耍。让小儿多运动，可有效预防便秘的发生。小儿的膳食应当结合其生理特点，满足其生长需要，保障机体健康，为小儿制定合理的膳食结构。虽然乳类、鸡蛋、瘦肉、鱼肉等蛋白质含量高的食物在小儿膳食中必不可少，但五谷杂粮、蔬菜、水果等膳食纤维丰富的食物也非常重要，所以科学合理的搭配才能保障小儿身体的健康。小儿心情愉悦，大便才能顺利排出。如果心情紧张或烦躁，排便会受影响，大便也会变得干硬。

2. 护理措施

（1）注意肛门的清洁消毒。小儿的肛门要保持清洁，便后及时清洗肛门，然后用柔软的卫生纸轻轻擦干净，之后在医生的指导下，用一定浓度的高锰酸钾温水溶液坐浴10～20分钟，可起到清洁消毒的效果。

（2）局部烧灼疗法。对反复发作的肛裂，父母可在医生的指导下用20%硝酸银局部烧灼，然后用蘸有生理盐水的棉棒擦去多余的硝酸银，每天一次，肛裂会慢慢痊愈。

爱心提示

培养小儿按时大便的习惯

要使小儿大便有规律并形成习惯，可以通过反复训练逐步养成。6个月以后的小儿，对大便已有初步自觉，这时宜开始训练大便的习惯。先观察和记录小儿每日大便的时间，掌握基本规律后便让小儿在固定时间坐便盆，开始坐的时间限定在10分钟左右，不管有没有大便，渐渐地小儿的排便习惯就会养成。

十二、脱肛

脱肛又称肛门直肠脱垂，是指肛管和直肠外翻，脱出于肛门外。此病多见于1～3岁的小儿，5岁以后的小儿很少出现。脱肛通过预防和护理在一定程度上是可以避免的。

（一）病因

1. 先天发育不足

小儿的骶骨发育尚未成熟，骶骨向前弯曲角度小，使直肠与肛管处于垂直状态，因此直肠后面失去了骶骨的承托作用。

2. 长期腹腔压力过大

由于小儿乙状结肠的肠系膜较长，增加腹压时容易向下移位，所以当小儿大便用力或长期咳嗽、腹泻等，很容易诱发脱肛。

3. 坐便盆时间过长

小儿坐便盆时间过长，往往在大便后肛门口出现一团红色的又湿又软的肿块，开始时肿块很快能自行缩回去，但是如果多次发作，那么肿块就不能自行缩回去了。长时间如此便易引发脱肛。

4. 营养不良

营养不良的小儿，支撑直肠的组织较软弱，肛门括约肌群的收缩力弱，直肠便易从肛门口脱出。肠炎、痢疾等引起较长时间的腹泻也会造成脱肛。

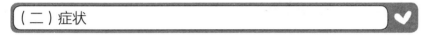

（二）症状

发病初期，小儿在大便时会有肿物自肛门脱出，有的呈"放射状"，有的呈环状皱襞，但一般情况下排便后肿物能自行缩回到肛门内。病情加重时，除大便外，在小儿哭闹、咳嗽或用力时，肿物也可脱出。脱出的肠黏膜因受内裤摩擦可出现充血、水肿、糜烂或渗血，黏液分泌增多。

（三）防治措施

1. 预防措施

为了预防小儿脱肛的发生，父母平时在以下几方面要注意。

（1）注意小儿的喂养。一是增加营养以便增强小儿的体质，加强支撑直肠的组织；二是多食用青菜、水果等富含膳食纤维的食物，以防止小儿便秘。

（2）培养小儿良好的排便习惯。从小就培养小儿良好的排便习惯，以免出现便秘，从而造成腹压过大。

（3）及时治疗慢性咳嗽、腹泻等疾病，尽量避免小儿哭闹、腹部自下用力、长期蹲坐便盆等，去除腹压过大的诱因。

2. 护理措施

（1）小儿大便时最好让其直着大腿或坐在高盆上，这样直肠就不容易脱出，再配合治疗方法，可很快痊愈。

（2）对营养不良、身体虚弱引起的脱肛要给予充足的营养食物，如鸡蛋、虾蟹、鱼类、瘦肉、豆类、米面、蔬菜、水果等，以增加营养，增强肛周肌肉收缩

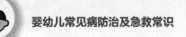

力，使脱肛好转，同时也要多吃含纤维素的食物，防止大便干结。

（3）对于便秘、腹泻或咳嗽引起的脱肛，积极治疗原发病，脱肛便可好转。

（4）小儿脱肛时可按揉使其复位，遇到肛门周围肿痛时，可用热水坐浴，加速局部血液循环，促使脱肛复原。

（5）避免患儿腹部受压。引起腹压过大的因素有大声哭闹、咳嗽、呕吐、腹泻等。

（6）可在医生指导下为小儿使用中药治疗方法。将五倍子研成细末，铺在纸上卷成筒状，放在便盆内点燃，让小儿坐在便盆上使气熏入肛门，可自行收回。注意不要烫伤小儿。

 爱心提示

脱肛小儿禁食的食物

糯米饭及油腻食物不易消化，易造成宿食停滞，阻遏脾胃阳气，导致腹泻、呕吐、厌食等病症，从而加重脱肛病情，故脱肛患儿不宜食用。也不宜吃辛辣刺激之品，如辣椒、胡椒、大蒜、花椒等，因为这类食品易助火生热，化燥伤阴，而致肠道失于濡润，发生便秘，促发或加重脱肛。

第七节 常见皮肤病防治与护理

一、荨麻疹

荨麻疹俗称风团、风疹团、风疙瘩、风疹块（与风疹名称相似，但非同一种疾病），是婴幼儿时期常见的皮肤病。引起荨麻疹的因素很多，病因较复杂，约3/4的患儿找不到原因，尤其是慢性荨麻疹。

（一）病因

1. 内在因素

小儿具有遗传性过敏体质，或自身的血管神经免疫功能出现障碍。若接触花粉、霉菌、动物皮屑等过敏原，就易透过较薄的肠壁进入血液中。而小儿的皮下毛细血管最为丰富，所以症状就立刻表现在皮肤上。

另外，小儿胃肠道系统不完善及免疫力不强，极易出现过敏反应。

2. 外在因素

（1）食物。海鲜、鸡蛋、果汁、蔬菜、水果、零食都可成为过敏原。母乳喂养的小儿，可能因为妈妈食用过这些食物出现荨麻疹；已断奶的小儿可能因吃过这些食物而引起荨麻疹；也有些小儿甚至仅仅接触了这些食物就会出现荨麻疹。

（2）食品添加剂。小儿爱吃零食，零食中常有防腐剂和添加剂，发酵粉、柠檬酸和合成的食用色素是常用的食物添加剂，小儿食用后容易诱发荨麻疹。

（3）药物。年龄稍大的小儿开始对药物尤其对青霉素、磺胺类药物产生过敏而引起荨麻疹。另外，小儿患病时妈妈擅自给小儿用链霉素、阿司匹林、吲哚美辛（消炎痛）、呋喃唑酮（痢特灵）等也容易导致荨麻疹的发生。

（4）各种感染源。小儿免疫力低，容易受各种细菌和病毒的感染而患病，这些疾病可成为荨麻疹的诱发因素，如咽炎、肠炎、上呼吸道感染等。

（5）寄生虫。小儿与花粉、粉尘、尘螨及猫、狗的皮毛等接触后，均易发生过敏反应。

（6）其他因素。温度的变化、精神紧张、室内的装修材料、某些疫苗的接种都是小儿荨麻疹发病的原因。

（二）症状

荨麻疹的症状表现为小儿皮肤突然瘙痒，局部瘙痒处很快会出现大小不等的风疹块。风疹块扁平发红或是呈淡黄色或苍白的水肿性斑，边缘有红晕。风疹块往往在1～2小时或几小时内消失，最多1～2天内自然消失。风疹块消失后，皮肤恢复正常，有些有暂时的色素斑。风疹块的大小及数目不定，可出现于身体的各个部位，但经常出现于小儿的眼睑、耳垂、鼻子等皮下组织较稀疏的地方。风疹块可引起剧痒、针刺或灼热感，病情严重的小儿伴有头痛、全身发热等症状。

（三）防治措施

1. 预防措施

（1）找出诱因。找出诱发荨麻疹的原因，以后避免小儿接触此类物品。尤其应注意观察6个月内的小儿吃过鸡蛋后有无出现皮疹、荨麻疹等过敏现象，做到防患于未然。

（2）外出戴口罩。过敏体质的小儿可能对花粉、灰尘过敏，因此外出时最好戴上口罩，可以滤掉空气中的不良致病粉尘，让荨麻疹的发生率大大降低。

（3）治疗原发疾病。积极治疗急性扁桃体炎、阑尾炎、病毒性肝炎、蛔虫病等疾病，以杜绝病源。

（4）加强身体锻炼。小儿要加强身体锻炼，参加各项有利于健康的运动。

（5）经常锻炼皮肤。锻炼皮肤的方法有冲水、用冷水擦身，所穿着的衣物只要保温即可，使皮肤能接受平常的寒冷刺激，以防止皮肤易于过敏。

2. 护理措施

（1）寻找致敏原。找出诱发荨麻疹的因素。可结合小儿以往病史，如发现对某种食物或药物过敏时，应立即停服，并服缓泻药促进肠道内致敏物质的排出。找到诱发荨麻疹的食物或药物后，尽量减少再次接触的机会。

（2）饮食宜清淡。不要让小儿食用辛辣刺激性的食物，应当喂食易消化的食物并多饮水，以保持大便通畅。

另外，应当到正规医院做一下过敏原检测，明确小儿对哪些食物或药物过敏，再针对性地避免接触。

（3）注意休息及清洁。小儿应卧床休息，注意保暖；床单被褥要清洁，室内保持安静，不要放置可能引起过敏的花卉，也不要喷洒杀虫剂、清香剂等化学药物；小儿皮肤要保持清洁、干燥，预防继发感染。

（4）避免搔抓。把小儿的指甲剪短，以免瘙痒抓挠引起皮损增加。若小儿痒得厉害，可以外涂炉甘石洗剂等药水，以减缓瘙痒症状。还可用其他方法分散小儿的注意力，不要让其总注意皮肤瘙痒。

（5）忌热敷。热敷对皮肤是一种刺激，会使血管扩张，释放出更多的过敏原。例如浸泡在过热的温泉或澡盆中，或是包在厚重的棉被里保暖过度都可能使荨麻疹症状加重。

另外，口腔黏膜有糜烂、溃疡者可以用生理盐水清洗，外涂2%甲紫溶液。眼结膜有炎症者可用生理盐水冲洗，滴氯霉素眼药水，外用金霉素软膏或氯霉素、地塞米松软膏。

3. 饮食疗法

米仁荸荠汤

【材料】生米仁5g，荸荠10枚。

【做法】将荸荠去皮后切片备用。将生米仁、荸荠片放入锅内，加入适量水煮成汤后即可食用。

【功效】此为民间食疗配方，主要用于小儿荨麻疹等疾病，可有效缓解症状。

【适用范围】1岁以上的小儿。

冬瓜芥菜汤

【材料】冬瓜、芥菜、香菜、白菜、清水、红糖各适量。

【做法】洗净所有的蔬菜，冬瓜皮可削可不削，白菜只取根部；将所有材料同煮，最后可加适量的红糖调味，隔渣取汤饮用。

【功效】对缓解小儿荨麻疹很有帮助。

【适用范围】1岁以上的小儿。

香菇瘦肉粥

【材料】大米、香菇、瘦肉、盐、姜、盐各适量。

【做法】将香菇泡发后切成小片或丝状，瘦肉切成肉末；淘净大米，加水煮熟后加入香菇、瘦肉与少许姜片同煮，出锅前加盐调味。

【功效】对缓解小儿荨麻疹很有帮助。

【适用范围】1岁以上的小儿。

芋头排骨煲

【材料】排骨、芋头各适量，盐少量。

【做法】

（1）洗净排骨与芋头，排骨斩块，芋头去皮，切成小块。

（2）将准备好的主料放入砂锅中，加少许水，用中火煲熟，最后只需加少许盐提味便可。

【功效】对缓解小儿荨麻疹很有帮助。

【适用范围】1岁以上的小儿。

爱心提示

小儿荨麻疹饮食注意事项有哪些?

1. 宜吃碱性食物

海带、胡萝卜、豆腐、黄瓜、绿豆、葡萄、西瓜、草莓、柿子等为碱性食物,荨麻疹患儿可多吃。

2. 忌食辛辣性食物

辣椒、胡椒、花椒、咖喱、姜、八角、蒜、茴香等属于辛辣性食物,对荨麻疹患儿的皮肤刺激甚大,所以不吃为宜。

3. 忌食腥味食物

小儿荨麻疹发病期间,避免进食鱼、虾、蟹、螺、蚝、咸鱼、动物内脏、动物血类食物。

4. 忌食垃圾食品

油炸、烧烤、腌制与添加剂食品不可碰,如薯片、雪糕、巧克力、蛋糕,高脂高油的食物也不宜多吃。

5. 常见的致敏食物

竹笋、蚕豆、蘑菇、芹菜、花生、鸡蛋、牛奶、牛肉、羊肉、鹅肉、兔肉、芒果、乳酪等常见的致敏食物,小儿需谨慎食用。

二、过敏性紫癜

过敏性紫癜是人体对某种病菌或者物质发生的过敏反应(变态反应),以学龄前期的儿童最为常见。过敏性紫癜通常1～2周就可痊愈,如果病情严重4～8周也可痊愈。小儿发病后,皮肤表面出现面积大小不等的紫红色斑丘疹,分布在四周和臀部,按压不会褪色,同时伴有腹部阵发性剧痛和腹泻、便血等症状发生。

（一）病因

过敏性紫癜可能是由于某种过敏原引起的变态反应所致，但直接过敏原尚不明确。小儿起病前常有由溶血性链球菌引起的上呼吸道感染，一般经1～3周潜伏期后发病。此外，如麻疹、流行性腮腺炎等病毒感染，蛔虫、钩虫等寄生虫病，鸡蛋、鱼、虾等食物过敏，氯霉素、水杨酸盐等药物过敏，虫咬、花粉等外界因素引起的过敏均可能成为过敏原，使小儿体内发生自身免疫反应，毛细血管发生炎性改变，从而出现过敏性紫癜。

（二）症状

1. 皮肤紫癜

皮肤反复出现红色和紫色斑点，多见于小腿和脚上以及踝关节周围，臀部、手臂、面部也可发生。初起呈紫红色斑丘疹，高出皮面，压之不褪色，数日后转为暗紫色，最终呈棕褐色而消退。皮肤紫癜通常在4～6周后消退，部分小儿间隔数周、数月后又复发。

2. 胃肠道症状

约有2/3的小儿会出现脐周疼痛、呕吐，甚至便血、肠套叠等。

3. 关节症状

有1/3～2/3的小儿还会出现膝、踝、肘、腕等关节红肿疼痛现象，活动受限。还有一部分小儿有肾脏受损的临床症状，可为肉眼血尿或显微镜下血尿。

（三）防治措施

1. 预防措施

（1）尽量避免小儿与过敏原接触，如花粉、化学物品、油漆、汽油、尘螨等，要尽量远离。

（2）如果家里有过敏体质的小儿，不要养宠物，并尽量减少小儿与动物皮毛的接触。

（3）加强锻炼，增强体质，提高小儿机体对各种感染的免疫力。

（4）注意小儿的饮食卫生，勤给小儿洗手，不让小儿吃不洁瓜果及水生植物，以杜绝肠道寄生虫感染的机会。

（5）房间内定时通风换气，以保持居室内空气清新。

（6）及时增减衣服，预防小儿感冒。

（7）小儿未痊愈之前不要接种各种预防疫苗。必须等小儿痊愈3～6个月后，才能进行预防接种，否则可能导致此病复发。

2. 护理措施

（1）一旦小儿发病，要让小儿卧床休息，同时要保持室内的清洁、空气新鲜。

（2）尽快确定过敏原，并使小儿远离过敏原。

（3）当出现腹痛等症状时，应当让小儿吃流质和半流质的无渣食物。如果出现便血症状，就应当禁食且及时就医。

（4）如果小儿腹部肌肉剧烈疼痛或腹部肌肉紧张，应立即就医，避免小儿发生肠穿孔。

3. 饮食疗法

绿豆红枣汤

【材料】绿豆、红枣各50g，红糖适量。

【做法】将绿豆、红枣洗干净后加水适量，煮至绿豆开花、红枣胀圆时，加红糖即成。

【功效】具有清热解毒、补气养血、安神助眠、健脾胃的功效。

【适用范围】开始食用辅食的小儿。

爱心提示

小儿过敏性紫癜饮食注意事项有哪些？

应该禁食的食物：鱼、虾、蟹、蛋、奶等动物性食品，蚕豆、菠萝、花粉等植物性食品，这些食物有可能成为过敏原，引起的过敏性紫癜发病率可以达到10%～15%。

推荐小儿吃的食物：含维生素C丰富的食物，主要指新鲜蔬菜和水果，特别是绿叶蔬菜、青椒、鲜枣、柑橘、猕猴桃、刺梨等。冬季蔬菜比较少，绿豆芽也是很好的维生素C来源。

三、玫瑰疹

玫瑰疹是婴幼儿时期一种常见的急性发热性疾病，可以通过唾液飞沫传播，冬春季节发病较多。患过此病的婴幼儿，一般不会患第二次。从小儿第7个月开始，父母就应当关注预防小儿出疹，尤其是玫瑰疹。

（一）病因

经过医学研究发现，婴幼儿玫瑰疹大多数为人类疱疹病毒6型感染所致，少部分为疱疹病毒7型感染所致，也有人认为由柯萨奇病毒B_5所引起，但缺少确切证据。

（二）症状

本病多发生于2岁以下的婴幼儿，潜伏期为10～15天。发病初1～2天白细胞增多，但后期白细胞减少，尤其中性粒细胞很低，而淋巴细胞增加，可以高达70%～90%，无前期症状而突然高热，体温高达39～41℃。3～5天后体温骤降，同时皮肤出现淡红色粟粒大小斑丘疹，最先出现在躯干和颈部，以腰臀部较多，面部及四肢较少，少数皮疹融合成斑片。皮疹在24小时后出齐，再经过1～2天皮疹消退，不留痕迹。小儿在出疹时伴有烦躁、咳嗽、倦睡、流涕、眼发红、咽部充血、恶心、呕吐、腹泻等类似伤风的症状。

少数患儿在高热时可出现惊厥，但惊厥后神志清醒，精神食欲仍好，这是和其他发热性疾病的不同之处。

（三）防治措施

1. 预防措施

因为导致玫瑰疹的病毒常存在于成人的咽喉和唾液腺里，因此预防此病就要求父母避免用嘴咀嚼食物，然后再喂给小儿吃。

父母只要注意小儿的进食卫生，就可以降低患上玫瑰疹的概率。

2. 护理措施

虽然玫瑰疹无需特殊治疗，能够自行痊愈，但在出疹期间，家人也应当做好护理，以免引起并发症。

（1）确保睡眠和休息。小儿宜卧床休息，保证足够的睡眠时间；睡觉时被子不要盖得太多、太厚；室内要保持安静，常开窗通风，保持空气的清新和流通。

（2）保持患处干爽清洁。小儿因发热而大量流汗时，应当注意皮肤的干爽清洁，父母可以给小儿擦去身上的汗渍，避免浸湿，以温热的水为宜；贴身衣物要经常换洗，被褥要常晾晒。

（3）擦身。小儿发热体温超过39℃时，可以用温水或稀释酒精为小儿擦身。

（4）要多给小儿补充水分。补充水分可以帮助排汗和排尿，加速毒素的排出，还可以预防脱水。流质、半流质或易消化的食物比较适合现阶段的小儿食用。还要适当进食含有B族维生素、维生素C的食物，有利于身体的恢复。

（5）及时就医。此病可并发呼吸道感染、中耳炎等，情况严重时应当及时送医院治疗。

3. 饮食疗法

黄金蔬菜粥

【材料】红薯200g，大米150g，芹菜叶、盐各适量。

【做法】红薯洗净，去皮，切成小丁。大米洗干净，稍微浸泡一下。芹菜叶洗净，切碎。将大米和红薯一起放入锅中，加适量水煮成粥。将红薯碾成泥状，投入碎芹菜叶，加盐调味。熟透后放凉，即可食用。

【功效】红薯富含胡萝卜素和维生素C，可有效促进皮肤创面的愈合；圆白菜中含有植物杀菌素，有抑菌消炎的作用，可预防皮肤破溃部位出现感染，提高人体免疫力。此黄金蔬菜粥最适合幼儿食用，可以有效缓解玫瑰疹。

【适用范围】1岁以上的小儿。

爱心提示

小儿玫瑰疹的并发症有哪些？

健康的小儿很少出现并发症，但免疫功能低下的小儿可能发生肝炎或肺炎等并发症，还可能并发急性睾丸炎、急性喉炎、支气管肺炎、腹泻、良性颅内压增高惊厥。

四、尿布疹

尿布疹是发生在裹尿布部位的一种皮肤炎性病变，又称婴儿红臀，表现为臀部与尿布接触区域的皮肤发红、发肿，甚至出现溃烂、溃疡及感染，稍有轻微的外力或摩擦便会引起损伤。尿布疹是婴儿最常见的皮肤问题之一，大多发生在1岁以内的婴儿，通常在7～9个月时最厉害。

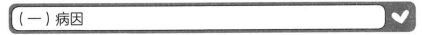

（一）病因

1. 小儿皮肤和生理的特点

小儿皮肤还没有完全发育成熟，十分娇嫩，与尿布接触区域的皮肤比身体其他部位更加薄。加之小儿排泄的次数远比成人多，臀部皮肤很易受到污染而出现尿布疹。

2. 潮湿

尿布的吸收性再强也会有一些尿液留在小儿娇嫩的皮肤上。当小儿的尿液和粪便中的细菌结合在一起，会分解形成带有刺激性的氨。如果小儿裹脏尿布的时间太长，就会因为受到刺激长出尿布疹。

3. 摩擦或对化学物质敏感

小儿出尿布疹也可能是因为尿布摩擦小儿皮肤引起的，尤其是当小儿对一次性纸尿裤的芳香剂或清洗棉质尿布的洗涤剂等化学物质过敏时。

4. 新事物

开始给小儿添加辅食时很容易长尿布疹，是因为任何新的食物都会使小儿粪便的成分发生改变，也会增加小儿的排便量，无形中加大了小儿皮肤和粪便接触的概率，从而使小儿出现尿布疹。

（二）症状

小儿臀部出现一块红红的斑块，就是小儿尿布疹。轻度尿布疹也叫臀红，即在会阴部。继而肛门周围及臀部、大腿外侧皮肤的血管充血、发红，继续发展则出现渗出液，表皮脱落，浅表的溃疡。

（三）防治措施

1. 预防措施

（1）使小儿的臀部保持干爽是预防尿布疹最好的措施，所以，尿布被污染后要尽快更换。

（2）每次换尿布后，彻底清洗小儿的生殖器区域。在洗完后，用软毛巾或是纸巾吸干水分，千万不能来回擦。

（3）不要使用滑石粉质地的爽身粉，如果小儿吸入其粉尘，会对肺部造成伤害。最好选择较为安全的以玉米淀粉为原料的爽身粉。

（4）给小儿添加辅食时，每次只添加一种新食品，隔几天之后再添加另一种，有助于判断小儿是否对食物过敏而引发尿布疹。

（5）不要将尿裤系得太紧。宽松的衣服能够让小儿的臀部"呼吸"。

（6）不要给小儿穿不透气材料制成的衣物。

（7）清洗小儿的棉质尿布时不要用含有芳香成分的洗涤剂，也不要使用柔顺剂，这些东西均会使小儿的皮肤产生过敏反应。可在第一次漂洗时加入一点儿醋，以消除碱性刺激物。

（8）尽量选择母乳喂养，母乳喂养会增强小儿全面抗感染的抵抗力，避免小儿因服用抗生素而诱发尿布疹。

2. 护理措施

（1）经常给小儿更换尿布，保持洁净和干爽。每次换尿布时，都要彻底清洗小儿的尿布区域，并涂上凡士林和锌氧粉等保护性药物，保护小儿已经不舒服的肌肤不再受到粪便及尿液的侵蚀。

（2）保持小儿臀部周围的空气流通。可以把小儿的尿裤系松些或给穿稍大一号的纸尿裤。如果小儿使用棉质尿布，不要给小儿穿塑料套裤。如果用一次性纸尿裤，尽量不要长期用同一个品牌。

（3）天气暖和时，尽可能让小儿不穿尿裤，直接接触空气会加快尿布疹的恢复。

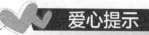

爱心提示

如何护理小儿的小屁股？

男性小儿小便后家长要抖动"小鸡鸡"，将包皮与龟头之间的尿完全排干净。女性小儿小便后，最好能用干净的纸巾从前往后轻轻擦一下，不过千万别擦前面的阴道处。小儿大便后要用干净而柔软的湿巾擦，不能用废纸或者旧毛巾擦，那样不但会弄疼小儿，而且不卫生，甚至会造成小儿肛瘘。小儿的臀部最好每天在洗澡时洗1次，但不要洗得太勤，以免把小儿娇嫩的臀部洗破。

五、脂溢性皮炎

脂溢性皮炎是皮脂溢出部位的慢性炎症，婴幼儿脂溢性皮炎多发生于出生后3个月内。这个时期正是婴儿产后皮脂腺功能活跃的阶段，如果小儿出现脂溢性皮炎，父母应当细心护理，以免感染引发并发症。

（一）病因

1. 新陈代谢

小儿皮肤新陈代谢旺盛，会分泌出大量汗液和脂肪等成分。其中脸部和头部的皮脂腺发达，分泌在皮肤表面的脂肪若不能及时被消除，分泌物与脱落的上皮细胞和外界灰尘等物质混合在一起在头部形成一层厚厚的黄色头垢，容易诱发脂溢性皮炎。

2. 过敏所致

有的小儿因对奶制品过敏，产生过敏反应，使头皮分泌增加而导致脂溢性皮炎。

3. 其他原因

脂溢性皮炎与体质、遗传因素和维生素B_2缺乏也有关。

（二）症状

脂溢性皮炎的主要症状为皮肤红斑鳞屑性损害。损害一般自头部开始，常发部位为头顶、头部额缘、眉毛、耳后以及其他皮肤皱褶处，如鼻颊沟、颈部、腋部、腹股沟部、阴部、肛门等处。初起时为红色斑，表面覆盖油腻的鳞屑。头顶部的鳞屑为黄褐色且呈油腻性，其他部位则颜色较白，有的渗出结痂，稍有痒感，时发时愈。严重的脂溢性皮炎小儿渗出液较多，面积也较大，易继发感染，继发感染时有脓性分泌物。

（三）防治措施

1. 预防措施

脂溢性皮炎完全可以预防，父母只要注意以下几个方面。

（1）小儿居室温度和湿度要适宜。如果空气温度偏高，小儿出汗过多，要勤洗澡，还可以视情况用爽身粉，以保持皮肤的干爽舒适。

（2）小儿衣物清洗需要谨慎。小儿的衣物要常用清水或中性清洁用品清洗，不要用肥皂，而且要漂洗干净，以免皮肤与化学洗衣剂接触，引起皮炎。

（3）饮食有讲究。不要让小儿吃太多富含脂肪和蛋白质的食物，少吃糖类食品，每天都应保证一定量的水果及蔬菜。

2. 护理措施

脂溢性皮炎在几周内可自己痊愈，对小儿的科学护理是使其尽快痊愈的关键。父母要掌握以下护理方法，帮助小儿尽快痊愈。

（1）如果脂溢性皮炎是因为维生素B_2的缺乏而引起的，可通过日常饮食的调理来补充维生素B_2，让小儿多吃些小米、鸡蛋、乳类、动物肝肾、鱼、花生、绿叶蔬菜等食物。

（2）脂溢性皮炎不太痒，但头皮上的层层结痂易继发感染，因此清洗掉结痂是护理的重点。

在清洗时用甘油、煮沸消毒过的植物油或润肤油涂抹于痂皮上，一日数次，待痂皮变软后用小梳子慢慢地、轻轻地梳一梳，厚痂就会掉下来，再用中性婴儿洗发液清洗头部，在清洗时应当轻柔，切勿擦破皮肤。洗后可以涂抹维生素B_2软膏、磺松糊剂等，一般几天后即可脱落。

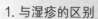

爱心提示

脂溢性皮炎与其他皮肤病的鉴别方法

1. 与湿疹的区别

脂溢性皮炎与湿疹在临床上的表现非常相似，有些父母往往以为是湿疹而误用药。脂溢性皮炎与湿疹的不同之处在于，湿疹先在面颊部出现丘疹、红斑、小水疱，瘙痒明显，而脂溢性皮炎先在头顶部出现，呈油腻性，瘙痒感不明显。

2. 与擦烂红斑的区别

擦烂红斑又称擦烂湿疹，多见于肥胖婴幼儿，多见于皮肤相互摩擦的皱褶部位，如腋窝、颈、腹股沟及臀沟等处，表现为局限性红斑、渗液、糜烂，小儿感觉瘙痒或疼痛。头皮上不会发生擦烂性红斑。

3. 与尿布疹的区别

尿布疹主要是因为尿液及尿布刺激臀部皮肤而发生的炎症，发病部位在臀部。尿布疹表现为出现边缘清楚的红斑，加重后出现丘疹、水疱。

六、痱子

痱子是夏季最为常见的皮肤急性炎症，各年龄段的人群均可发生，但在婴幼儿身上最为常见。身上长了痱子，刺痒难耐，小儿容易出现烦躁的情绪，年龄较小的小儿会哭闹不休，致使痱子更为严重。所以预防及护理工作尤为重要。

（一）病因

天气炎热或室内温度过高时，会使小儿出汗过多。汗液浸渍小儿皮肤的角质层，再与灰尘等混合，会使汗腺导管口闭塞，排不出来的汗液使汗腺内压力增高而发生破裂，汗液渗入周围组织引起刺激，就会在汗孔处形成疱疹及丘疹，于是就出现了痱子。

（二）症状

痱子多发生于前额、前胸、后背、颈部、肘窝、腋窝等皮肤褶皱部位，小儿多发生于头部、前额等处。初起时皮肤发红，随后出现针头大小的红色丘疹或丘疱疹，严重时密集成片。生了痱子后，小儿一般会出现剧痒、疼痛，有时还表现为阵发性。临床上，痱子分为三种类型。

1. 红痱

好发于面部、颈、肘窝、胸背、腹部、臀部，为圆而尖形的针头大小密集的丘疹或丘疱疹，有轻度红晕。皮疹密集出现时有刺痒及烧灼感，皮疹消退后有轻度脱屑。

2. 白痱

在颈、躯干部发生很多针尖至针头大浅表性小水疱，壁极薄，微亮，内容清，无红晕。无自觉症状，轻擦后易破，干后有极薄的细小鳞屑。

3. 脓痱

常发生在皱褶部位，如四肢屈侧和阴部，小儿头颈部也常见。脓疱内常无菌，或为非致病性球菌，但溃破后易继发感染。

（三）防治措施

1. 预防措施

痱子完全可以通过以下措施达到预防的目的。

（1）控制温度。夏季可以采用适当的方法降温，并注意室内通风。天气炎热时不要带小儿外出。

（2）小儿睡觉不要长久保持一个固定姿势。刚出生的小儿经常躺在床上，后背容易出痱子，因此爸爸妈妈应当经常帮他换换姿势。

（3）衣物要透气、轻薄。让小儿穿宽松透气的纯棉衣物，衣服忌过紧、过厚，以减少出汗的概率。但衣物过少也不可。有些父母认为，夏季让小小儿光着身体玩岂不更凉爽？这种想法是错误的，皮肤如果没有衣服的保护更易生痱子并感染。因此夏季还是要小儿穿些轻薄的衣服。

（4）常给小儿洗温水澡，保持皮肤的清洁卫生。夏季出汗过多时每天洗2～3次澡，洗澡水中可以滴少许花露水。洗完澡后用软毛巾擦干小儿皮肤，在腋窝、颈部、腹股沟等皮肤褶皱处撒些爽身粉。注意不可过多、过厚，以免受潮结块后擦伤小儿的皮肤。

（5）小儿食物宜清淡，忌辛辣、油腻食物。夏季可以让小儿喝些绿豆汤、金银花水等帮助解暑；小儿饮食宜清淡、营养。

2. 护理措施

（1）如果小儿是因缺钙而引起出汗过多时，应当在医生的指导下服用维生素D制剂和钙剂。

（2）为防止小儿搔抓出痱子的部位，可将小儿的指甲剪短，也可以采用止痒、敛汗、消炎的药物，以防小儿将痱子抓破，引起继发感染。

（3）如果痱子长在头部，可以将小儿的头发剪短，改变一下发型。

（4）小儿的衣服要轻薄、透气，并经常换洗。枕巾、床单也要保持清洁。

（5）让小儿多喝凉白开水、菜水，多吃水果、蔬菜，以帮助降温。

（6）要给小儿勤洗澡，以保证皮肤干爽透气，减轻痛痒。给小儿洗澡时水温在38℃左右即可，可以在洗澡水中放小苏打3～5g以止痒。不要用肥皂，以免刺激皮肤。

（7）痱子形成小脓疱后，要用75%乙醇棉球擦破，涂上1%甲紫，在必要时可服少量解毒药物。切忌涂抹软膏及油类制剂。

3. 饮食疗法

冬瓜汤

【材料】冬瓜60g，清水适量。

【做法】无需放其他材料，把冬瓜用水煮熟，待汤温凉后给小儿喝汤，适量饮用即可。

【功效】消炎消肿。

【适用范围】开始食用辅食的小儿。

乌梅金银花饮

【材料】乌梅5～6枚，金银花6g，白糖适量。

【做法】乌梅洗净，入锅煮30分钟后，投入金银花同煮煎20分钟，取汁去渣，加入白糖。

【功效】清热解毒。

【适用范围】开始食用辅食的小儿。

爱心提示

当小儿流汗时，扑爽身粉好吗？

天气炎热，小儿出汗很多，父母经常会为小儿扑爽身粉。专家指出，爽身粉中含有滑石粉，小儿少量吸入尚可由气管的自卫机制排除，如吸入过多，滑石粉会将气管表层的分泌物吸干，破坏气管纤毛的功能，导致气管阻塞，而且一旦发生问题，目前尚无对症治疗的方法，只能使用类固醇药物来减轻症状。所以，给小儿使用爽身粉时，应特别注意下列事项。

（1）使用时先将粉倒在手上，小心地涂抹在小儿身上，不要使爽身粉满天飞。

（2）使用后盖紧盒盖并妥善收好，不要让小小儿当成玩具。

（3）避免在较大的小儿面前帮小儿扑爽身粉，以免其模仿。

第八节 五官科常见病防治与护理

一、婴幼儿斜视

婴幼儿时期是眼睛功能不断发育成熟完善的时期。在发育期，一切还没有定型，有可能偏离正常。如果小儿眼睛在这一阶段发生了斜视，应当及时正确治疗，以免错过最佳的矫正时机。

（一）病因

（1）婴幼儿时期的小儿眼球小，眼轴短，多为远视眼，又因为小儿角膜及晶体曲折力大，睫状肌收缩力强。这样，小儿想看清物体就需要更多的调节力，同时双眼也用力向内转，便产生了过量辐辏，容易引起内斜视，称调节性内斜。另外，小儿视力发育不完善，尤其是小儿双眼单视功能发育不完善等都可能促使斜视发生。

（2）爸爸妈妈经常把小儿抱在胸前，哄其玩耍，与小儿的眼睛常处于近距离凝望状态；当小儿躺在床上时，爸爸妈妈把玩具递给小儿，让其抱在胸前自己玩耍，或用较鲜艳的东西近距离逗小儿。时间久了，眼肌的集合功能变得较强，就易产生间歇性内斜。

（3）较小的小儿常躺在床上玩耍，如果玩具经常放在一侧，或爸爸妈妈逗小儿时也只在一侧，小儿习惯注视某一侧，久而久之造成某些神经肌肉疲劳、眼肌外展功能失衡和发育异常，最后形成外斜视。

（4）部分斜视可能是由其他眼睛或身体的病变所引起的，例如视神经发炎或受到压迫、头部外伤、单眼白内障等。

（二）症状

婴幼儿斜视的症状一般表现为视物时黑眼球向内侧或外侧斜视，单只眼睛眼球向内侧偏斜称为"内斜视"，反之向外侧偏斜的话就是"外斜视"。还有一种是单侧眼珠向上或是下偏斜，这种情况为"上下斜视"。如果出现此种症状应当抓紧时间进行矫正和治疗，以免影响小儿视力。

（三）防治措施

1. 预防措施

（1）玩具应当悬挂在婴儿床的床栏四周，这样小儿就不会只盯着一个方向看。逗小儿时也不要总在一侧。另外，也不要让小儿只看眼前的物体，应当时常把他抱到户外或窗前远眺，使小儿的视力得到良好的发育。

（2）父母也应当注意变换小儿睡眠的体位，使光线投射方向经常改变。

（3）婴幼儿对红色反应较强烈，因此可在小床正中上方挂一个红色带有响声的玩具，规定时间摇动，使听、视觉结合起来，有益于新生儿双侧眼肌动作的协调训练，从而起到预防斜视的作用。

2. 护理措施

（1）一般情况下，小儿的斜视在半年内会消失，双眼看物体的功能达到正常。如果一侧的黑眼球总是偏向内侧，就要到医院进行诊治。因为很多小儿斜视是由于屈光不正而导致的，医学上称之为调节性斜视。这些小儿应当及时配戴适度的眼镜，并配合辅助治疗，一般不用手术即可矫正。

（2）由身体病变引起的斜视要积极治疗疾病，才能够使斜视症状改善。

爱心提示

如何判断小儿是否斜视？

小儿是否斜视，只需要做一个简单的测试即可得知。方法：妈妈与小儿面对面坐好。妈妈用一个聚光手电照小儿两眼间的鼻梁根部，相距33cm左右，并提示小儿注视手电。这时在小儿每一只眼球上都会出现一个很小的反光点。没有斜视的小儿，两眼的反光点分别位于两眼瞳孔的中心；有内斜视的小儿，反光点会偏向耳朵一侧；相反，有外斜视的小儿，反光点则向鼻子一侧移动。上述测试反复做几次，如果反复几次，反光点都不在瞳孔中间，则应及时带小儿到眼科或儿童保健门诊寻医就诊。

二、弱视

弱视是指眼球没有明显的器质性病变、矫正视力小于1.0的情况。婴幼儿表述不清，无法将自己眼睛的情况及时告诉爸爸妈妈，因此常延误治疗时机。弱视越早发现越好，最好在小儿发育的关键期定期给小儿做检查，并注意视力保健。

（一）病因

导致婴幼儿弱视的原因很多，较常见的有近视、散光、斜视、度数较高的远视、角膜混浊、先天性白内障、重度上眼睑下垂、新生儿视路出血及先天性视中枢发育不良等。

（二）症状

阳光不强烈时也要眯着眼看东西，好像对光线特别敏感。经常擦眼睛，流眼泪，眼睑肿胀，眼睛发红、肿痛、有眼屎。在看书或电视时，经常把头侧向一边或凑得很近。眼睛斜视，双眼不能协调活动。有的小儿表现为动作笨拙、行走蹒跚，学步较晚。

（三）防治措施

1. 预防措施

由于弱视患儿多无自觉症状，定期进行视力检查对早期发现，早期治疗有重要作用。眼睛的构造十分复杂精细，而且非常容易受到损坏，轻者视力下降，重者失明。所以，保护好眼睛便成了一个不容忽视的问题，要养成良好的习惯必须从小儿开始。

（1）在婴幼儿时期，就要注意用眼卫生。让小孩的毛巾、手帕、脸盆跟大人分开使用，以免染上急性结膜炎、沙眼等传染性眼病。教育小孩不用脏手揉眼睛，不要给小孩玩弄剪刀、针等锐利坚硬的东西，以免伤及眼睛。

（2）教育小儿注意用眼卫生，小孩在玩玩具、看连环画或画画时，不要距离太近。要保持正确姿势且灯光要充足，不要太暗或太强。

（3）儿童正值生长发育时期，应鼓励小儿多吃粗粮、杂粮、蔬菜、水果，少吃含糖量高的食物。最好不要吃零食，鼓励小儿们多到室外活动，参加有益的体育锻炼注意眼睛的营养供给。

2. 治疗方法

弱视治疗方法见表3-7。

表3-7　弱视治疗方法

方法	具体内容
配戴眼镜	医生首先会让弱视的小儿配戴矫正眼镜来进行治疗
遮盖健眼	通过遮盖健康的眼睛，达到锻炼弱视眼睛的目的。遮盖健眼多久放开一次，或双眼交替遮盖的比例，应当根据小儿视力的高低及年龄的大小而灵活掌握。遮盖健眼必须做到严格和彻底，最好将眼垫直接盖在眼睛上而不是盖在眼镜上，使小儿无法偷看。进行遮盖疗法贵在坚持，否则会影响疗效
目力训练	在进行遮盖疗法的同时，可以根据小儿年龄及弱视眼的视力，让小儿用弱视眼做一些精细目力训练（如穿珠子、描画、穿针及刺绣等），有利于弱视眼视力的提高
红光闪烁刺激法	小儿戴矫正眼镜的同时，可配合红光闪烁刺激法。即用弱视眼从观察孔中看闪烁性的红光，每次10～15分钟，每日2次

爱心提示

小儿弱视，应极早治疗

很多父母认为，弱视应等小儿稍大些再治疗，这种认识是错误的。弱视在8岁以前是可治愈性疾病，如果未能及时发现、治疗和纠正，就会导致单眼或双眼视力低下，严重影响双眼视力功能，导致整合消失，成为立体盲。所有小儿均应在3岁左右详细检查视力，这是发现弱视的最佳方法。弱视的治疗与年龄有密切关系，年龄越小，治疗效果越好。研究表明：2岁以内为关键期，6～8岁以前为敏感期，超过12岁后治疗效果极差，如拖到16岁后再治疗，几乎没有治愈的可能。

三、泪囊炎

很多细心的父母会发现，有时小儿的眼屎很多，尤其是在夏天。许多人以为这是小儿火气重的缘故，因而会给小儿采取降火措施。其实，小儿很可能是患了泪囊炎。患泪囊炎的小儿最显著的特征就是眼屎多，稍大的小儿可能会伴有流泪。挤压小儿的泪囊区，往往有脓性分泌物流出。泪囊炎如果得不到及时、有效的治疗，会引起角膜炎、角膜白斑，导致视力明显下降或造成弱视、近视，还可能引起泪囊周围组织发炎，或形成泪囊瘘，影响容貌的美观。

（一）病因

大多数小儿鼻泪管下端的开口还未开放，或被上皮碎屑阻塞，导致鼻泪管阻塞，泪液淤积于泪囊内，成为细菌繁殖的场所，继而引起继发性感染，就会使小儿患上泪囊炎。对于婴幼儿来说，泪囊炎的发病率仅次于上呼吸道感染，发病率很高。

（二）症状

泪囊炎一般表现为急性和慢性两种，以慢性最常见。急性泪囊炎常是慢性泪囊炎的急性发作，是由于毒性强的细菌感染所致。

1. 急性泪囊炎的症状

表现为泪囊部及周围有红、肿、热、痛，严重者可波及上、下眼睑及鼻梁。颌下和耳前淋巴结肿大，体温升高。数日后，泪囊部形成脓点而后破溃排出。

2. 慢性泪囊炎的症状

表现为流泪，常伴发结膜炎、眼睑皮肤湿疹，泪囊部形成囊肿，隆起于皮下，内含大量黏液或脓性分泌物，用手挤压泪囊部可有大量分泌物自泪点溢出。

（三）防治措施

1. 预防措施

（1）早发现早治疗。一旦发现小儿经常流泪、结膜充血及眼屎增多等症状，应及时就诊。

（2）在家给小儿擦拭分泌物时将指甲剪去磨平，以防损伤小儿皮肤。

（3）使用消炎眼药水前应先洗净双手。

2. 治疗方法

（1）冲洗法。对大多数单纯的鼻泪管闭塞小儿，可在眼部滴抗生素眼药水，冲洗泪道，有一部分可通过冲洗通畅。冲洗泪道3次左右无效的话，就要采取探通术。

（2）探通法。最好在小儿出生后2～4个月探通。探通前3～4天每日冲洗泪囊，滴抗生素眼药水。该手术的难度较大，有一定的风险，对医生的要求比较高，最好带小儿到正规大医院就诊。一般小儿满月后就可接受探通。

3. 按摩疗法

★疗法：在小儿泪囊炎初期，可用拇指按摩小儿泪囊区，并向鼻泪管方向推压4～5遍，每日2～3次，可减轻泪囊炎症状。

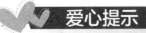

爱心提示

小儿眼屎多，不一定是泪囊炎

泪囊炎多发生在小儿1～3个月时。对于年龄稍大的小儿来说，眼屎多的原因可能是上火，多因平时喜食鱼、虾、肉等热量高的食物，食用水果和蔬菜较少引起的。上火的小儿除了眼屎多外，还常伴有怕热、易出汗、大便干燥、舌苔厚等症状。此时应改变不良饮食习惯，多喝水，在必要时服一些清热泻火、消食导滞的中药。

四、麦粒肿

麦粒肿俗称为针眼，是婴幼儿期常见的眼病。小儿年纪小，经常哭闹，细菌易乘虚而入。引起麦粒肿的细菌多为金黄色葡萄球菌、链球菌，因此麦粒肿多为化脓性炎症。在眼皮边缘长出的麦粒肿称为外麦粒肿，是指睫毛根部的皮脂腺或毛囊发炎。出现在内侧时称为内麦粒肿，是指睑板腺发炎。患有屈光不正、营养不良、睑缘炎等病的小儿易反复发生麦粒肿。小儿患有其他全身性疾病时，抵抗力下降，也容易引起麦粒肿。

（一）病因

通常情况下眼睑有防御外界病菌侵袭的能力。但是小儿经常哭闹，经常用脏手或不洁之物擦眼、揉眼，细菌便乘虚而入。

引起麦粒肿的细菌多为金黄色葡萄球菌，因此麦粒肿多为化脓性炎症。小儿患其他疾病或营养不良时，也容易引起麦粒肿。

（二）症状

根据感染部位的不同，麦粒肿又分为外麦粒肿和内麦粒肿两种。外麦粒肿是睫毛根部的皮脂腺或是毛囊的急性化脓性炎症，内麦粒肿是眼睑里面睑板腺的急性化脓性炎症。外麦粒肿和内麦粒肿所表现出来的症状也有所差异。

1. 外麦粒肿

小儿表现为眼睑皮肤局部红肿、胀痛，触摸时能感到有一小硬结，按压疼痛明显。轻者可以自行消退，重者数日后红肿部位出现小脓肿，并伴有耳前或颌下淋巴结肿大，出现恶寒、发热等症状。

2. 内麦粒肿

因内麦粒肿发生于睑板腺上，睑板腺为致密的纤维组织所包绕，部位较深，所以初起时肿胀程度较外麦粒肿轻，但疼痛较剧烈，炎症持续时间也长。几天后在睑结膜面会看到黄白色的脓点，患侧耳前淋巴结肿大，并有压痛。

（三）防治措施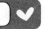

1. 预防措施

（1）小儿的脸盆、毛巾要专用，定期给脸盆和毛巾消毒，以免将不洁物带入眼内。

（2）饮食要营养均衡。多让小儿吃新鲜的蔬菜或水果。

（3）不要让小儿太过劳累，要保证充足的休息和睡眠。

（4）注意小儿眼部的卫生，教育小儿应勤洗手，不要随便用手擦眼或揉眼。

（5）加强身体锻炼，常带小儿到户外走走，进行空气浴、日光浴，以增强身体抵抗力。

（6）积极治疗眼部慢性疾病，如果经常反复患针眼，不要忽视了从全身找原因。

2. 护理措施

（1）患病期间小儿饮食宜清淡，不要吃辛辣、油腻的食物，让小儿多喝些温开水。

（2）患病早期也就是脓头未形成之前，可局部热敷，以促进化脓。每次热敷15～20分钟，每日2～3次。较轻的炎症热敷后可以完全消失。

（3）眼部滴用抗生素眼药水，如0.25%氯霉素眼药水，可在小儿入睡后涂抹金霉素软膏。局部炎症严重或伴有淋巴结肿大的应该口服或肌内注射抗生素治疗。

（4）当脓头出现时，父母不要盲目挤压排脓。因为挤压脓头会使局部炎症扩散，含有大量细菌的脓栓被挤进了血管里，随着血液的流动扩散到脑及全身，引起眶蜂窝织炎、海绵窦脓栓、菌血症、败血症等，这种情况非常危险，甚至会致命。因此，小儿眼部形成脓肿时千万不要用手挤压，也不要用未经消毒的针尖去挑破，并教育小儿不要用脏手去挤弄。

（5）如果已形成脓肿不要等待自行破溃，应当马上到医院切开排脓。切开的伤口比自行破溃的伤口整齐，愈合后瘢痕小，排脓充分不留后遗症。但需注意，切开排脓后仍需点眼药水、涂眼膏及服用抗生素。

（6）脓肿自行破溃后应到眼科就诊，进一步引流充分，否则会形成包囊，继而形成肉芽肿而不易愈合。

（7）经久不愈的麦粒肿一定要请医生给予处理，以免造成眼睑外翻、遗留瘢痕等后遗症，影响外观形象。

3. 按摩疗法

★疗法一：让小儿坐下或仰卧，家长以双手拇指指腹由印堂穴（图3-33）向上直推至发际，交替操作1～3分钟。

★疗法二：用手指点按小儿双侧攒竹穴（图3-33）1分钟，然后由印堂穴（图3-33）沿上眼眶向两侧分抹至太阳穴（图3-33），反复操作10～15次。

★疗法三：用手指按揉小儿太阳穴（图3-33）1分钟。

★疗法四：用拇指指腹轻轻按揉患处周围1～3分钟。

★疗法五：小儿采取坐位或俯卧位，家长以拇指、中指点按小儿双侧风池穴（图3-34）1分钟。

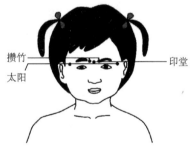

图3-33　印堂穴、攒竹穴、太阳穴

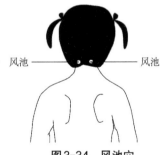

图3-34　风池穴

4. 饮食疗法

菊花粥

【材料】干菊花15g，粳米50g，冰糖少许。

【做法】将干菊花去蒂择净，磨成菊花末待用。粳米和冰糖加水500ml，煮至米开汤未稠时，调入菊花末，改用文火稍煮片刻，待粥稠停火，盖紧盖焖5分钟。

【功效】此粥疏风清热，对麦粒肿有很好的治疗效果。

【适用范围】1岁以上的小儿。

金银花饮

【材料】金银花适量。

【做法】金银花用水浸泡，加水煎汁，待温度合适后给小儿饮用。

【功效】可以疏风清热，对麦粒肿有很好的治疗效果。

【适用范围】新生儿以外的小儿。

茯苓山药糕

【材料】山药150g（去皮），茯苓、红枣各80g，蜂蜜20g。

【做法】将山药蒸熟捣烂；红枣煮熟，去皮、核，留肉；茯苓研细粉，与山药泥、枣肉拌匀，蒸成糕，熟后淋上蜂蜜即可。

【功效】主治针眼反复发作，诸症不重者。

【适用范围】开始食用吃辅食的小儿。

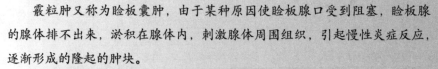

爱心提示

霰粒肿与麦粒肿不是同一种病

霰粒肿又称为睑板囊肿，由于某种原因使睑板腺口受到阻塞，睑板腺的腺体排不出来，淤积在腺体内，刺激腺体周围组织，引起慢性炎症反应，逐渐形成的隆起的肿块。

小儿患了霰粒肿，在眼皮下可以摸到绿豆或黄豆大小（个别的还大些）的硬结。翻过眼睑时，在睑结膜面可看到相应的部位有紫红色的肉芽肿突出，过大时有沉重感，通常无触痛及其他症状。霰粒肿病程较长，一般会持续几周或几个月，有的可反复发生。小而无症状的可以不必治疗，任其自行吸收消散；大而伴有自觉症状或发生肉芽的，应手术切除。

五、中耳炎

中耳炎就是中耳发炎，是小儿发生耳痛的一种常见病因。中耳炎如果不及时治疗可导致听力障碍。小儿年龄太小，无法表述清楚自己耳部的病症，父母一定要注意多观察小儿，做到早发现、早治疗。

（一）病因

（1）小儿耳朵内部尚未发育完全时，易给细菌可乘之机。

（2）小儿营养不良、受凉或患有肾炎、结核、心脏病时，也容易诱发中耳炎。

（3）小儿平躺吃奶，若乳汁流入耳中，很容易诱发中耳炎。

（4）如果小儿患有败血症及脓毒血症，细菌易通过血液循环侵入中耳，引发中耳炎。

（二）症状

小儿中耳炎主要表现为耳痛、耳鸣、听力下降和耳道流脓等，大致可分为四个阶段，见表3-8。

表3-8　小儿中耳炎四个阶段的表现

阶段	具体内容
第一阶段	咽鼓管阻塞期，表现为精神委靡、胃口差，出现耳鸣、耳内不适等，影响小儿的日常睡眠和活动
第二阶段	化脓前期，表现为发热，体温可达39～40℃，患儿哭闹不安、听力下降和耳痛，同时伴有恶心、腹泻等消化道症状，类似感冒或肠炎
第三阶段	化脓期，表现为发热、拒食，严重者面色发灰，听力下降，耳痛向四面放射
第四阶段	消散期，一般在患病4～5天后，小儿的体温下降，耳痛消失，可以入睡。但鼓膜破溃，脓液从耳道流出，耳鸣和听力下降仍存在

（三）防治措施

1. 预防措施

（1）从小注意小儿的体格锻炼，多带小儿到户外活动，多晒阳光，增强体质和抗病能力。

（2）天气寒冷或气温急剧下降时，要注意防寒保暖，预防小儿上呼吸道感染。

（3）不要让小儿用力挖耳朵，以免皮肤感染而使细菌侵入。

（4）避免让小儿长时间含着奶嘴。频繁地吸吮动作容易使病菌从鼻腔后端进入到咽鼓管，造成感染。

（5）给小儿洗澡、洗头时要用手堵住外耳道口，以防污水流入耳道内。

（6）尽量保持小儿的鼻腔清洁，避免积聚于鼻腔内的黏液流到咽鼓管内。

（7）被动吸烟也是导致中耳炎发作的重要因素。为了小儿的健康，家长一定不要在家中吸烟。

（8）给小儿喂奶的姿势要正确，避免奶液流入耳朵引发中耳炎。

（9）哭闹的小儿，要防止泪水流入耳内；经常感冒的小儿，不要用力擤鼻，以免损伤耳咽管。

2. 护理措施

（1）耳朵内常有脓液流出的小儿，一定要将他耳内的脓液清洗干净，如图3-35所示。

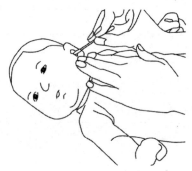

图3-35　清洁小儿耳朵

（2）小儿的饮食要以清淡、容易消化、营养丰富为原则，多吃新鲜蔬菜和水果，不要吃辛辣刺激的食物，如葱、蒜等，以防热毒内攻；平时可以让小儿多吃一点清火败毒的食物，如金银花露、绿豆汤等。

（3）治疗中耳炎一般采取耳道内滴药的方法，这就要求小儿配合。对于较大的小儿要进行说服教育，使其侧卧于床上，或者坐在椅子上，头偏向一侧；对于较小的小儿需要固定住其身体和双手，头部侧着固定好。如果小儿耳内有脓液，则在滴药之前先用3%双氧水清洁耳道。

（4）给小儿滴药时应注意：药液温度要与体温相近，如果药液过冷，应稍加温，以免在药液滴入后小儿出现恶心、呕吐等不良反应；滴管不要接触外耳道壁，并时刻保持小儿外耳道及耳前皮肤的清洁。由于外耳道有一定的倾斜度，所以滴药前应将小儿的耳道拉直，使药液顺利流入；为了促使药液流入鼓膜区，滴药以后让小儿暂时不要动，保持侧卧，待药液渗入耳内组织以后再起来。

（5）如果小儿患的是慢性中耳炎，经上述治疗仍不见好转，且化脓有恶臭、耳后红肿疼痛，说明有可能是合并乳突炎，要及时带小儿到医院诊治，必要时需拍片。如果是慢性乳突炎还需手术治疗。

3.按摩疗法

★疗法一：以拇指对准耳垂后翳风穴，先点后按1～3分钟。

★疗法二：以拇指、中指点揉风池穴（图3-36）1～3分钟。

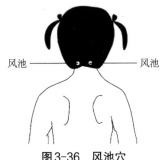

风池 —————— 风池

图3-36　风池穴

★疗法三：小儿俯卧，家长以单掌，从上向下直擦肩、背、腰、骶部的肌肉组织，反复操作，以透热为度。

六、过敏性鼻炎

过敏性鼻炎是小儿在婴幼儿时期发生率最高的过敏性疾病，主要症状是鼻塞、接连打喷嚏（有时候会连打十几个）、流鼻涕、鼻痒。小儿过敏性鼻炎分为季节性和常年性两种，季节性过敏鼻炎常在春秋两季发病，多因花粉引起，因此又称"花粉症"。小儿患过敏性鼻炎后，平日揉鼻子、流鼻血或因鼻水倒流到喉咙时，经常不自觉地清喉咙和咳嗽，在睡觉时还经常打呼噜，或张嘴呼吸。

（一）病因

过敏性鼻炎的主要症状是流清涕、鼻塞、鼻痒、打喷嚏，进行鼻腔检查时，经常可以发现鼻黏膜出现肿胀。有的还可出现眼部发痒、耳痒、结膜充血、咽部痒、嗅觉减退、哮喘等伴随症状。

病情严重的小儿，甚至睡眠、日间活动、运动、学习均会受到影响。过敏性鼻炎可能季节性发作，也可能常年存在。

（二）症状

1. 家族遗传

过敏性鼻炎是人体对某种物质的病态反应在鼻部的表现，是多种免疫活性细胞和细胞因子参与的鼻黏膜慢性炎症反应。此病与遗传因素有关。如果患儿为过敏体质，那么在接触过敏原后便极有可能引发过敏性鼻炎。

2. 接触过敏原

如果小儿对某些物质有过敏反应，如尘埃、花粉、螨虫、动物皮毛、烟雾、冷空气以及牛奶、鱼、虾、羊肉、牛肉等，那么在接触到这些物质后便容易诱发过敏性鼻炎。随着大气污染程度的加深，原来不是过敏性体质的小儿由于身体免疫系统还未健全，也有可能演变成过敏体质。

3. 患有哮喘病

有哮喘病史或过敏性鼻炎家族史的小儿，发生过敏性鼻炎的风险较普通人群高出2～6倍，发生哮喘的风险高出3～4倍。多数小儿先是出现鼻炎，而后发生哮喘；少部分小儿先有哮喘，然后出现鼻炎，或是两者同时发生。可见过敏性鼻炎和哮喘具有明显的相关性。如果小儿患有哮喘病，那么父母就要多注意了。

（三）防治措施

1. 预防措施

一般状况下，小儿患过敏性鼻炎都不能达到完全治愈，最好的办法就是预防。

（1）杜绝尘土、螨虫、真菌等过敏原。少用窗帘、地毯，不用羽绒枕头、羽绒被和席梦思床垫；不要让小儿亲近猫、狗、鸟等宠物；在花粉播散的季节，不带小儿去花草树木茂盛的地方。

（2）给小儿创造整洁的居住环境。居室里经常加湿除尘，开窗通风，保持空气新鲜。

（3）注意饮食。不要给小儿吃辛辣食物、烹炸食品及海鲜，多给小儿吃新鲜蔬果，多给小儿喝白开水。

（4）增强小儿体质。常带小儿到户外活动，养成用冷水洗脸、洗手的好习惯，提高身体对外界气候变化的适应能力和抵抗力。

（5）冷热变化也容易使小儿发病。天气突然变冷或变热的时候，要及时为小儿增减衣物。

（6）密切关注小儿身体状况。一旦小儿出现类似过敏性鼻炎的症状时，要及时就医诊治。

2. 护理措施

（1）父母应首先确定过敏原，减少或尽量避免小儿与过敏原接触。一旦引起小儿过敏的特殊过敏原被确定，而小儿又不能避免与之接触时，最好考虑脱敏治疗。

（2）对于过敏性鼻炎来说，确定过敏原是一件非常困难的事，但过敏原大部分来自大自然。所以，为了减轻小儿的症状，可多次用流动的水为小儿洗脸。如果有可能，每天在睡觉前可为小儿洗澡、洗头，以避免将过敏原带到床单和枕头上。

（3）小儿生病期间不要接触妈妈使用的化妆品、刷家具的油漆、汽油、酒精等容易引起过敏的东西。

（4）让小儿充分休息，保证充足的睡眠时间。睡眠充足才能增强身体抵抗力。年龄越小的小儿越应注意休息，待症状好转后才能恢复活动。

（5）患病期间饮食宜清淡，最好不要吃鱼虾、鸡蛋、牛奶、贝类海鲜等易过敏食物，因为这些食物可能加重过敏性鼻炎症状。

3. 按摩疗法

给小儿按摩时最好让小儿仰卧或坐下，这样利于按摩。

（1）用拇指推擦小儿印堂穴（图3-37）1分钟，用食指指腹按揉小儿迎香穴

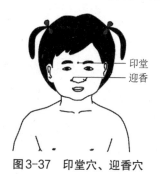

图3-37　印堂穴、迎香穴

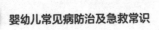
（图3-37）1～3分钟，用中指指腹在小儿鼻两侧快速搓擦1～3分钟，以局部产生灼热感为度，最后掐揉小儿双手合谷穴各1分钟。

（2）按摩迎香穴，每次5～10分钟，每日2次。

（3）用两手大鱼际（拇指根部的肌肉）在小儿两侧迎香穴上下按摩至发热，每日数次。

4. 饮食疗法

生姜核桃茶

【材料】生姜适量，核桃仁20g。

【做法】先将核桃仁放入锅中水煮，待水沸20～30分钟后，放入生姜，再煎5分钟，让小儿饮用。

【功效】有效防止涕泪交流。

【适用范围】开始食用辅食的小儿。

山药泥

【材料】山药150g，大枣10枚（约50g）。

【做法】山药切成小块，大枣去核放入盘中，放入锅内，置火上蒸，至山药熟软，捣成泥状。

【功效】温肺益肾。适用于肺肾阳虚型过敏性鼻炎。

【适用范围】开始食用辅食的小儿。

♥ 爱心提示

如何区分感冒和过敏性鼻炎？

过敏性鼻炎的有些症状，如打喷嚏、流鼻涕，与感冒的症状相似，不少人将过敏性鼻炎当成感冒去治，结果没有收到预期效果。其实，这两者的区别还是很明显的。虽然感冒患儿也会打喷嚏，但不会连续打数十个，过敏性鼻炎打喷嚏则是接连不断地打，一般都会打十几个，甚至几十个。感冒初始为清水样鼻涕，后期就为黄色黏稠脓性鼻涕。过敏性鼻炎会流大量的清水鼻涕。感冒通常1周左右就会康复，而过敏性鼻炎有明显的季节性和过敏原，有的甚至长年不愈。

七、鼻出血

鼻出血在婴幼儿中比较常见，一年四季都可能发生，尤其是秋冬干燥的季节。父母如果发现小儿鼻腔出血，不要惊慌，首先要学会一些基本的止血方法和护理知识帮小儿止血，然后彻底查清鼻出血的原因所在。

（一）病因

可能造成鼻出血的原因见表3-9。

表3-9　可能造成鼻出血的原因

原因	具体内容
外伤	小儿跌倒撞伤鼻部出血，挖鼻引起鼻前庭糜烂、中隔前部黏膜糜烂则以渗血为多
鼻腔异物	小儿把玩具、纸团、果皮、瓜子等塞入鼻腔继发感染，引起黏膜糜烂而出血
发热	发热尤其是上呼吸道感染发热，鼻黏膜干燥、微血管破裂易出血
鼻腔炎症	分泌物积聚在鼻腔、鼻前庭，引起痒、干痛等不适，因小儿不会揩鼻涕，经常用手挖鼻所致
血液病	以白血病、血小板减少、血友病、再生障碍性贫血为多见
风湿热	风湿热也会引发鼻出血

（二）症状

多数鼻出血为单侧，也可为双侧；可间歇反复出血，亦可呈持续性出血。出血量多少不一，轻者涕中带血、数滴或数毫升，重者可达几十毫升甚至数百毫升以上，导致失血性休克。反复出血可能引发贫血。少数少量出血可自止或自行压迫后停止。

（三）防治措施

1. 护理措施

（1）如果小儿患鼻炎、鼻窦炎，应当及早治疗。

（2）在干燥季节，对有鼻出血史的小儿，家庭应备有金霉素眼药膏，每天可在鼻腔内均匀地涂抹，以滋润鼻黏膜，预防出血。

（3）要教育小儿改掉用手抠鼻子的坏习惯（图3-38）。

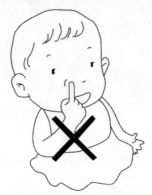

图3-38　改掉用手抠鼻子的坏习惯

（4）教育小儿不要偏食，多吃些新鲜的蔬菜和水果，确保每天的饮水量。

（5）室内要保证一定的湿度，如果太过干燥，可以用加湿器来调节；经常开窗通风，并注意室内温度不要过高。

2. 应急措施

（1）出血量少时的措施。让小儿先坐下，使其头略向前倾，再用冷毛巾敷在头部，或用一条冰毛巾围在脖子上，或是用湿毛巾止血，或者在流鼻血的鼻孔中塞上一团小棉球，轻轻按压两侧的鼻翼。父母用这种方法止血时，应耐心安慰小儿不要哭闹，并张大嘴呼吸，头不要过分后仰，以免血液流入喉咙中，引起不适。

（2）出血量较多时的措施。如果出血量较多，用上面的方法不能止住出血，应当马上让小儿坐下，可用脱脂棉或干净的纸充填小儿的鼻腔。但注意不要松松填压，因为这样达不到止血的目的。同时，在鼻梁或颈部两侧大血管处放上冷水浸湿的毛巾做冷敷，也可以止血或减少鼻出血。小儿鼻出血时，父母首先要镇静，否则会让小儿更加紧张，从而加重鼻出血的症状。

3. 按摩疗法

按揉迎香、巨髎穴（图3-39）。这两穴都位于鼻翼旁：迎香穴在鼻翼外缘中点，巨髎穴在瞳孔直下，鼻唇沟外侧，与鼻翼下缘相平。

在按摩时，将双手食指指腹放于左右穴位，对称地进行按揉。先按揉迎香，后按揉巨髎，每穴5分钟，早晚各1次。注意按压要适度，最好由轻渐重。这样每天来回按揉50次，有预防感冒、宣鼻通窍、防止鼻出血的作用。

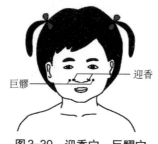

图3-39　迎香穴、巨髎穴

4. 饮食疗法

鲫鱼石膏煲豆腐

【**材料**】鲫鱼1条（约150g），豆腐200g，生石膏30g，盐适量。

【**做法**】将鱼宰好洗净后，与豆腐、石膏同放入锅内，加水适量煲1小时，以盐调味即可食用；幼儿可只饮汤不吃渣，以防鱼骨哽喉。

【**功效**】有清肺热、降胃火、止鼻血的功效。

【**适用范围**】1岁以上的小儿。

蜂蜜梨水

【**材料**】梨1个，洋槐花蜂蜜20g。

【**做法**】将梨洗净，切成小块。在榨汁机里放入一碗水，将切好的梨也放进去。榨好的汁用滤网过滤掉果渣，加入20g洋槐花蜂蜜。一天2～3次，坚持一周可以治愈。

【**功效**】对于小儿流鼻血、手足心热等病症有很好的疗效。

【**适用范围**】开始食用辅食的小儿。

爱心提示

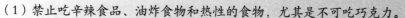

小儿在流鼻血后饮食方面应当注意哪些？

（1）禁止吃辛辣食品、油炸食物和热性的食物，尤其是不可吃巧克力。

（2）应多吃些蔬果类与白色食物，例如白果、百合、藕、白菜、白梨、白萝卜等。

八、龋齿

龋齿俗称"虫牙"，是细菌在牙齿的间隙以及窝沟处大量的繁殖、积存和发展壮大的过程中，逐渐使牙齿破坏、崩解的一种感染性疾病。预防婴幼儿龋齿很关键，一旦发现小儿龋齿，应当立即治疗，不可以拖延。

（一）病因

龋齿是由多方面原因引起的，主要包括细菌、饮食不均和牙齿缺陷，三者相互作用引起龋齿。见表3-10。

表3-10　引起龋齿的原因

病因	具体内容
细菌	引起龋齿的细菌称为致龋菌。致龋菌主要是一些能产酸的细菌，包括变形链球菌和乳酸杆菌。这些细菌与唾液中的黏蛋白和食物残屑混合在一起，牢固地黏附在牙齿表面和窝沟中，形成菌斑，菌斑中的大量细菌产酸，造成菌斑下面的牙釉质表面脱钙、溶解
饮食不均	食物中精制的碳水化合物，特别是过多的蔗糖，同时缺乏钙、磷、维生素D、维生素A、B族维生素皆可使龋齿的发病率增高
牙齿缺陷	牙齿本身的缺陷，如咬合面深的窝、沟，这些深窝沟容易滞留食物残屑，诱发龋齿。除此之外，牙齿釉质中含的氟磷灰石过低或钙化不足等均可导致抗龋力的降低

（二）症状

龋齿初期没有明显的症状，但观察牙齿时，会看到牙釉质表面有小的斑点，像粉笔样的颜色或黄褐色。随着病情的发展，光滑的表面变得粗糙，后牙咬合面的小沟裂发黑、加深。

当病变达到牙本质的浅层时，小儿开始对冷、热、酸、甜的食物比较敏感，但漱口之后，将刺激性的食物冲洗干净，酸痛的症状就立即消除。

牙本质的龋坏也可能停止进行，如有时可发现磨牙咬合面上的龋洞，洞底的牙本质坚硬、光滑，只是颜色变为褐色，这叫做停止性龋齿。此类龋齿表面看起来无发展，但病情却在龋洞内发展。随着病情的逐步加深，龋坏达到牙本质的深层，牙齿破坏很深，有的可能达到牙神经。小儿此时对冷热的刺激特别敏感，特别是遇到冷的刺激会引起剧烈牙痛。当较硬的食物碎块嵌入深龋洞，也会发生比较剧烈的疼痛。龋齿的危害很大，如果不及时治疗，可能累及邻近的牙齿。因此，父母要常带小儿检查牙齿，一旦发现龋齿，应当及早治疗。

（三）防治措施

1. 预防措施

预防龋齿发生是非常重要的小儿保健工作，其基本原则是针对发病因素，采取相应措施。

（1）注意口腔卫生。口腔卫生是预防龋齿的最重要的措施。让小儿养成饭后漱口的习惯，漱口可清除口腔内的细菌，用清水即可；让小儿睡前、晨起刷牙，清除口腔中的大部分细菌，减少菌斑的形成。研究表明，早晨刷牙后口腔内的细菌总数可减少60%，如果只漱口不刷牙只能减少15%；睡前刷牙意义更大，由于睡眠时唾液分泌减少，口腔自洁作用降低，细菌更易繁殖，因此最好让小儿养成睡前和早起各刷一次牙的好习惯（图3-40）。

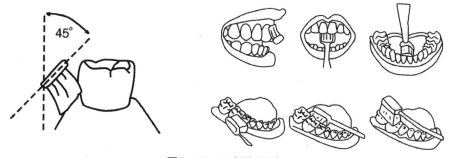

图3-40　正确刷牙图解

（2）不要让小儿含乳头睡觉。由于口腔中的乳汁和食物会为细菌滋生提供有利的条件，而且食物残渣发酵最后产生酸，容易诱发龋齿的产生。

（3）吃糖要有节制。少食糖食和含糖饮料，避免摄入高浓度的天然含糖食物，如蜂蜜、糖浆、干果等；禁止在吃饭前吃甜食或是喝甜饮料，睡前与两餐间不要频繁进食可发酵的糖类食物。

（4）注意饮食。龋齿的发生除了与食物中蔗糖过多有关外，饮食的作用也不可忽视。要多给小儿吃些富含膳食纤维的蔬菜，这不仅能够磨练牙齿，而且粗的纤维还会像毛刷一样起到洁齿的作用，这类蔬菜有油菜、洋葱、菠菜、白菜、芹菜等。除此之外，还应当让小儿多吃些含钙高的食物，如蛋黄、豆类、牛奶等。同时，食物中的磷也是构成牙齿的主要原料，因此要适量吃些瘦肉、肝脏和鱼等。

（5）应用氟来防龋齿。一般采取氟化水源，用氟化物漱口与刷牙，对食物进行氟化来发挥氟在预防龋齿中的作用。

2.护理措施

一旦发现小儿有龋齿的苗头，家人应当立即采取措施，将龋齿控制在一定的范围之内。

（1）增强牙齿的抗酸力。应当用氟化物或磷酸盐增强牙齿的抗酸力，改变牙釉质的表面结构。

（2）封闭微生物进入的通道。应用防龋涂料对咬合面的裂隙做物理填充，防止食物在裂隙中滞留。

（3）消除牙菌斑。用葡萄糖酸洗必泰作为口腔消毒剂以减少菌斑的滋生。

（4）吃流质或半流质食物。为小儿治疗龋齿期间，应当以流质或半流质食物为主，以免咀嚼硬食时使牙洞扩大或使牙洞塞得过紧。吃过食物后要及时漱口。

（5）不要拔牙。在就医时，最好不要让医生将小儿的坏牙拔掉，因为小儿的牙根还没有发育成熟，拔牙会损伤牙根的正常发育。而且，拔牙还会使邻近的牙齿倾斜，影响咀嚼。

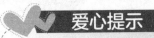 爱心提示

小儿如何正确刷牙？

让小儿正确刷牙，首先应选择合适的牙刷。选择头小、孔距适当、刷毛硬度合适、不伤牙床的儿童牙刷，可用防龋牙膏。

正确的刷牙方法：牙刷要与牙龈平行刷动。横刷虽能刷净牙齿表面，却刷不到内面、凹面及牙缝，还容易使牙龈受伤引起红肿及出血。合理的刷牙方式要顺刷，即"上牙由上往下刷，下牙由下往上刷"，"里里外外都刷到"。当有轻微的食物嵌塞时，用竖刷法或用温水漱口即可消除。这样就可把牙缝和各个牙面的食物残渣刷洗干净。另外，刷牙后要漱口。

九、口腔溃疡

小儿口腔溃疡和大人口腔溃疡是两回事。小儿口腔溃疡是一种口腔黏膜病毒感染性疾病，致病病毒是单纯疱疹病毒，多见于口腔黏膜及舌的边缘，常是白色溃疡，周围有红晕，特别是遇酸、咸、辣的食物时，疼痛特别厉害。受病毒感染后，小儿会因疼痛而出现烦躁不安、哭闹、拒食、流涎等症状，而且有复发的可

能性。6个月到2岁的小儿很容易受到感染。

（一）病因

小儿口腔溃疡的原因有很多，比较常见的有以下几类。

（1）受到病毒的感染。

（2）口腔黏膜有不明显的伤口，口腔黏膜受到压力过大，缺少B族维生素。

（3）烫伤、刺伤、误食有腐蚀性的东西等，也会引起口腔黏膜损伤，继而引发溃疡。

（4）药物过敏。特殊体质的小儿可能会因为药物或感染等不明原因，出现"多形性红斑疾病"，这时小儿身上会出现靶形红斑，眼睛、嘴唇、口腔、阴道、尿道均有发炎、溃烂的情况。

（二）症状

在面颊或嘴唇内部或舌头边缘，出现单一或群集的溃疡伤口。每个溃疡伤口周围都呈现黄色或白色，而中心则呈现灰色。在口疮型溃疡出现前，口腔内壁、嘴唇内侧或舌头处会出现疼痛感或灼热感。小儿会表现出拒食、烦躁甚至发热症状，直接影响小儿的身体健康。

（三）防治措施

1. 预防措施

（1）如果小儿正处在哺乳期，妈妈喂奶前最好用温开水洗乳头，必要时要在喂奶前后用2%苏打水涂抹乳头。

（2）食具奶瓶必须清洁卫生，要定期煮沸消毒或热开水浸泡消毒。

（3）做好小儿的口腔卫生，经常用温盐水或2%苏打水清洗口腔，使病菌不易生长和繁殖。

（4）小儿饮食要清淡，多吃蔬菜和水果，保持大便通畅，防止便秘。

（5）保证充足的睡眠时间，避免过度疲劳。

小儿患口腔溃疡时，没有药物可以迅速治愈，最好采取相应的措施来减轻小儿的疼痛等不适。

2. 护理措施

口腔溃疡并没有特效药使伤口尽快愈合，而小儿往往会因口腔内疼痛而哭闹不休或不愿进食，所以，科学而有效的护理是对付此病的最有效方法。新手爸妈可参照以下方法进行护理。

（1）找准患处。小儿因口腔疼痛而出现流涎、拒食、哭闹不休时，家人应当对其口腔进行仔细检查，找到溃疡的确切位置。如果溃疡在颊黏膜处，要进一步找出造成溃疡的原因。要注意观察患处附近的牙齿是否有不光滑的缺口，如果出现缺口，应当立即带小儿去医院的口腔科进行处理。

（2）转移小儿的注意力。多关心小儿，多和小儿交流，可以做游戏或讲故事，这样既能够转移小儿的注意力，也能让小儿在轻松、愉快的生活环境下尽快恢复健康。

（3）清洗患处。用消毒棉球蘸取生理盐水擦洗小儿的口腔；擦洗之后要用毛巾擦净小儿的面部及嘴角，口唇干燥者可涂石蜡油或食用植物油。

（4）饮食护理。不要给小儿吃酸、辣、咸、烫的食物，否则小儿的溃疡处会更疼痛。应当给小儿吃稀软、容易消化的食物，还可以多吃一些牡蛎、动物肝脏、瘦肉、蛋类、花生、核桃等富含锌的食物，以促进创面的愈合。白菜、菠菜、蘑菇、茄子也应多吃一些，因为这些食物中富含B族维生素。如果小儿还未断奶，应当选用柔软的合适奶嘴，避免因奶嘴过硬而导致溃疡面增大。

如果小儿病情严重，可遵医嘱口服制霉素或外涂制霉菌素液。

3. 饮食疗法

蘑菇米粥

【材料】大米粥200g，蘑菇50g。

【做法】蘑菇洗净，切碎备用。锅置火上，加适量油，稍热后放入蘑菇，翻炒至熟烂。将大米粥倒入锅中，拌匀即可。

【功效】有助于预防口溃疡。

【适用范围】1岁以上的小儿。

木耳汤

【材料】银耳、黑木耳、山楂各10g。

【做法】将银耳、黑木耳、山楂加水煎熟即可。

【功效】可以治口腔溃疡。

【适用范围】开始食用辅食的小儿。

4. 治疗偏方

有些偏方固然有效，但因小儿体质和病情各异，在采用之前还是要先询问医生。如果确定对小儿有用，再进行试用。

★偏方一：蜂蜜水法

经常给患儿喝10%蜂蜜水或者漱口，因为很多口腔溃疡都是由于上火引起的，而蜂蜜水就不仅具有消炎，同时还具有止痛的作用，对促进伤口的愈合也有一定的帮助。

★偏方二：苹果法

苹果去皮之后加冷水一起煮沸，然后取苹果同少量酒一起含在口中片刻即可。不过这个方法不是一般小儿都可以接受的。

★偏方三：维生素C

将维生素C碾碎，然后敷在伤口处即可，如果小儿不小心吃了的话也是不要紧的。

★偏方四：白菜根疗法

用白菜的根部，同芥菜籽、葱白一起碾碎，然后用纱布包裹贴于足心就可。

★偏方五：全脂奶粉法

用全脂奶粉加适量的白糖，晚间休息的时候冲服即可，正常情况下两天就可痊愈了。

第九节　常见传染病防治与护理

一、流感

流行性感冒简称流感，是因感染具有较强变异性的流感病毒所引起。流感一般比普通感冒要明显、严重。我国北方地区冬春季节是流感的多发季节，小儿免疫力差，极易成为流感侵袭的对象。小儿的年龄越小，发病率就越高，且发病程度越重。

（一）病因

受到流感病毒的侵袭所致。

（二）症状

流行性感冒的症状一般比普通感冒要明显、严重。秋冬季节是流感的多发季节，小儿免疫力差，极易成为流感侵袭的群体。小儿的年龄越小，发病率越高，症状越重。流行性感冒与普通感冒的区别见表3-11。

表3-11　流行性感冒与普通感冒的区别

项目	流行性感冒	普通感冒
病因	流感病毒	鼻病毒、冠状病毒、副流感病毒
流行时间	春冬季节	常年
症状	发热、头疼、周身酸疼、疲劳乏力、食欲减退。1～3天内出现鼻塞、流涕、打喷嚏、咳嗽等症状，还可能出现腹泻、颜面潮红和眼结膜充血现象	咽部干痒、疼痛，无发热或仅有低热（体温38℃），伴乏力、恶寒、头疼、食欲减退等症状，随即出现打喷嚏、鼻塞、流涕等上呼吸道感染症状
预后	多种并发症，如肺炎、支气管炎、中耳炎、急性心肌炎	预后较好，一般不发生传变，1周左右自愈

（三）防治措施

1. 预防措施

（1）接种流感疫苗。接种流感疫苗是预防流感的有效方法。婴幼儿接种流感疫苗需进行两次注射，间隔1个月，每年的10月是接种流感疫苗的最佳时机。

（2）适度穿衣：秋季早晚温度变化明显，要根据天气变化为小儿增减衣物（图3-41）。

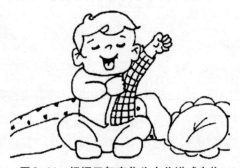

图3-41　根据天气变化为小儿增减衣物

（3）保持室内空气清新。室内空气污浊且流通缓慢，会使大量流感病毒在室内聚集，增加小儿的发病率。为避免出现这种情况，一定要注意保持室内空气新鲜，定期消毒，及时杀灭病毒，消除患流感的隐患。

（4）良好的睡眠。小儿睡眠充足也是提高免疫力、对抗流感病毒的方法之一，需要为小儿营造一个安静、温暖而又空气流通的舒适睡眠环境。

（5）避免小儿接触病原体。流感流行期间，不要带小儿到公共场所，更不要让小儿接触流感病人。不要让小儿揉眼睛、鼻子等部位，并给小儿勤洗手。

（6）加强身体锻炼。经常让小儿到户外走走，多锻炼身体（图3-42），可以增强自身的抵抗力，战胜流感病毒。

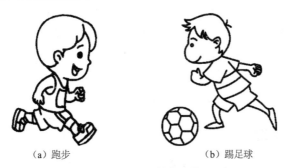

（a）跑步　　　　　　　　　　（b）踢足球

图3-42　小儿锻炼身体

2.护理措施

（1）保持室内空气的湿润。可以用加湿器增加小儿居室的湿度，尤其是夜晚能帮助小儿更顺畅地呼吸。注意每天要用白醋和水清洁加湿器，避免灰尘及病菌的聚集。

（2）照顾好小儿的饮食。让小儿多喝水，充足的水分能够使鼻腔分泌物稀薄，从而容易清洁。让小儿多吃一些含维生素C丰富的水果和蔬菜。尽量少吃奶制品，因为其可以增加黏液的分泌。对于食欲减退的小儿，妈妈应当准备一些易消化的、色香味俱佳的食品。

（3）避免交叉感染。由于流感不可能仅用1～2次药或1～2天药就能治好，因此如果没有新的症状出现，可以在家中服药，父母不必反复带小儿去医院，以避免交叉感染。如病情有所加重，或是出现新的症状时，应当及时带小儿去医院诊治。

3.饮食疗法

生姜红糖饮

【材料】生姜15g，红糖20g，葱白适量。

【做法】用500ml水加姜丝、葱丝煮沸后加入红糖，趁热一次喝完。喝完后让小儿卧床盖被发汗，以出微汗为度。

【功效】高烧无汗的流感患儿除风邪寒热，缓解伤寒、头痛、鼻塞。

【适用范围】1岁以上的小儿。

姜丝可乐

【材料】可乐1瓶（约200ml），鲜姜2～3g。

【做法】姜去皮切碎，锅中放入一大瓶可口可乐，煮开，稍凉后趁热喝下。

【功效】防治流感效果良好。

【适用范围】1岁以上的小儿，但要适量。

蒜泥蜂蜜饮

【材料】蒜泥和蜂蜜等份适量。

【做法】将等份的蒜泥与蜂蜜混匀后，用白开水送服。每次一大匙，每天4～6次。

【功效】治疗及预防流感效果良好。

【适用范围】1岁以上的小儿。

板蓝根饮

【材料】板蓝根、鲜芦根各30g，葛根15g，生甘草5g，鲜姜数片。

【做法】将上述材料加1L水，煮沸，再煮20分钟左右。

【功效】适用于流感高热、咳嗽。

【适用范围】新生儿以外的小儿。

爱心提示

小儿接种流感疫苗时应注意哪些？

如果小儿没有禁忌证，通常6～35个月的小儿都需要接种疫苗2次，每次0.25ml，中间至少要间隔4周的时间。如果小儿是过敏体质，特别是对鸡蛋过敏，不能接种流感疫苗。当小儿有腹泻、发热、感冒等症状时，即使很轻微，也不能进行接种。

接种疫苗前，妈妈要仔细观察小儿的健康状况，尤其是精神状况。如果发现小儿有些委靡不振，可能是在生病，就要推迟疫苗注射的时间。

小儿接种疫苗后的一段时间内针口不能沾水，所以最好接种前给小儿洗澡。

接种疫苗应当保证小儿的精力充沛，不能让小儿空腹接种。接种疫苗的时候，最好给小儿换上柔软宽大的内衣，这样既方便挽袖子打针，也不会摩擦针眼处皮肤。

接种完疫苗，一定要留在医院观察20分钟，以防出现严重的过敏反应。注射完流感疫苗后，很多小儿会出现低热、头痛、乏力等症状，这些都属于正常现象，不用过分担心。只要注意让小儿适当休息、多饮开水、避免着凉、注意营养，1～2天后就会消失。局部反应较重时，可以用干净毛巾做热敷，每天4～5次，每次10～15分钟。如果接种疫苗后出现的局部反应不能在短时间内消退，应当尽快去医院诊治，否则很可能有生命危险。

二、流行性腮腺炎

流行性腮腺炎俗称"痄腮"，是腮腺炎病毒侵犯而引起的急性呼吸道传染性疾病，主要于冬、春两季发病，传染性很强。腮腺炎病毒可以通过唾液飞沫和直接接触传染，任何年龄皆可患病。小儿患过一次病后，一般可获得终身免疫，很少再患第二次。

（一）病因

腮腺炎病毒侵入腮腺而引起的急性呼吸道感染。

（二）症状

小儿流行性腮腺炎的主要症状为耳下肿大、疼痛。少数小儿出现腮腺肿大的前1～2天，会有发热、头痛、呕吐、食欲减退等症状，接着会出现腮腺肿大并疼痛的症状。肿大的腮腺以耳垂为中心，逐渐向周围扩大，边缘不清，皮肤表面也

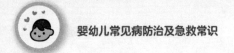
不红肿，但摸上去却有些发热，伴有疼痛和弹性感。

（三）防治措施

1. 预防措施

（1）由于本病的发生是腮腺炎病毒经唾液飞沫或直接接触，侵入口腔黏膜及鼻黏膜进行繁殖，进入血液后即形成病毒血症，所以在本病流行期间，不要带小儿到人多的电影院、市场等公共场所。

（2）健康小儿一定不要去接触患儿，居室要做到常开窗通风。

（3）早发现病症，及时隔离治疗，隔离时间应当从腮腺出现肿痛前3天至腮腺完全消肿为止。

（4）对接触过此病患者的小儿要密切观察，口服板蓝根冲剂有一定的预防作用。

2. 护理措施

（1）如果小儿被确诊为腮腺炎，就要被隔离，一般为3周时间，因腮腺炎病毒对紫外线极敏感，照射半分钟即可被杀灭，故对小儿的衣服、被褥要常日晒消毒。

（2）当小儿患腮腺炎时，应多给小儿吃流食或半流食食物，如稀饭、水果泥、水果汁等。同时，这段时间小儿的饮食可有意识地增加绿豆汤、白菜汤、萝卜汤等具有清热解毒作用的汤饮。

（3）让小儿多喝水，保持充足的水分，对于促进腮腺炎炎症消退具有一定作用。

（4）患病期间，小儿忌吃鱼、虾、蟹等发物；忌吃不易咬碎的食物；忌吃酸性食物，因为这些食物都会加重病情。

3. 饮食疗法

牛蒡粥

【材料】牛蒡根30g，粳米50g。

【做法】牛蒡根煎汁过滤后，加入粳米，按常法煮粥食用。

【功效】清热解毒，散结消肿。

【适用范围】适用于流行性腮腺炎初起、腮部肿胀、压痛者。

绿豆菜心汤

【材料】绿豆50g，白菜心2个（约100g），冰糖少许。

【做法】绿豆洗净，入锅煮至将熟时，放入白菜心，再煮20分钟，加入少许冰糖调味，晾凉后可给小儿饮用。每日2次，连服4日。

【功效】清热解毒，消肿止痛。

【适用范围】适用于小儿流行性腮腺炎、腮部肿痛、皮肤色红、压痛者。

爱心提示

流行性腮腺炎的并发症有哪些？

流行性腮腺炎实际上是全身性感染，病毒经常累及中枢神经系统或其他器官而产生相应的症状，甚至某些并发症不仅常见且不伴有腮腺肿大而单独出现。

三、猩红热

猩红热是一种急性呼吸道传染病，常发于冬、春季节。如果发现小儿患此病，家人应带其及时就医，并在家休养，以免传染给其他小儿，引发集体性疾病。家人在小儿患病期间要密切观察，当怀疑有并发症时，应当立即再就医治疗。

（一）病因

猩红热是由乙型溶血性链球菌感染引起的。

（二）症状

小儿在感染后，有2～5天的潜伏期，然后出现39.5℃以上的高热，伴随头痛、咽痛、恶心、呕吐等症状。观察其舌头，会发现舌质红，舌乳头红肿如杨梅，称"杨梅舌"。发热1～2天后，特有的疹子就出现了，在耳后、颈部出现猩红色约针头大小的点状红疹，触之如粗砂纸样，或如寒冷时的鸡皮样疹子。疹子在24小时内迅速蔓延至全身。但面部皮疹较少，口周皮肤苍白，形成环口苍白圈。

在小儿皮肤褶皱处，如腋下、腹股沟及颈部，皮疹密集，色深红，如在太阳下暴晒形成的红斑一样，并伴有瘙痒。皮疹在出疹后2天达到高峰，口腔黏膜可见黏膜疹，有充血或出血点。

（三）防治措施

1. 预防措施

（1）远离传染源，切断传播途径。在疾病流行期间，小儿应避免到公共场所去，卧室应注意通风。

（2）保护易感者。对体质差的小儿，可酌情采用药物预防。

（3）如果小儿接触过患病者，可以喂小儿大青叶或板蓝根，连服1周，予以预防。

（4）保障小儿的睡眠。小儿的体质差、休息不好，对疾病的抵抗力就差，让小儿有个健康的身体是预防疾病最好的办法。

2. 护理措施

（1）让小儿多卧床休息。卧床休息可减少身体的消耗，减轻心、肾、关节的负担，减少合并症。

（2）注意小儿的饮食。小儿嗓子痛时，应当吃粥、面汤、蛋汤、牛奶、碎菜等清淡、少油、容易下咽的食物。多喝水，这样有利于排除毒素。

（3）保持小儿口腔清洁。年龄稍大的小儿，每次饭后或睡觉醒来时，最好用温盐水漱口。年龄小的小儿，家长可用镊子夹纱布或药棉蘸温盐水为其擦拭口腔。

（4）护理好小儿的皮肤。猩红热带来的皮肤瘙痒不但影响小儿休息，被抓破后还会引起皮肤感染。因此，当出疹时，要将小儿的指甲剪短，勤用温水帮小儿擦洗皮肤，帮助止痒。要注意的是，不要用肥皂。出现脱皮时，不要用力搓或撕剥，以免皮肤损伤感染。

（5）采取隔离消毒措施，切断传播途径。最好让小儿在家休息，不要与其他小儿接近。隔离期限自发病之日起，不少于7天。接擦小儿痰和鼻涕的纸要处理好。小儿用过的脏手绢要用开水煮烫。

（6）小儿痊愈之后，要进行一次彻底消毒。所有的玩具、家具均要用肥皂水或来苏水擦洗一遍。不能擦洗的，可在户外曝晒1～2小时。

3. 饮食疗法

五汁饮

【**材料**】梨、荸荠、藕、麦冬、芦根各适量。

【**做法**】5种材料水一起煮，待温度合适后给小儿饮用，次数不限。

【**功效**】清热解毒。

【**适用范围**】婴幼儿。

罗汉果饮

【**材料**】罗汉果适量。

【**做法**】罗汉果切成片泡水，待温度合适后给小儿饮用。

【**功效**】清热利咽。

【**适用范围**】婴幼儿。

生拌白萝卜

【**材料**】白萝卜适量。

【**做法**】切块加白糖。

【**功效**】有清热、通气、开胃的作用。

【**适用范围**】开始食用辅食的小儿。

西瓜西红柿汁

【**材料**】西瓜瓤适量，西红柿半个。

【**做法**】西红柿用开水烫一下，撕皮，去籽；挑去西瓜瓤里的籽，备用。纱布或滤网清洗干净，消毒。滤取西瓜瓤和西红柿中的汁液喂给小儿喝。

【**功效**】清热生津，强身健体。

【**适用范围**】开始食用辅食的小儿。

217

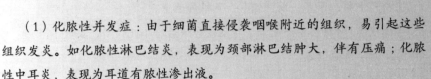

爱心提示

猩红热的并发症有哪些？

（1）化脓性并发症：由于细菌直接侵袭咽喉附近的组织，易引起这些组织发炎。如化脓性淋巴结炎，表现为颈部淋巴结肿大，伴有压痛；化脓性中耳炎，表现为耳道有脓性渗出液。

（2）中毒性心肌炎：在猩红热早期，病菌产生的大量毒素常会侵犯心脏，引起心肌炎等。患儿可出能现高热、寒战等毒血症症状。

（3）急性肾小球肾炎：绝大部分为链球菌感染后肾炎，临床以血尿、少尿、水肿和高血压为主要表现。

并发症通常在退热后10～15天看似已快痊愈的时候发生。因此，患儿应当卧床至少3周。

家长应注意观察患儿：耳朵和关节是否疼痛、尿的颜色是否正常、是否发热等，并向医生报告。

四、细菌性痢疾

细菌性痢疾简称菌痢，是一种急性肠道传染病，全年均可发生，但有明显的季节性。夏季高温湿热，有利于苍蝇滋生及细菌繁殖，且人们喜食生冷食物，因此夏、秋季多发。细菌性痢疾以儿童发病率为最高，所以家人应做好小儿的清洁卫生工作。

（一）病因

菌痢是因痢疾杆菌随污染的食物进入胃肠后，在肠道大量繁殖，释放出毒素，引起肠道的炎症病变所造成的。毒素的吸收会引起小儿发热、全身不适等症状。如果毒素首先侵犯中枢神经系统就会引起脑中毒症状，小儿会出现抽搐、昏迷、血压下降。这就是中毒性痢疾，需要立即就医治疗。

（二）症状

细菌性痢疾的潜伏期为2～24小时，大多数为1～2天，根据病程的长短可以分为急性和慢性。

急性痢疾又分为普通型和中毒型。普通型痢疾起病急，先出现高热伴寒战，随即出现腹痛、腹泻的症状。小儿每日大便几次至十多次，初为稀便，很快转变为脓血便。小儿大便前常会腹痛，排便后腹痛减轻，严重者可能出现脱肛、大便失禁等。因小儿排便次数多，体内水分损失严重，常会出现少尿、口渴、精神委靡等脱水症状。中毒型痢疾多发于体质较好的小儿，初起症状较轻，有的小儿甚至没有腹痛、腹泻的症状，但全身中毒症状严重。大多数小儿24小时内会出现高热症状，体温高达39～41℃，还出现反复惊厥、嗜睡、昏迷、休克、心力衰竭等症状。此时应当立即送往医院抢救，否则会威胁小儿生命。

慢性痢疾病程较长，通常大于2个月，由于长时间的腹泻，小儿可出现营养不良、贫血、佝偻病及多种维生素缺乏症。

（三）防治措施

1. 预防措施

预防小儿痢疾，一定要做到以下几点。

（1）小儿吃饭前、大便后要洗手，并形成习惯。最好用肥皂及流动的水洗手，以防病从口入。

（2）小儿生吃的瓜果、蔬菜一定要洗干净，做到充分消毒。

（3）腐烂变质、不新鲜的食品一定不给小儿吃。

（4）为小儿准备专用餐具，并经常消毒。

（5）如果家中有人得痢疾，应当注意隔离，避免传染给小儿。

（6）消灭家中能够传染菌痢的苍蝇、蚊子、老鼠等，消除蚊蝇滋生场所，保持室内外的清洁卫生。

2. 护理措施

（1）隔离与消毒。小儿的餐具要单独使用，每次煮沸消毒15分钟。衣服、被褥要勤洗、勤晒。护理小儿的家长要注意勤洗手，以防被传染。

（2）小儿应注意休息，多饮水，可以喂温白开水、糖盐水、果汁等，补充因腹泻丢失的水分。小儿患痢疾后，常会因胃肠功能紊乱出现食欲减退，为了减轻胃肠道的负担，应给小儿吃清淡易消化的米粥、面条汤等半流质食物。待大便次数减少，病情好转后改为软饭，同时添加蛋类、瘦肉等高蛋白食物，以增加营养。

（3）做好小儿臀部护理。1岁以内的小儿每次大便后要清洗、擦干、涂油（凡士林、鱼肝油或植物油都可以），防止小儿出现红臀或肛门周围糜烂。1～3岁的小儿可以用柔软的手纸擦肛门。为了避免因蹲盆时间过长，大便次数过多而引起脱肛，也可以为1岁以上的幼儿使用尿布。发生脱肛时，可以用消毒的油纱布或温盐水纱布轻揉，并托回体内。

（4）注意小儿的腹部保暖。腹部保暖可以减少胃肠蠕动和痉挛，达到减少疼痛和大便次数的目的。首先要为小儿穿好衣服，盖严腹部，避免腹部受凉。还可以用热水袋为小儿温暖腹部。放置时最好让小儿侧卧，以减轻热水袋对小儿腹部的压力。

（5）小儿每次大便之后，家长应当注意观察大便的量和性质，并做好记录。前后比较才能了解小儿病情，是好转还是加重，为医生制订治疗计划提供可靠依据。

3. 饮食疗法

马齿苋苦瓜粥

【材料】苦瓜100g，粳米60g，马齿苋15g，冰糖100g。

【做法】将苦瓜洗净去瓤，切成小丁块，马齿苋洗净切碎备用。粳米洗净入锅，加适量水煮至米粒开花，放入苦瓜丁、马齿苋末、冰糖，熬煮成粥。每次1小碗，每日2次。

【功效】此粥清热祛暑，对中暑烦渴、痢疾、稀便或脓血便的治疗效果比较好。尤其在痢疾初起、发热、排黄绿便或脓血便时效果好。

【适用范围】1岁以上的小儿。

马齿苋槟榔茶

【材料】马齿苋10g，槟榔10g。

【做法】把马齿苋、槟榔一起煮开。

【功效】可以清热止痢，尤其在痢疾初起、发热、排黄绿便或脓血便时效果好。

【适用范围】1岁以上的小儿。

爱心提示

小儿菌痢后吃了几天药，大便正常，是否可以停药？

小儿患有菌痢时，一定要遵照医生的要求按时服用抗菌药物。小儿大多怕吃药，给小儿吃药也很麻烦，有时吃2～3天药，大便性状暂时好转，家长往往擅自停药。但此时小儿的病情并没有得到根治，过几天病情又会反复，而且容易造成痢疾杆菌产生耐药性，对小儿的健康不利。在痢疾的急性发作期如果不按疗程服药，彻底治疗，常会导致痢疾迁延不愈或转成慢性痢疾，会更严重地影响小儿的身体健康。所以，绝对不能在小儿病情刚有好转的时候，就擅自为小儿停药，应坚持按疗程服药。

五、手足口病

手足口病是一种由柯萨奇A组病毒引起的传染病，一年四季均可发病，夏季最为多见。手足口病的主要发病者为婴幼儿。目前还没有治疗的特效药，因此父母应做好预防工作。

（一）病因

很多病毒可以引起手足口病，最常见的是柯萨奇病毒A16型，此外，柯萨奇病毒A的其他株或肠道病毒71型也可引起手足口病。柯萨奇病毒是一种肠道病毒，包括脊髓灰质炎病毒、柯萨奇病毒和埃可病毒。手足口病具有流行面广、传染性强、传播途径复杂等特点。病毒可通过唾液飞沫或带有病毒之苍蝇叮爬过的食物，经鼻腔、口腔传染给健康的小儿，也可直接接触传染。

（二）症状

起初小儿会出现咳嗽、流鼻涕、烦躁、哭闹等症状，多数不发热或是有低热。发病1～3天后，小儿口腔内、口唇内侧、舌、软腭、硬腭、颊部、手足心、肘、膝、臀部和前阴等部位出现小米粒或是绿豆大小、周围发红的灰白色小疱疹或红色丘疹，不痒、不痛、不结痂、不结疤，不像蚊虫咬、药物疹、口唇牙龈疱疹，也不像水痘。

口腔内的疱疹破溃后即出现溃疡，致使小儿常流口水，无法吃东西。重症小

221

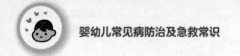

儿可伴发热、流涕、咳嗽等症状。

（三）防治措施

1. 预防措施

手足口病传播途径多，婴幼儿容易感染，注意卫生是预防本病的关键。

（1）饭前、便后、外出后要用肥皂或是洗手液等给小儿洗手。

（2）不要让小儿喝生水、吃生冷食物，避免接触患病的小儿。

（3）看护人在接触小儿前、给小儿更换尿布时、处理粪便后均要洗手，并妥善处理污物。

（4）小儿使用的奶瓶、奶嘴使用前后应当充分清洗。

（5）本病流行期间不要带小儿到人群聚集、空气流通差的公共场所。

（6）注意保持家庭环境卫生，居室要经常通风，勤晒衣被。父母要及时对小儿的衣物进行晾晒或是消毒。

（7）小儿一旦出现相关症状要及时到医疗机构就诊。

（8）轻症小儿不必住院，宜居家治疗及休息，避免交叉感染。

2. 护理措施

（1）及时隔离并对其消毒。一旦发现小儿感染了手足口病，应当及时就医，避免与外界接触。一般需要隔离2周左右。

小儿用过的物品要彻底消毒：可以用含氯的消毒液浸泡，不宜浸泡的物品可放在日光下暴晒。小儿的房间要定期开窗通风，保持空气新鲜、流通，温度适宜。有条件的家庭每天可用乳酸熏蒸进行空气消毒。家人尽量少进出小儿房间，禁止吸烟，防止空气污浊，避免继发感染。不要让小儿接触花草，不要让小儿玩沙土。

（2）营养饮食。如果小儿在夏季得病，容易造成脱水和电解质紊乱，需要给小儿适当补水和营养。小儿宜卧床休息1周，多喝温开水。

小儿患病后因发热、口腔疱疹，胃口较差，不愿进食。宜给小儿吃清淡、温性、可口、易消化、柔软的流质或半流质食物，禁食冰冷、辛辣、成等刺激性食物。治疗期间应注意不要让小儿吃鱼、虾、蟹等水产品。

（3）护理口腔。口腔疼痛会导致小儿拒食、流涎、哭闹不眠等，因此要保持小儿口腔清洁。

饭前饭后用生理盐水漱口，对不会漱口的小儿，可用棉棒蘸生理盐水轻轻清洁口腔。

可以将维生素B$_2$粉剂或鱼肝油，直接涂在口腔糜烂的部位。口服维生素B$_2$、维生素C亦可。如果能辅以超声雾化吸入，可以减轻疼痛，促使糜烂早日愈合，预防细菌继发感染。

（4）护理皮疹。注意保持小儿的皮肤清洁，防止感染。

小儿衣服、被褥要清洁，衣着要舒适、柔软，经常更换。可把小儿的指甲剪短，在必要时包裹小儿双手，防止抓破皮疹。

手足部皮疹初期可涂炉甘石洗剂，有疱疹形成或疱疹破溃时可涂0.5%碘伏药酒。臀部有皮疹的小儿，应当注意随时清理大小便，保持臀部的清洁干燥。

（5）注意降温。体温在37.5～38.5℃之间的小儿，要注意给小儿散热、降温。可通过多喝温水或洗温水浴等方法降温。

3. 饮食疗法

紫草二豆粥

【材料】紫草根、绿豆、赤小豆、粳米、甘草各适量。

【做法】紫草根、绿豆、赤小豆、粳米、甘草一起加水煮粥。

【功效】可预防手足口病。

【适用范围】开始食用辅食的小儿。

荷叶粥

【材料】鲜荷叶（图3-90）2张，白米50g。

【做法】将荷叶切碎，煮粥。

【功效】可减轻小儿症状。

【适用范围】开始食用辅食的小儿。

爱心提示

目前没有预防手足口病的疫苗

目前既没有预防手足口病的疫苗，也没有特效药，任何有关可以预防手足口病的疫苗和治疗手足口病的特效药物都不可信。父母能够做的就是要确保小儿的卫生和环境卫生，一旦发现小儿手足口病症状应及时就医。

六、水痘

水痘在学龄前小儿身上较多见，常以幼儿园等暴发群体性感染的形式出现。此病为自限性疾病，病后可获得终身免疫，但有时也会在多年后感染复发而出现带状疱疹。

（一）病因

水痘是由水痘带状疱疹病毒初次感染引起的急性传染病，潜伏期约为2周，冬春两季多发。其传染力很强，通过患儿喷嚏、咳嗽的飞沫或接触发疹者来传播。

（二）症状

初起时有直径为2～3cm的红色皮疹出现在头皮、脸部、臀部、腹部等部位，半日左右可以遍布全身。皮疹在数小时至半日内逐渐变成透明的水疱，多伴有37～38℃的发热现象。

水疱出现的部位因个体不同而有所差异，有的小儿会出现在外阴部、口腔内、眼皮内侧等，小儿会感觉瘙痒难耐。

水疱在3～4日后逐渐变干，形成黑色的疮痂。严重的水痘患儿红色皮疹、水疱及疮痂混杂在一起，1～2周内所有的水疱变成疮痂。

（三）防治措施

1. 预防措施

（1）水痘传染性极强，主要通过飞沫经呼吸道传染，而患者是主要的传染源，与病患接触的小儿约90%会发病。因此父母应尽量避免小儿接触水痘患儿，以防感染。

（2）接种疫苗预防。

（3）如果小儿不慎接触水痘患儿，可以在3日内注射水痘-带状疱疹免疫球蛋白或高效价带状疱疹免疫血浆，以减少小儿发病的概率。

2. 护理措施

（1）应当让患病小儿吃一些清淡、爽口的流食，忌食温热、辛燥的食物，如姜、蒜、葱、洋葱、韭菜、芥菜、蚕豆、荔枝、桂圆等；不宜给小儿吃温热的补品和油腻的食物。

（2）当小儿长水痘时，家长可以在小儿的皮疹患处涂上软膏，或用加入可溶性苏打的温水给小儿洗澡，可以减轻小儿的瘙痒感。

（3）家长要记得将小儿的指甲剪短，并告诉小儿不要去抓痒；如果小儿太小，听不懂大人的话，只好用纱布做成手套给小儿戴上了。

（4）餐具要煮沸消毒5～10分钟，玩具、家具、地面可用肥皂水或来苏水擦洗消毒。

（5）水疱变成疮痂之前应避免洗澡，可以用淋浴冲洗臀部。另外如果水疱破裂，很容易污染衣物、被褥，因此应注意给小儿勤换内衣、睡衣、床单、枕头等。

（6）在痂皮脱落前，不要让小儿和其他小儿接触，以免传染给别的小儿。

3. 饮食疗法

蔗汁蜂蜜粥

【材料】甘蔗汁100ml，蜂蜜50ml，大米50g。

【做法】将大米煮粥。待米粥煮熟后调入甘蔗汁，再煮1～2分钟，待粥稍凉加入蜂蜜即可。

【功效】甘蔗汁清凉，榨汁后饮用可清热解毒，此粥中加入甘蔗汁既可帮助病毒透发，也可加快病体痊愈。同时此粥中的蜂蜜具有止痛、解毒、杀菌的作用。若未满周岁的小儿出水痘，不要加蜂蜜。

【适用范围】1岁以上的小儿。

板蓝根银花饮

【材料】板蓝根100g，银花50g，甘草15g，冰糖适量。

【做法】将板蓝根、银花和甘草加适量水煎煮；去渣后加入冰糖。

【功效】清热凉血解毒，适用于水痘及一切病毒感染所引起的发热。

【适用范围】开始食用辅食的小儿。

金针苋菜汤

【材料】金针菜30g，马齿苋30g。

【做法】上两味加水适量煎煮20分钟，去渣取汁。

【功效】清热凉血解毒。

【适用范围】开始食用辅食的小儿。

竹笋鲫鱼汤

【材料】鲜竹笋50g，鲫鱼1条（约250g），料酒、姜末、葱末各少许。

【做法】将鲜竹笋剥壳，洗净，切片；鲫鱼去鳞、鳃及内脏，洗净。炒锅置火上，加入适量清水，放入鲫鱼、竹笋片、姜末、葱末、料酒煮汤，煮至鱼、笋皆熟，即可食用。

【功效】此汤有益气、清热、解毒的功效，适用于水痘初起。

【适用范围】开始食用辅食的小儿。

绿豆海带汤

【材料】绿豆50g，海带30g，红糖适量。

【做法】绿豆淘洗干净；海带洗净，切成小块。砂锅置火上，放入海带块、绿豆、适量清水，先用大火烧开，后改用文火煮至烂熟，放入红糖，烧沸即可食用。

【功效】海带与清热解毒的绿豆成汤，有利水、清热解毒的作用，可辅治小儿水痘。

【适用范围】开始食用辅食的小儿。

香菜汤

【材料】香菜150g，干板栗150g，胡萝卜20g，荸荠100g。

【做法】先将香菜择洗干净，切碎；干板栗去皮；胡萝卜、荸荠分别洗净，切碎。取搪瓷锅或砂锅置火上，加水适量，放入板栗、荸荠末、胡萝卜末，用旺火烧开后，再改用文火慢煮，煮至栗子仁熟后，放香菜，取汤2碗，去渣，即可饮用，喝汤也可以吃香菜、栗仁等。

【功效】此汤能够透发痘疹，适用于幼儿水痘初起时用。

【适用范围】开始食用辅食的小儿。

绿豆甜汤

【材料】绿豆100g，白糖适量。

【做法】将绿豆洗净，放入砂锅中，加水500ml，上火煮汤，待绿豆酥，加入白糖，调味即可。

【功效】利水消肿，清热解毒。绿豆味甘、性寒，具有清热、解毒、消暑、利水的功效。

【适用范围】开始食用辅食的小儿。

竹笋苡仁粥

【材料】竹笋50g，薏苡仁30g，粳米60g。

【做法】将竹笋洗净，切片；薏苡仁、粳米，淘洗干净。锅置火上，放入适量清水，下入竹笋片、薏苡仁、粳米，同煮粥，先用大火烧开，后用文火，粥熟即成。

【功效】竹笋与粳米共煮成粥，能益气、清热、利湿。

【适用范围】1岁以上的小儿。

 爱心提示

水痘的传播途径有哪些？

1. 传染源

患儿为主要传染源，从发病前1天至全部皮疹干燥结痂均有传染性。

2. 传播途径

水痘主要通过飞沫经呼吸道传染，接触被病毒污染的尘土、衣服、用具等也可能被传染。

3. 人群易感性

人群普遍易感。常见于2～10岁的儿童，一次发病可终身获得较高的免疫力。

七、麻疹

小儿麻疹是一种由麻疹病毒引起的急性呼吸道传染病，其传染性很强。如果接触了麻疹病毒，几乎所有未接受免疫的小儿都将感染麻疹。不过，出过一次麻疹后可获得永久性免疫。

（一）病因

麻疹病毒引起的急性呼吸道感染。麻疹病毒属副黏液病毒，通过呼吸道分泌物飞沫传播。

（二）症状

初起时与感冒相似，最初两天体温徘徊在38～39℃，同时伴有流鼻涕、流眼泪、咳嗽、打喷嚏、眼睛怕光等类似感冒的症状。与通常感冒不同的是，患麻疹的小儿咳嗽频繁、两眼湿润潮红。发热2～3天以后，小儿口腔内出现针尖大小、周围有红晕、发白的斑点，称指为麻疹黏膜斑，并不断增多，这是麻疹早期的最明显特征。

再次发高热的同时全身有红色皮疹出现，持续发热3～4天后，在半日至一日内又重新发热，耳后部开始出现红色皮疹，以后逐渐扩散到颈部、躯干、四肢、手足心等部位，3～4日内遍布全身。皮疹逐渐由小块连接成片，呈斑状。在此期间高热持续不退，脸部微肿，口腔内溃烂，眼部充血并有大量分泌物，还会出现腹泻的症状。

小儿在发病后7～10日逐渐退热，身体各方面功能开始恢复，红色皮疹慢慢变成褐色，经过1个月左右彻底消失。

（三）防治措施

1. 预防措施

（1）接种麻疹疫苗。小儿出生后8个月为初种年龄，最好不要提前接种。由于此时小儿体内尚有来自母体的抗体，会降低疫苗的效果。接种一次麻疹疫苗，免疫期为4～6年，因此，小儿5～7岁时最好进行1次复种。

（2）小儿麻疹流行时，不要带小儿去公众场所。

（3）保持小儿口、鼻、眼睛的清洁。

（4）保持室内恒温，且不要太低。

2. 护理措施

（1）补充体液、利尿排汗。适当给小儿多喝水或纯果汁，以利于其出汗和排尿，加快毒物排出的速度。小儿的饮食以流质或半流质为主也可以起到排汗、利尿的作用。

（2）降温。当小儿体温超过39℃时，可以用温水为小儿擦身，防止因高热而引起惊厥。当物理降温失效时，可以酌情使用小量退热剂，但应当避免急骤退热，特别是在出疹期。

（3）护理小儿的五官和皮肤。可以用生理盐水或2%硼酸液为小儿擦洗眼部，清洁口鼻，并勤为小儿擦洗皮肤，以免脏物堵塞毛孔而引起皮肤感染。

（4）止咳。小儿频繁剧咳可用镇咳剂或雾化吸入。

（5）防止细菌感染。可以用抗生素。世界卫生组织推荐给麻疹患病小儿使用高剂量维生素A 20万～40万单位，每日1次，连服2剂，不仅可以减少并发症的发生，而且利于小儿的恢复。

3. 饮食疗法

> **竹茅饮**
>
> 【材料】鲜竹叶（图3-43）、白茅根各10g。
>
>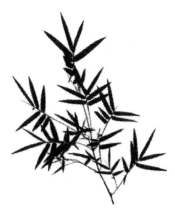
>
> 图3-43　鲜竹叶
>
> 【做法】将鲜竹叶、白茅根放在保温杯中，用开水冲泡。
>
> 【功效】可治疗麻疹。
>
> 【适用范围】婴幼儿。

绿豆丝瓜花汤

【材料】绿豆20g，鲜丝瓜花适量。

【做法】将绿豆淘洗干净，放入锅内，加水煮至绿豆开花，滤去绿豆；在汤内放入丝瓜花，烧开，晾凉，就可以让小儿饮用了。

【功效】用于患儿麻疹已出齐时。

【适用范围】婴幼儿。

爱心提示

出过麻疹的小儿还用接种疫苗吗？

如果给小儿做了麻疹抗体检测确诊是麻疹，就不需要再接种疫苗了，因为出过麻疹后，小儿体内已经自然产生抗体了。

八、风疹

风疹又称为"三日疹"，是因感染风疹病毒引起的急性出疹性疾病，以轻度发热、咳嗽、皮肤出现淡红色斑丘疹、耳后及枕部淋巴结肿大为特征。本病一年四季均可发病，多发于冬春季节，好发于1～5岁小儿。患病后可获永久性免疫。

（一）病因

小儿风疹大多是感染了由于喷嚏、咳嗽等飞沫传播的风疹病毒所致。

（二）症状

风疹潜伏期较长，通常从接触感染到病症出现为2～3周，因此常因症状轻而被忽略而延误治疗。

小儿发病时骤然发热，体温多在38℃左右，有的小儿体温可以达到39℃，同时多伴有咳嗽、流涕、打喷嚏、咽痛、头痛、眼结膜发红、食欲减退等症状。发热1～2天后即可出现皮疹，为浅红色斑丘疹，稍高于皮面，直径为2毫米左右。皮疹分布均匀，一般由面部、颈部向躯干及四肢发展，往往24小时内便会布满全身，但手掌及足跖面大都无皮疹。另外，淋巴结也开始肿大，碰触颈部、耳朵下部，会感觉到有小指尖大小的疙瘩。

若是小儿在宫内感染风疹，由于孕早期3个月是胎儿三个胚层分化、各种器官形成的时期，细胞分化受抑制，胎儿尚不具备合成干扰素的能力，所以可发生各种畸形。最常见的畸形是白内障、心血管畸形、聋哑、小头畸形等，会出现呆滞、骨骼发育障碍等症状。

（三）防治措施

1. 预防措施

（1）主要是接种风疹减毒活疫苗，目前其接种尚未列入儿童计划免疫中。可以单独接种或与麻疹、腮腺炎疫苗联合接种。有免疫缺陷病、长期激素、抗代谢治疗、长期发热等情况者，不应当进行疫苗接种。

（2）若未患过风疹的小儿与风疹患儿有过接触，最好3周内不要去公共场所。

2. 护理措施

（1）饮食护理。在小儿发热和出疹期，父母应当给小儿吃流食或半流食，如米粥、牛奶、豆浆、面条等；恢复期要注意加强营养，多给小儿吃鱼、瘦肉、豆腐、蛋类、豆芽、鸡汤等食品。以促进小儿身体的恢复，在整个病程中，应当给小儿多饮水和各种果汁，并多吃水果和蔬菜，以便补充维生素。

（2）注意卫生。要注意个人卫生及居住环境的卫生，教给小儿正确的洗手方法；打喷嚏或是咳嗽时应当用手遮住口鼻，然后立即清洁双手；小儿的玩具要常消毒，床单、被褥、衣服清洗过后要在日光下暴晒。

（3）居室通风。每天定时开窗，保持空气的流通非常有必要，尤其是小儿的居室。

3. 饮食疗法

苦瓜豆腐汤

【材料】苦瓜150g，瘦肉100g，豆腐400g，料酒、酱油、香油、盐、植物油各适量。

【做法】将苦瓜切细条；瘦肉跺成末，加料酒、酱油、香油腌10分钟；豆腐切块；炒锅置火上，加油烧热，下肉末划散，加入苦瓜条翻炒数下，

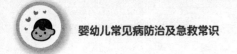

倒入沸水，推入豆腐块，用勺划碎，加酱油、盐，淋入香油即可。

【功效】具有清热解毒的作用。

【适用范围】1岁以上的小儿。

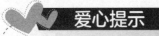

风疹的并发症有哪些？

风疹可并发中耳炎、咽炎、支气管炎、肺炎或心肌炎、肝炎、胰腺炎、消化道出血、血小板减少性紫癜、溶血性贫血、肾病综合征、急慢性肾炎等。

九、红眼病

红眼病是指传染性结膜炎，又名"暴发火眼"，是一种急性传染性眼炎。此病全年均可发病，多见于春夏季节，常在幼儿园、学校、医院、工厂等集体单位广泛传播，形成暴发性流行。

（一）病因

红眼病的常见致病菌为肺炎双球菌，流行性感冒杆菌、金黄色葡萄球菌和链球菌也较为常见。细菌可通过多种媒介传播，常为眼—手—眼的传播。另外，接触过病患儿的毛巾、洗脸用具、电脑键盘，或到患儿接触过的泳池、浴池等地方游泳、洗浴等，均可能会感染此病。

（二）症状

红眼病患儿如果一侧眼发病，大多会传染给另一只眼睛，从而造成双眼先后发病。患病小儿早期会感到双眼发烫、烧灼、畏光和出现眼红等症状；随后感觉眼睛磨痛、眼皮红肿、眼屎多，睡醒后，眼皮常被分泌物粘住，不易睁开；有的小儿结膜上出现小出血点或出血斑，分泌物呈黏液脓性，有时在眼结膜表面形成一层灰白色假膜，角膜边缘可有灰白色浸润点；严重的小儿可能伴有发热、头痛、耳前淋巴结肿大等症状。

（三）防治措施

1. 预防措施

该病传染性极强，只要健康的眼睛接触了患者眼屎或眼泪污染过的东西，如手帕、毛巾、脸盆、书、玩具或门把手、钱币等，就会受到传染，在几小时后或1～2天内发病。小儿生性好动。如不注意预防，往往一个小儿得病会很快蔓延全家或整个幼儿园。

在流行期要少到或不到人口密集的公共场所，如公共浴室、游泳池、游乐场等。如果要游泳，可以用氯霉素等眼药水进行预防性用药。

2. 护理措施

（1）清洗眼部时不要用硬性的布，不要碰及黑眼珠。须用柔软的经过消毒的纱布（可用煮沸半小时消毒）蘸生理盐水，或是凉开水湿润眼部擦拭。

（2）本病有较高的传染性，因此小儿得病后要在家隔离，家里人也要分开洗脸水、脸盆、毛巾、手帕。患者的用具、玩具、毛巾要消毒。给小儿洗眼后，家长的手要用肥皂清洗2～3次，才能够接触其他物品。小儿不要到他人家里串门做客或到公共场所去。

（3）不要带小儿去游泳池。红眼病患儿如果到游泳池游泳，不仅可能把病毒传播给别人，而且也会使自己的病情加重，由于游泳池不可能随时消毒，池水中有病毒，会造成重复感染。

3. 饮食疗法

丝瓜香菇汤

【材料】丝瓜1根，香菇100g，葱末少许。

【做法】丝瓜洗净，刨皮，切丝。油锅烧热，爆香葱末，然后将香菇炒一下，加适量清水煮沸，放入丝瓜丝，煮熟即可。

【功效】丝瓜清热消暑，特别适合夏季红眼病流行期间食用。香菇具有解毒的作用，能够加快红眼病小儿的康复。

【适用范围】开始食用辅食的小儿。

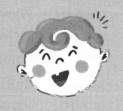

第四章

婴幼儿家庭安全防范

BABY

第一节　防窒息

在医学上窒息是指急性上呼吸道梗阻的紧急情况，即俗话说的缺氧，其容易导致呼吸、心搏骤停危及生命。人体各器官中对窒息最敏感和最脆弱的就是大脑。只要缺氧超过5分钟，大脑的基本功能便会丧失，即使心脏恢复正常功能，大脑内的重要细胞已经受损或死亡，而大脑细胞一旦死亡便不会再生，受伤婴幼儿就成了智障者，甚至植物人。

一、婴幼儿窒息的常见原因

（1）妈妈给婴幼儿喂完奶后使婴幼儿仰卧，婴幼儿吸进胃内的空气将奶汁漾出，呛入气管内而造成突然窒息。

（2）奶嘴孔太大使奶瓶中的奶汁流速过快，呛入气管。

（3）寒冷潮湿季节室内无取暖设施，妈妈采取以下不当方式而令小儿窒息。

① 妈妈生怕小儿冷，给他盖上厚厚的大被子，并把大被子盖过小儿的头部，使小儿的口鼻被堵住，无法呼吸引起窒息。

② 妈妈生怕小儿冷，把小儿搂在一个大被子里睡觉。妈妈熟睡之后，翻身时或是无意将上肢压住小儿的口鼻而造成窒息。

③ 妈妈夜里躺在被子里给小儿喂母乳，但由于白天过于劳累而不知不觉地睡着，将乳房堵住小儿的口鼻而使小儿无法呼吸。

④ 抱小儿外出时裹得太紧，尤其是寒冷时候和大风天，使小儿因不能透气而缺氧窒息。

（4）在小儿枕边放塑料布单以防吐奶，塑料布单不慎被吹起，蒙在小儿脸上，但小儿不会将其取下而造成窒息。小儿在俯卧时，枕头和身边的毛巾堵住口鼻，使小儿不能呼吸，又无法力自行移开而造成呼吸困难。

二、婴幼儿窒息的预防

（1）天气冷的时候，让小儿独自盖一床厚而轻松的小棉被在自己的小床上睡，不要和妈妈同睡一个被窝，或妈妈可以为小儿选择保暖性比较好的婴儿睡袋，这样可以避免小儿被压到而发生意外。室内潮湿寒冷时可以选用电暖器。

（2）对于经常吐奶的小儿，在喂奶后妈妈要轻轻拍小儿的后背，待胃内空气排出后，再将小儿放在小床上。小儿睡熟后，妈妈要在旁边守护一段时间。常吐奶的小儿不要在他睡觉时佩戴带塑料的围嘴，由于围嘴容易卷起，会堵住小儿的口和鼻。

（3）夜间给小儿喂奶时，最好在小儿清醒的状态下喂，等小儿吃饱后再哄他入睡，这样可避免小儿在不清醒的状态下吃奶被呛到。

（4）添加辅食的小儿，妈妈一定要注意将食物切碎或尽量准备糊状、煮烂过滤的食物，方便小儿吞咽。因小儿咀嚼能力尚未发育完全，如果食物颗粒过大小儿会囫囵吞下，很容易呛到或发生窒息的情况。

（5）天气寒冷带小儿外出时，妈妈在将小儿包裹严实、做好保暖工作的同时，也应当注意要为小儿留一个出气口，确保小儿可以呼吸到新鲜的空气。

三、婴幼儿窒息的急救措施

（1）将婴儿面朝下放在前臂，固定住头和脖子。对于年龄稍大些的婴儿，可将婴儿脸朝下放在大腿上，使头位比身体低，并得到稳定的支持。

（2）用手腕迅速拍肩胛骨之间的背部四下。

（3）如果婴儿还无法呼吸，将婴儿翻过来躺在坚固表面上，仅用两根手指在胸骨间迅速推四下。

（4）如果婴儿还无法呼吸，用提颚法张开气管，尝试发现异物。在看到异物之前，不要试图将其取出；如果看见了，即用手指将其取出。

（5）如果婴儿不能自己开始呼吸，可以尝试嘴对嘴呼吸法或者嘴对嘴鼻呼吸法两次，以帮助婴儿开始呼吸。

（6）继续1～5步，同时拨打急救电话。

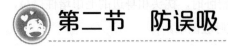

第二节　防误吸

误吸是引起5岁以下儿童意外死亡的主要原因之一，尤其以刚学会走路到两岁间的小儿发病多，病死率高。最容易引起气管阻塞的异物包括花生米、黄豆，这两种物品遇水膨胀更不易取出；还有果冻、硬币、小纽扣等。

当异物落入气管后，最突出的症状是剧烈的刺激性呛咳，因气管或支气管被异物部分阻塞或全部阻塞，出现气急憋气，也可因一侧的支气管阻塞，而另一侧吸入空气较多，形成肺气肿，较大的或棱角小的异物（如枣核）可将大气管阻塞，短时间内即可发生憋喘死亡。

一、婴幼儿误吸的预防

1. 掌握正确的喂养方法

家长应掌握正确的喂养方法，选择适当的食物提供给小儿。喂食时，尽量将坚硬的食物弄碎给小儿食用，并且不要逗笑小儿，不要让小儿在口含食物时乱跑乱跳。注意尽量少给小儿喂食果冻、软糖、花生、瓜子、葡萄等易导致窒息的食物，特别是软糖、果冻等食品多含明胶，有弹性，在胃内消化慢，不易溶化变形，误吞后容易在气管或消化道内嵌顿，造成气管、咽喉或消化道堵塞。给婴幼儿吃有籽和核的瓜果时，应先将籽和核抠出再吃。小儿吃东西时，最好有大人在旁边看护，并让小儿从小养成安静吃饭的习惯。

2. 看好小儿的身边物品

凡是小儿能触及的地方，注意不要放细小物品，如扣子、钱币、小球等，经常叮嘱他们不要随便将东西放入口内。

3. 防止吞食玩具零件

为3岁以下的小儿购买玩具时，要特别留意玩具盒里有没有小零件，是否可以拆卸，小儿玩一些小物件时，家长必须从旁随时看好，以防小儿吞食。

4. 不要让小儿吹气球

不要让小儿吹气球，因为吹气球时，如误吸进咽喉，会使患儿立即窒息死亡，来不及抢救。

二、婴幼儿误吸的急救措施

当幼儿发生异物呛入气管时，家长首先不可过于惊慌而不知所措，先鼓励幼儿自行咳嗽咳出异物，若不行可试用下列手法诱导异物排除。

1. 海姆立克急救法

由外科医生海姆立克教授发明，该急救方法利用肺部残留气体，形成气流冲出异物。具体步骤：救护人应该马上把小儿抱起来，一只手捏住小儿颧骨两侧，手臂贴着小儿的前胸，另一只手托住小儿后颈部，让其脸朝下，趴在救护人膝盖上。在小儿背上拍1～5次，并观察小儿是否将异物吐出，如图4-1所示。如果异物还没出来，可以把小儿翻过来，面对救护者，将手指并拢在小儿胸部下半段按压1～5次，如图4-2所示。随时观察小儿嘴里有没有东西出来，如果有东西，救护者应该用手指将异物勾取出来，千万不要捅。以上所有动作都是在小儿头低于胸的情况下完成的。

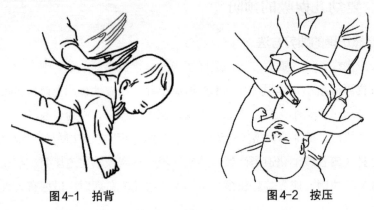

图4-1　拍背　　　　　　　图4-2　按压

2. 叩击背部法（适合1岁以内小儿）

（1）首先将小儿翻转成俯卧位，并骑跨于父母的手臂上，使小儿头部低于躯干，同时用一只手稳固握住下颌以托住头，并将此前臂放在自己大腿上。另一只手掌心用力叩击小儿背部两肩胛间4～6下（图4-3）。

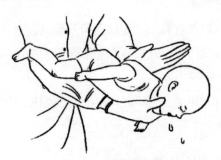

图4-3　叩击背部法

（2）再将叩击的手放在婴儿背上，手指握其后脑、颈部，把小儿放在两手中间，将其上下一致翻成仰卧位。

（3）让小儿头部低于躯干，施救者前臂放在大腿上，再用另一只手的两个手指在小儿胸部（把3个手指放在胸部中线上，食指对准乳头连线，抬起食指，用中指、无名指向下压2～3cm）冲击4次。

（4）如果小儿哇的一声哭出来，说明异物已经出来，此时要将小儿放成侧卧位，迅速用小手指沿着口腔低的一侧将口中异物取出，防止异物二次吸入。

3. 立位腹部冲击法（适合1岁以上小儿）

（1）施救者站在小儿背后，让小儿弯腰、头部前倾，双臂环绕小儿腰部。

（2）将一只手握拳，拇指朝内，使拇指侧顶住腹部正中线肚脐上方，远离剑突尖。

（3）另一只手压在拳头上，有节奏快速向上、向内冲击，连续6～10次。这样可以使肺内产生一股气流冲出，有可能将异物冲到口腔里。

（4）检查异物是否排到口腔里，若有及时让小儿侧头，用手掏出，如果无可再冲击腹部6～10次。

注意：每次冲击均应有独立、有力的动作。

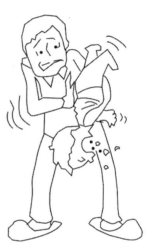

4. 倒立拍背法（适用于婴幼儿）

倒提其两腿，使头向下垂，同时轻拍其背部，通过异物的自身重力和呛咳时胸腔内气体的冲力，迫使异物向外咳出，如图4-4所示。

如果以上方法无效或情况紧急，应当立即将患儿送医院，可以在表面麻醉下或全身麻醉下用气管镜取出异物。但应注意在送往医院前一定不要吃饭喝水，以便医生能尽早手术。

图4-4　倒立拍背法

 ## 第三节　防坠床

只要小儿在床上睡觉、活动，都有可能发生坠床。

一、预防小儿坠床的方法

可能的话给儿童床加装床栏（图4-5）。但据生活中观察，床栏仅仅在小儿睡着时有很好的保护作用，若小儿醒了，家长不在身边，这时候可能面临更大的危险。8～9个月以上的小儿醒时很容易就扶着床栏站起来，甚至尝试去攀爬床栏，曾经出现过翻越床栏导致坠床的案例。因此，当小儿快要醒来时家长一定要有人陪伴其左右，避免危险的发生。对于较大的小儿，规劝其不要在床上跳跃或嬉闹，以免发生意外。

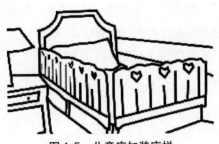

图4-5 儿童床加装床栏

二、发生坠床后的处理

一旦发生坠床，首先观察小儿的神志，呼唤其名字看是否有回应，不要试图用过分摇晃小儿身体的办法唤醒他，无法唤醒者及婴儿应立即送医院救治，注意运送过程中保持头部和身体避免过度的颠簸。可以唤醒者询问其感受，观察是否出现呕吐，是否出现精神不振，一旦发现任何异常立即就医。

 # 第四节　防跌倒

从蹒跚学步开始，每个小儿的成长都离不开跌倒，但如果经常跌倒并造成一定程度的伤害，就不是一件正常的事情了，我们可以想办法帮助其避免。

一、正确看待小儿的跌倒现象

（一）正确看待婴幼儿时期的跌倒

1岁左右时小儿正处于人生的一大转折点，由匍匐爬行向独立行走过渡。学步时家长应该选择安全的环境，减少障碍物，避免地上有过多的沙石或周边存在一些尖锐的利角，可以使用学步带，但不要过分依赖辅助器械（包括学步车）。2～3岁时小儿将行走练得日愈娴熟，此时缺少的是对周边环境安全性的判断，监护人须及时给予正确的引导，偶有跌倒若仅为皮外伤亦为正常。

（二）正确看待学龄前期及学龄期小儿的跌倒

这个时期跨越时间长，小儿的社交活动越来越多，自主性越来越强，须加强自我防护意识的教育，一旦出现意外跌倒导致身体损伤要立即就医，并告知监护人和老师一起关注小儿受伤部位的愈合。

二、预防婴幼儿跌倒的方法

（1）检查所有的家具，以确保它是坚固的。

（2）将一些东西放到小儿可以达到的最低水平，避免小儿试着攀爬。也可以将部分不使用的家具储存或放置起来，确保小儿接触不到它。

（3）移动有尖角的家具，以降低小儿不小心碰到的伤害。

（4）如果地板有水，应尽快擦干净，以避免小儿滑倒。

（5）婴幼儿在玩耍的时候，最好在地毯或地板覆盖物上，以避免摔伤。

（6）在有台阶的地方铺上毯子，一旦小儿能够爬行了，就很难安静下来。

（7）不要让小儿洗淋浴，因为地板很滑，容易跌倒。

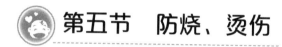

第五节　防烧、烫伤

烧、烫伤是婴幼儿最容易出现的意外，尤其好发于夏季。父母看到小儿被烧伤、烫伤，往往惊慌失措，一时不知该怎么办。如果平时父母注意掌握一定的烧、烫伤护理知识，就可以做到临危不乱了。

一、婴幼儿烧、烫伤的预防

小儿烧、烫伤多发生在家里，因此一些生活中的细节家长要尤为注意，防止小儿烧、烫伤家庭安全守则见表4-1。

表4-1　防止小儿烧、烫伤家庭安全守则

安全守则	具体内容
厨房安全守则	（1）家中暖瓶、饮水器放在高处小儿不易碰到之处 （2）在厨房做菜时，家长最好不要离开，以防止小儿突然闯入 （3）打火机、火柴等点火用具，放在小儿不易取到之处 （4）不用煤气时要关掉总开关，以防小儿模仿点火 （5）等小儿不在厨房时再从微波炉中取出食物 （6）电饭煲等热容器当盛有热的食物时也不要放在小儿能够接触到的地方 （7）电器插座放在高处或加盖，不让小儿碰到

续表

安全守则	具体内容
卫生间安全守则	（1）不要让小儿单独留在卫生间 （2）在澡盆里要先放冷水，再放热水。家长要用手先试后，再给小儿用 （3）给小儿洗澡时，考虑到小儿体温与大人手掌温度有很多差异，小儿比成人怕热，对寒冷的耐受性好，水温在38℃左右比较合适 （4）冬天给小儿洗澡时，若放置取暖器，一定要注意安全
客厅安全守则	（1）点火用具要锁在抽屉中，不要给小儿当玩具 （2）电取暖器要远离小儿，或加围栏 （3）电器插座放置高处或加盖，让小儿不易碰到
卧室安全守则	（1）不放点火器具 （2）家长不在床上吸烟 （3）电器插座放置高处或加盖，使小儿不易碰到

另外，洗厕所用的酸、碱等清洗剂，一定要放在小儿拿不到的地方，而且不可以随便拿汽水瓶、油瓶或其他食用容器来装，以免发生小儿化学烫伤甚至误食的惨剧。

二、婴幼儿烧、烫伤后的紧急处理

在处理任何烧、烫伤时，家长都应当先冷静下来，进行紧急处理，尽量降低烧、烫伤对皮肤所造成的伤害。如果伤口范围是占整体面积的10%左右，需要立即入院治疗。烧、烫伤的安全检查大多无法立刻判断，感染还会使深部组织功能发生障碍，因此千万要避免不当的处理手法。

烧、烫伤紧急处置的第一步，是降温。穿着裤子和袜子被热水泼洒到时，如果无法马上脱下，可泡到浴缸里再脱掉，接着用洗脸盆或浴缸浸泡烧伤的部位，用自来水大量冲洗，使伤口降温，持续20～30分钟。

伤口面积过大时，小儿身体容易受到风寒，最好能中间稍事休息后再继续降温工作。冷水降温不只可以延缓烧、烫伤所引发的组织障碍的速度，还具有镇痛的效果，但最好不要涂抹油膏。降温后直接盖上消毒药布、干净的手帕或是纱布送往医院治疗。

（一）被热液烫伤后的紧急护理

1. 冲

以流动的自来水冲洗或浸泡在冷水中，以达到皮肤快速降温的目的，不可将冰块直接放在伤口上，以免使组织损伤。

2.脱

充分泡湿伤口后小心除去衣物，可用剪刀剪开衣物，并保留有粘连的部分。有水疱时千万不要弄破。

3.泡

继续浸泡于冷水中至少30分钟，可以减轻疼痛。但烧伤面积大或年龄较小的小儿，则不要浸泡太久，以免体温过度下降造成休克，而延误治疗时机。但当小儿意识不清或叫不醒时，就应停止浸泡赶快送医院。

4.盖

用干净的床单、布单或纱布覆盖，不要任意涂上外用药或偏方，以免伤口感染。

5.送

即使小儿只是受到轻微的烫伤，最好也要到设置有整形外科的医院求诊。

（二）化学性灼伤的紧急护理

无论酸碱度如何，受伤后要立刻用流动的自来水冲洗受伤部位，至少30分钟。绝对不要将小儿的受伤部位泡在水里，因为化学物质扩散，容易造成更严重的损伤。如果眼睛被波及，应撑开小儿的眼睛并以大量的温水来冲洗半小时，之后再送医治疗。

（三）接触性烫伤的紧急护理

受伤深度与温度及接触的时间均有关系。温度低但接触的时间久，也会造成深度损伤。如果皮肤为红色或有水疱时，则需经过冲水、泡水的过程，再送医治疗。如果皮肤为焦黑或变白如蜡状时，为深度烧伤的征兆，可不必经过冲水、泡水的过程，直接送医治疗。

（四）被火焰烧伤的紧急护理

小儿身上着火时，可以用棉被或大布单包住，此时切勿让小儿奔跑，以免助长火势。等火熄灭后，再依热液处理方法处理。

（五）被电灼伤的紧急护理

要先切断电源或用绝缘体将电线移开。当小儿失去知觉时，要先检查呼吸、心跳，如果呼吸、心跳停止时，应当立即施行人工心肺复苏术，同时尽快到医院治疗。

一般而言，电灼伤后受伤程度较深，且伤害多在体内，可以不必经过冲水、泡水的过程，而直接送医治疗。但如果衣服着火烧伤则仍然需以火焰烧伤的方式先处理。

 ## 第六节　防误食

一、误食与误吸的区别

误食和误吸是两个概念，误食是指进食入不该和不能进食的食品，如成人药品、有毒食物及药物等，还有过量服用正常药物引起的不良反应也应当归为这一类。误吸是指正常的食品由于进食过程中的一些错误导致食物进入气管从而引起窒息等。

二、防止误食的发生

儿童服用了某些成人药品或正常的药物在超剂量服用后可能会对机体功能造成极大的损害，甚至危及生命。

家长一定要收好自己的药物，规范儿童用药，切不可自作主张将成人药给小儿减量服用。给小儿喂药前要看清正确的药物剂量及使用方法，明确药物的使用注意事项。对于有毒药物，如毒鼠强、百草枯杀虫剂、有机磷农药等一定要用专柜放好，专人保管，切断一切小儿可能接触到药物的途径，避免悲剧的发生。

三、发现误食后的处理

若发现过量服用，且小儿（＞7岁）意识清楚能配合操作，可给大量清水服用，按压舌根处催吐（图4-6），并及时就医。不能配合者一经发现应立即送到就近的医院进行治疗，保留服用药物或食物的残留物一并送检，争分夺秒，不容忽视。

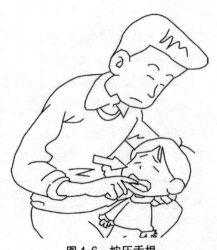

图4-6　按压舌根

第五章
婴幼儿常见意外伤害的
急救方法

BaBy

第一节　小儿意外伤害的急救知识

意外伤害（意外事故），可定义为由意想不到的原因所造成的损伤或死亡，如溺水、食物中毒、触电、切割伤等。

急救是一种临时性处理，是在确定治疗方案前采取的辅助治疗。急救虽不能取代治疗，但在危急情况下必须实施急救，才能够让患儿有一线生机。婴幼儿好动，不知道哪些行为或东西比较危险，比较容易发生意外。婴幼儿父母及其家人必须学习一些急救的方法，以备不时之需。

一、家庭急救箱的准备

家庭急救箱的准备见表5-1。

表5-1　家庭急救箱的准备

工具	作用
酒精棉	给小儿的伤口及时进行消毒
手套、口罩	可以防止施救者被感染
消毒纱布	用来包扎伤口，以免伤口感染
生理盐水	用来清洗伤口，最好选择独立的小包装或中型瓶装
绷带	包扎伤口或患处，用以固定和保护受伤部位
三角巾	也叫三角绷带，可承托受伤的上肢、固定敷料或骨折处等
安全别针	固定绷带、三角巾
胶布	纸胶布可固定纱布，不会刺激皮肤，适合一般人使用；氧化锌胶布则可以固定绷带；脱敏胶布适合过敏体质者使用
棉花棒	清洗小的出血伤口
手电筒	在照明条件不好的情况下使用；也可为晕倒的人做瞳孔反射
冰袋	可帮助淤伤、肌肉拉伤或关节扭伤的部位缓解局部肿胀，也可帮助止血
圆头剪刀、镊子	剪刀用来剪胶布或绷带；镊子用来夹酒精棉对伤口进行消毒或清理伤口上的脏东西

二、现场急救原则

（一）保持镇定，切忌慌张

镇定才能够做出理性的判断，采取正确、及时的急救措施。慌慌张张只会延误实施急救的时间。

（二）抓住重点

处理时应当分清轻重缓急，先处理危及生命和病情比较严重的情况。例如遇到重大外伤，首先检查呼吸、心跳，如果小儿呼吸、心跳停止，则要进行人工呼吸和胸外心脏按压；其次检查是否存在大动脉出血，如果存在，则要立即止血，至于小量出血、骨折等可稍后处理。

（三）不要一律平卧

不同病症的患儿对体位的要求不同。如哮喘或心脏病发作时，应当让其伏在椅背上或取半坐卧位，平卧只会让病情加重；腹痛发作时，需要屈膝放松腹肌，以减轻疼痛；恶心、呕吐时最好俯卧，以免呕吐物进入气管。

（四）不要随便给水喝

如果给昏迷的患儿喂水，可能导致水吸入气管而发生窒息。若小儿经抢救后苏醒，也应少量多次喂水，不可一次喂太多。

三、家庭常用止血方法

各种创伤一般会有出血现象（图5-1），这是因为来自血管内的压力使血液流出。出血可以分为动脉出血、静脉出血和微血管出血。

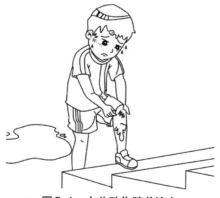

图5-1　小儿跌伤膝盖流血

1.动脉出血

动脉出血时，鲜红色的血随心脏收缩而大量涌出，呈喷射状，出血速度快，出血量大。尤其是四肢的大动脉出血，如果不及时止住，很快会导致失血性休克，甚至死亡。

2. 静脉出血

静脉出血时，暗红色的血缓缓流出，出血速度较动脉出血慢，但随出血量逐渐增多，如不及时止血，便可能会形成失血性休克。

3. 微血管出血

微血管出血只是少量渗血，常可自行凝固止血。

当小儿发生意外而出血时，家人应当立即采取科学的止血方法，以免小儿失血过多。

（一）一般止血法

只需要用生理盐水冲洗干净伤口（图5-2），覆盖多层消毒纱布，再用绷带加压缠绕即可。在紧急情况下，任何干净而合适的东西都可临时借用做止血包扎，如毛巾、手帕、布条等。

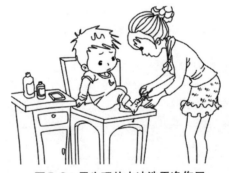

图5-2 用生理盐水冲洗干净伤口

（二）指压止血法

指压止血法多适用于头、颈部及四肢的出血急救，但压迫时间不得过长。

1. 头颈部出血

在伤侧耳前，对准下颌（耳屏前方15cm处），用拇指压迫颞浅动脉。

2. 上臂出血

一手抬高患肢，另一只手的四个手指对准上臂中段内侧压迫肱动脉。

3. 手掌出血

将患肢抬高，压迫手腕部的尺动脉、桡动脉。

4. 大腿出血

在腹股沟中稍下方，用双手拇指向后用力压迫股动脉。

5. 足部出血

压迫足背动脉和内踝与跟腱之间的胫后动脉。

（三）止血带止血法

止血带止血是一种行之有效的方法。止血带有橡皮止血带、布制止血带（大三角巾、大手帕叠成条状）和临时止血带等。具体方法：将止血带放置于出血部位的上方，将伤肢扎紧，将血管压瘪而达到止血的目的。这种方法只适用于四肢部位血管的出血。

（四）填塞止血法

将消毒的纱布、棉垫、急救包填塞、压迫在创口内，外用绷带、三角巾包扎，松紧度以达到止血为宜。

四、常用人工呼吸方法

人工呼吸即人为地帮助小儿进行被动呼吸，以达到气体交换、促使小儿恢复自主呼吸的目的。

（一）口对口吹气法

小儿取仰卧位，头部尽量后仰，急救者跪在小儿身旁，一手托起小儿的下巴，另一手捏住小儿的鼻子（不使其漏气）。急救者先深吸一口气，然后对准小儿的口腔，用力吹气。吹完气后嘴离开，将捏住的鼻孔放开，并用一手压其胸部，以帮助呼吸。这样反复进行，每次吹气间隔1.5秒，每分钟进行14～16次。

如果遇到小儿口腔有严重外伤或牙关紧闭而无法进行口对口人工呼吸时，可采用口对鼻吹气法。口对鼻吹气法与口对口吹气法基本相同，将气体由小儿的鼻孔吹入，同时将小儿的嘴捏紧，防止漏气。在进行口对鼻吹气前，先要将小儿鼻内污物清除干净，以防止阻塞气道。

（二）举臂压胸人工呼吸法

小儿取仰卧位，两上肢分别平放于躯干两侧，急救者双膝跪在小儿头顶端，用双手握住小儿的两前臂，并将其双臂向上拉，与躯体呈直角；再将双臂向外拉，使小儿的肢体呈十字状，维持此姿势2秒，使小儿的胸廓扩张，引气入肺（即吸气）；接着再将小儿的两臂收回，使之屈肘放于胸廓的前外侧，对着肋骨施加压力，持续2秒，使其胸廓缩小，挤气出肺（即呼气）。举臂压胸的频率为14～16次/分。

（三）举臂压背人工呼吸法

小儿取俯卧位，头偏向一侧，腹部稍垫高，两臂伸过头或一臂枕在头下，使胸廓扩大。急救者跪在小儿头前，双手握住其两上臂（接近肘关节的地方），并向上拉过其头部，使空气进入肺内，然后将两臂放回原位；急救者双手撑开，压迫小儿两侧肩胛部位，使其肺内的气体排出。如此反复进行。

第二节　小儿常见意外的急救

一、溺水

夏、秋季节雨水丰富，低洼地方都蓄满了水，3岁左右大的小儿已经能自己四处玩耍了，稍不留神小儿就可能掉进水里发生溺水，每年雨季各地都有小儿溺水事件发生。防止小儿溺水是父母的责任，可一旦小儿发生溺水，家长应学会救治方法，避免造成不良后果。

当人体落水后，水进入呼吸道并有溺水产生反射性喉头痉挛，气管和肺被污水阻塞造成缺氧、窒息。溺水者表现全身青紫，面部肿胀，眼结膜充血，口腔、鼻孔内有泡沫，神志不清，脉搏细弱，严重者因呼吸心跳停止而死亡，整个过程发展非常迅速，抢救的最佳时间是在溺水后5分钟之内，因此就地抢救是关键。

（一）溺水的急救措施

遇到小儿溺水，父母千万不要惊慌，呼叫急救车后，等待急救车来的时间要抓紧时间实施急救。

1. 检查呼吸和心跳
将溺水小儿救上岸后，首先检查呼吸和心跳。

2. 保持呼吸通畅

立即将小儿置侧身姿势，用手边任何物件撬开口腔，清除口内如水草、泥土、呕吐物等堵塞物，并将舌头拉出，以保持呼吸通畅。

3. 进行控水

家长一腿跪下，另一只腿屈膝而立，解开小儿衣带。让小儿趴在救护者的膝盖上，使其头部下垂，使水从气管、肺、胃内排出。但控水时间不宜过长而延误复苏，应当马上进行下一步抢救。

4. 检查心跳和呼吸情况

控水后检查小儿的心跳、呼吸情况。如果小儿有心跳但没有呼吸，应当立即行口对口人工呼吸。让小儿仰卧，家长用左手托起下颌或颈部，使头部尽量后仰，以利气管通畅。捏住小儿的双侧鼻孔，深吸气后，对准口用力呼出。然后放松鼻孔，如此反复，频率为每分钟14～16次。

5. 进行胸外心脏按压

如果小儿心跳、呼吸全部停止，应立即进行胸外心脏按压。将小儿仰卧在地上，按压者左手掌置于患儿胸骨下1/3处。右手掌压在左手背面，垂直向下按压，使胸骨下陷2～3cm。然后放松，频率为每分钟60～70次。应当注意掌握好压力，防止过重致肋骨骨折、心包积液、肝脏破裂等。对于小儿可用一只手按压。如果能够触到颈动脉搏动，说明心脏按压有效。人工呼吸与心脏按摩应当持续进行到心跳出现并有自主呼吸为止。

另外，提醒各位家长，尽管天气寒冷，但有些地方冰面并不结实，一定要教育小儿不要独自到冰面玩耍，以免悲剧的发生。

（二）家中溺水的预防措施

在给婴儿洗澡时，有其他事情需要离开时，不能将小儿放在澡盆里就离开，因为这个年龄的小儿，只要2分钟便可能在50cm深的水中窒息，应当把小儿用毛巾包好，放在摇篮或有栏杆的床上，然后再离开。

其他盛水的容器，如鱼缸、水桶、痰盂、水缸、盆等都可以成为溺水的祸根，因此要尽量放妥。将通向浴室、厕所、厨房的门关紧，让小儿打不开。

二、食物中毒

食物中毒是指小儿食用了被有毒物质污染的食品，或食用了含有毒物质的食品后出现的一系列不适症状，有时会危及生命。小儿的饮食安全是大事，家人在照看时一定要谨防食物中毒的发生，一旦发生应当立即采取科学的应对措施。

（一）食物中毒的症状

如果小儿吃了被细菌或毒素污染的食物，会出现恶心、呕吐、腹痛、腹泻等症状，有时伴有发热；如果吃了带肉毒杆菌的食物，除胃肠症状外，小儿还可能会出现眼睑下垂、瞳孔散大的症状；重症食物中毒在短期内会出现四肢发冷、面色苍白、出汗、抽搐、皮肤青紫等，如果治疗不及时，可能危及生命安全。

（二）食物中毒的紧急护理

食物中毒的主要急救方法：催吐、导泻、解毒。防止有毒物质进入人体，否则会引起人体相应的病理生理改变，严重者可致死亡。

食物中毒的急救机制：迅速将有毒物质排出体外，减少毒物引起的危害及并发症。

一旦发现小儿有食物中毒的迹象首先要停用可疑食物，然后马上采取措施进行家庭急救，保留剩下的食物或小儿的呕吐物、排泄物等，同时采取如下应急措施。

1. 催吐

如果小儿中毒不久且无明显呕吐症状，催吐是好办法。

2. 导泻

如果小儿进食受污染食物的时间已超过2小时，但精神仍较好，则可服用泻药，促使受污染的食物尽快排出体外。

经上述家庭急救，如果小儿症状未见好转，或中毒程度较重，应当立即拨打急救电话，或尽快将中毒者送到医院进行洗胃、灌肠、导泻等治疗。

（三）预防婴幼儿食物中毒的注意事项

（1）一定要去正规商场购买经过检验的肉、蛋、鱼、虾及蔬菜和水果。

（2）不吃半生半熟的鱼、虾、蟹，一旦烹调尽快吃完。

（3）制作食品时要注意生熟的容器、刀、案分开，水果和凉拌菜一定要注意洗净。

（4）不要吃变色、变味、发臭等腐败食物。剩饭必须在食后煮沸保存，在下次食用前再煮沸1次。

（5）不吃不认识的野菜和蘑菇。

（6）腌菜必须腌透，不要吃腌制10天以内的腌菜。

（7）夏天吃凉拌菜时，必须选择新鲜的菜，要用水洗净，开水烫泡以后加盐、醋等拌好才可以吃。

（8）在吃牛蛙时，必须请有经验的人将其有毒部分去掉、洗净后才能食用，不能让小儿吃河豚。

（9）不要给小儿吃过量的白果，最好不要给小儿吃果仁，不吃发芽的马铃薯。

（10）不要用装过药品的器皿盛装食物。

三、意外骨折

小儿喜欢到处玩耍，玩耍时很容易出现意外情况，导致骨折。发现小儿骨折，父母应当沉着应对、科学护理，以使其得到有效救治。父母平时应当多了解骨折的相关知识，学习一些骨折发生时的正确的处理方法。

（一）判断婴幼儿是否骨折的方法

小儿在玩耍、学走路、受到重物撞击、跌倒时都很容易发生骨折，家长如何才能够迅速而准确地判断出小儿是否骨折呢？判断小儿是否骨折主要通过以下几个方面。

（1）小儿身体局部有疼痛和压痛感，活动后疼痛有所加重。

（2）受伤局部有肿胀、瘀斑。

（3）受伤部位出现部分或全部的功能丧失。

（4）受伤严重时肢体出现畸形，如短缩、扭曲、旋转等。

（5）小儿身体活动反常，不该活动的地方产生活动。

（6）移动受伤部位可以听到骨断端的摩擦声。

只要小儿出现上述症状中的一个或几个就表明小儿很有可能已经发生了骨折，家长要赶紧采取措施进行急救或求救。

（二）骨折的紧急护理

（1）如果发现小儿骨折，首先应安抚他的情绪，想办法让他安静下来，并送往医院接受治疗。这个过程中不要移动患部，如果医院较远，可帮助他绑上夹板，或直接拨打急救电话等待救护车。

制作简易夹板的具体步骤如下。

① 不要移动受伤的肢体。

② 利用比较坚硬的材质制作夹板，如木头、金属或塑料，卷起来的报纸或杂志也可以。

③ 确保夹板要长于受伤的骨骼。这是为了固定受伤部位上下的关节。

④ 为夹板加上纱布或是棉毛巾使其更柔软舒适，不至于伤到小儿的肌肤。

⑤ 用布或胶带将夹板牢牢地固定在受伤的骨骼上，但不要绑得太紧，以免影响血液循环。

⑥ 使用冰块冷敷，可以缓解骨折处的疼痛和肿胀。

（2）小儿骨折处出血时，在送小儿去医院的途中，可先用干净的毛巾压住伤口。如果出血较严重，可以用橡皮筋管、橡皮带缠绕骨折的肢体，以压迫止血。但要注意每隔30分钟左右放松一下，以免影响血液循环导致骨折的肢体缺血。

（3）如果是四肢骨折，应当找一块木板或书本将骨折两端固定；如果是腰部或胸背、肋骨骨折，应当找一副担架，在担架上放一块木板，或直接用木板将小儿送到医院，争取尽快诊治。

（4）小儿骨折处经医生处理打上石膏后，父母要注意帮助小儿保护好石膏，防止石膏折断、脱落和受潮。

（5）小儿在平卧时，可以将骨折部位抬高至超过心脏水平位置，这样有利于静脉血液回流，减少受伤部位的肿胀、疼痛，促进骨折愈合。

（三）骨折处被石膏固定后的注意事项

如果小儿骨折并且打上石膏，家长要护理好小儿，帮助小儿尽快恢复。

（1）石膏固定好后，家长要注意帮助小儿保护好石膏，防止折断、脱落和受潮。

（2）可以用枕头和毛巾等抬高骨折的肢体，高度可稍超过小儿平卧时心脏的水平位置，这样有利于静脉血液的回流，减少受伤部位的肿胀、疼痛，促使骨折愈合。

（3）对小儿骨折的肢体做早期功能锻炼应当在专业人士的帮助下。

（4）拆除石膏后，肢体、关节运动受限，这是正常现象，主要是由于骨折的肢体活动减少、肌肉萎缩引起的。只要经过一段时间的功能锻炼，通常会恢复正常。

（四）婴幼儿骨折后的饮食调理

千斤牛筋汤

【材料】千斤拔50g，牛筋250g，水、生姜、大枣、调料各适量。

【做法】将牛筋剔除白膜，洗净切段，与千斤拔同置锅内，加大枣、生姜，放入适量水同煲2～4小时，调味后即成。作佐餐汤水饮用，以晚餐食用为好。汤渣因婴儿不易消化，可以不食。不拘时日。

【功效】千斤拔有补气血、壮筋骨、舒筋活络、祛风利湿的功效。与牛筋同用，增强其补气血、补筋骨的作用。对骨折复位，骨痂形成后，并开始功能锻炼的阶段，具有促进功能恢复的作用。

【适用范围】婴幼儿。

桃仁鸡蛋

【材料】桃仁5粒（约50g），鸡蛋1个（约60g），面粉、水各适量。

【做法】将桃仁炒熟退衣，研碎待用；将鸡蛋竖起，在顶端轻敲一小洞，然后将桃仁末装入蛋内，用小竹签搅拌，用面粉封口。用黄泥裹蛋，在炭火中煨熟，如火煨有困难，用烧开的盐水浸熟亦可。每日1个，连食3～5天。

【功效】桃仁为活血破瘀的常用中药，与蛋同用，不但增加营养，还可以减轻桃仁润肠轻泻的作用。用于骨折后患处瘀肿未消，或复位后局部肿痛者。有较好的消肿散瘀功效，适宜婴儿食用。如果小儿受伤局部无瘀无肿，不宜食用。忌与油腻之物同时食用。体弱贫血的小儿慎用。

【适用范围】婴幼儿。

大骨红枣汤

【材料】动物骨（长骨或是脊骨，猪、牛、羊均可）250g，大枣15枚（约50g），生姜数片，调料适量。

【做法】将骨头洗净捣碎，与大枣、生姜同置瓦煲内，加水适量。武火烧开，后以文火烧2小时以上。汤成之后调味即成。午晚餐时饮用，连服5～7天。

【功效】动物骨中含有丰富的钙，髓质中还含有多种营养成分，有益髓生骨的作用；大枣补中益血。本汤有益髓养血、助骨生长的功效。在骨折经对位固定治疗的早期阶段，有促进骨折愈合、早日形成骨痂的作用。

【适用范围】婴幼儿。

【注意事项】骨头需要在凉水时放入，切勿待水烧开时才放入骨头，选用动物骨，以新鲜为佳，冰冻者次之。各类动物骨可以根据婴儿体质寒热而选择，猪骨性平，牛骨偏温，羊骨性热。

四、意外脱臼

在家长牵引着小儿走路时，由于小儿关节脆弱，很容易把小儿手臂拉脱臼，也叫"肘错位"，医学术语叫做"小儿桡骨头半脱位"。当给小儿穿衣服或者小儿玩耍时，猛然牵拉小儿的胳膊，均有可能发生牵拉肘。这时小儿骤然间啼哭不止，或喊叫被牵拉的胳膊疼痛。肘关节往往呈半屈位，前臂不敢旋后，不能抬举与取物，不能自由活动，在肘关节的桡骨头处有压痛，局部没有明显的肿胀和畸形。这种错位好发于4岁以下的小儿，这是因为4岁以下的小儿桡骨头上端发育尚未完全，肘关节囊及韧带均较松弛薄弱。

（一）婴幼儿脱臼后的紧急处理

小儿脱臼之后非常疼痛，首先要先安慰小儿，并立即处理。关节脱臼的部位会压迫神经，此时拉长的韧带以及肌肉，稍微一动就非常痛。单纯的脱臼往往比骨折更为疼痛。手会垂在胸前。可以用大围巾折成三角形把手臂吊在脖子上。但是别随意移动小儿患肢，避免移动的过程中造成患部的二度伤害，先固定患部后施以冰敷，需速到医院治疗。

即使关节恢复到原来的位置，受伤的韧带或周围的组织也需治疗。几个星期都不可活动关节，这期间比骨折的情况更为疼痛。

（二）婴幼儿脱臼复原后的注意事项

关节复位后，通常不需要固定，但家长应注意，切忌不可用提物的方式突然牵引小儿手臂或用粗鲁动作给小儿更换衣服，更不要拉着小儿的手把他提起来，以免脱位再次发生而形成习惯性脱位。小儿的手被拉直并手掌向上的姿势最容易受伤。因此家长在扶小儿时，应当抓住他的肘关节或上臂。1岁左右的小儿学走路时，家长应将两手放在他的腋窝下。

如果小儿脱臼超过24小时或是有反复脱臼史，因局部有肿胀，复位时弹响声或弹跳感多不明显，复位后疼痛也不一定即刻消失，但其他症状大多能缓解。此时，宜用三角巾将小儿的肘部固定在直角位置，1周左右即可。

五、手指受伤

随着小儿的长大，活泼好动的天性逐渐表现出来，尤其是2岁以上的小儿，好奇心越来越强，自己又有了一定的活动能力，活动范围不断扩大。什么东西都喜欢摸摸动动，喜欢将手指伸到门缝里、抽屉里，小儿手指细，稍不注意就会挤伤手指。另外，小儿喜欢拿一些比较闪亮的东西，比如小刀、剪刀、玻璃片等，稍不留神就会将细嫩的小手割伤。下面就介绍几种常见的小儿手指受伤处理方案。

（一）手指夹伤

1. 手指夹伤的救治与护理

（1）手指被夹到时，小儿会大声哭泣，家人要先安慰他，然后观察夹伤部位有没有肿块，如果手指仍可以灵活弯曲也没有肿块，就可放心。此时，要用冷水做降温处理。

（2）如果小儿手指出现青紫肿胀或屈伸障碍，有可能是发生了骨折，应当及时带小儿去医院进行诊治。

（3）如果夹伤部位出血不止，可以将小儿受伤的手指抬高超过心脏，以减轻疼痛和止血，并尽快去医院治疗。

（4）如果小儿指甲脱落，不要在家中进行处理，简单清洗、消毒、包扎后应当立即送往医院请医生处理。如果还有一部分指甲留在手上时不要强行取下，要将脱落的指甲放回原处，并用纱布包扎，然后送医院治疗。

（5）小儿手指夹伤后不要接触水，以免伤口感染。

2. 预防手指夹伤的措施

（1）可以在小儿经常开关门窗的部位加上塑胶套。

（2）小儿在乘坐汽车时，要有家人看护，不要让小儿用手乱摸；上下车时最好由家人抱着以免自己关门时夹到手。

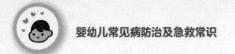

（3）教育小儿不要随意开抽屉或冰箱门。

（二）手指割伤

在小儿未学会使用小刀、菜刀、裁纸刀之前，不可避免地会被这些刀具割伤。如小儿被刀割伤，要根据伤口的深度和出血的多少立即采取应对措施。

（1）用力压迫伤口，在血止后用胶布式绷带包扎紧，尽量不要活动。

（2）如果伤口较小可以先用冷开水冲洗伤口，然后用酒精进行消毒，将患侧胳膊举高来止血，然后用创可贴包扎。

（3）如果伤口深且大，出血量多时，应当止血，并立即带小儿去医院。

（4）如果小儿是被脏的或者是生锈的锐器割伤，应当及时带小儿去医院处理，并注射破伤风针剂。

（二）手指戳伤

手指戳伤是手指在瞬间撞上球等物体时引起的挫伤。一般伴有肌腱拉伤或裂伤，因此不要轻视手指戳伤，要立即采取治疗措施。

（1）小儿手指戳伤后，可以用冰冷物敷在伤处，每次15分钟，可以消肿。如果已受伤3～4小时，就不能冷敷了。

（2）冷敷后，可以贴敷消肿止痛贴剂，如伤湿止痛膏，或内服七厘散等。

（3）为了使伤指减少活动，避免再受伤害，可用厚纸裹住伤指。消肿后，可以轻轻按摩，并缓缓活动。

（4）如果肿痛严重，可能有骨裂或骨折，应当用较厚的纸片裹住伤指，以免伤指再活动，请医生诊治。

（三）手指扎刺

小儿在玩耍中将尖物，如木刺、金属屑、玻璃碎片扎入皮肤，应立即设法拔出来。

1. 肉眼看得见的小刺的处理方法

肉眼看得见的小刺一般可以用镊子拔出，但要注意卫生，必须洗净双手。切勿对着伤口咳嗽或者打喷嚏，以免细菌进入伤口引起感染。镊子必须用火柴、打火机或是煤气炉烧过，进行消毒，冷却后才可以使用。消毒后不要拭去镊子上的烟垢，也不要触及镊子的末端。

2. 挑刺方法

如果小刺太短夹不住时，也可以用针挑出来。在挑刺前，将针用酒精浸泡或在火上烧一下，挑刺时可以用左手拇指、食指将有刺的部位捏紧，顺着刺扎入的方向慢慢将皮肤挑破，再将刺拔出来，然后用碘伏消毒伤口，防止化脓。

3. 送医处理

如果小刺扎得较深，就得找医生处理，不要自己动手，以免弄巧成拙，小刺更难取出。如果是大刺或已深入皮肤，切勿自行取出，应当到医院的急救部门求诊。

六、头部撞伤

由于婴幼儿时期的小儿肢体动作尚未成熟，时常会出现跌倒、撞击的事件。

头部撞伤轻则无事，重则出现脑震荡，所以，父母应学习一些头部撞伤的预防及护理方法，以备不时之需。

（一）头部撞伤的预防

小儿的意外伤害很多都是可以预防的，而预防之道就在于是否有一个安全的居家环境。

1. 楼梯

家中如果有楼梯，一不注意小儿就会爬到楼梯上，极易滚落下来。因此，最好给楼梯加装护栏，防止小儿攀爬。

2. 学步车

学步车虽然可以辅助小儿学走路，但容易因翻覆而使小儿受伤，因此使用学步车时家长要特别注意看管好小儿。

3. 床铺、沙发椅

当小儿开始会翻身时，如果让他在沙发或是床上睡觉，最好有大人陪伴，绝对不要只留下小儿单独一人。或者是将小儿放置在装好围栏的婴儿床内。

4. 其他

只要家具有尖锐突出的部分，最好用布包起或贴上防撞条，以减轻可能对小儿带来的伤害。

其实只要家长稍加用心，绝大多数的意外伤害是可以预防和避免的。万一小儿不小心受伤了，父母记住一定要镇定，正确给小儿止血、消毒或是送到医院请医生检查、处理，防止伤势进一步恶化。

（二）头部撞伤后的紧急处理

在小儿成长的过程中，碰撞是在所难免的，家长不必太过担心。在发生碰撞时，首先要安抚一下小儿受惊吓的情绪，接着再进行一连串的后续处理工作。

1. 检查伤口

检查撞到的地方有没有穿刺伤，有无出血现象，假如有流血，就应当立刻就医。

2. 冰敷红肿处

确定没有穿刺伤之后，若有红肿的现象，可先冰敷。在冰敷时，冰块不宜过大，可先将冰块打碎，将碎冰装入塑胶袋中，密封装好，然后用毛巾将袋子包起敷于红肿处以消除肿块，而不要以冰块直接敷在皮肤上。

切记不要使用万金油、风油精等搓揉肿起来的部位，以免使血管破裂的情形恶化，而让出血状况更严重。

3. 检查前、后囟门

小儿头骨的前、后囟门，是头骨最晚闭合的部位，在正常的状况下触摸这个部位，感觉上应当是柔软的，但若是大脑有脑肿或出血的情况时，触摸前、后囟门部位，感觉硬硬的甚至有些外凸。因此在小儿撞伤后可以触摸前、后囟门，感觉柔软则表示无碍，感觉硬硬的或是有些外凸就得尽快就医诊治。

4. 清洁伤口

如果小儿头部有伤口，要注意伤口的清洁，最好不要用止血药品。在血止后，可以用棉花棒蘸碘酒，在伤口处由内向外消毒，然后用纱布或是透气胶带包扎，避免感染。此外，小儿不会照顾伤口，常容易将纱布、透气胶布弄脏或弄湿，造成伤口感染，家长应当多留意，并常换药及干净的纱布。

5. 观察小儿脸色

如果小儿只是啼哭，脸色没有变黑、变白或其他异常的话，家长不用特别担心。但是如果持续哭闹不停、嗜睡的话，最好立即送到医院检查。

6. 观察症状

在给小儿头部进行了紧急处理后，小儿如果伤得不严重家长也不要掉以轻心，需要在以后的3天里观察小儿的情况，有异样时立刻就医，如果是3天内并无异样，则发生变化的机会就很低。需要注意的情况如下。

（1）观察小儿的活动力是否比平常差，是否有手脚无力。如果出现类似状况就要及时送往医院。

（2）观察小儿是否呕吐。假如小儿在头部碰撞后连续呕吐了3次，且时间越来越密集时，须立即到医院就诊。

（3）观察小儿的食欲状况。撞击之后食欲降低不是好现象，需要小心观察。

（4）观察小儿有无昏睡的状况，假如小儿变得嗜睡，虽然叫得醒，在叫醒后又很快地昏昏睡着，可能就是有问题，应该去医院检查。

（5）观察小儿的瞳孔状况，方法是用手电筒照射小儿的双眼，检查瞳孔的光反射是否正常。正常的状况下瞳孔会在亮处缩小，在暗处放大，且左右两边的大小一致，假如瞳孔一边大一边小，则必须赶快送医。

在观察时机上，建议父母于小儿头部受撞击后的第一个24小时内，每小时观察1次，接着在第二个24小时，每2小时观察1次，到第三个24小时，每3小时观察1次就可以了。

（三）头部撞伤后什么情况需要送医院

小儿头部撞伤是临床常见的状况，但撞击的力量多半不大，因此除非有穿刺伤或是严重的呕吐，否则不需要急着送医，可以先观察小儿的状况再决定。

小儿头部被撞之后可能还会出现呕吐等症状，这是因为人的大脑非常脆弱，经不起轻微的震荡，所以若是撞击力稍强，"呕吐"与"昏迷"等脑震荡的反应定会跟着产生。如果小儿有呕吐状况，且连续呕吐了3次以上，再加上吐的时间间隔越来越密集，则必须立即送医。

七、眼睛受外力钝挫伤

（一）婴幼儿眼睛受伤后的紧急护理

眼睛受钝挫伤后，应根据损伤部位和病情做不同处理。

（1）小儿眼睑挫伤对视力无影响，如果是红肿早期，可以先用冷水毛巾或冰块冷敷，让其周围血管收缩，1～2天后可改为热敷，以促进红肿吸收；同时可口服些抗生素，促进炎症消退。

（2）小儿结膜挫伤时，如果只是少量出血可自行吸收，同时局部点滴抗生素眼药水；如损伤较重影响视力，应到医院进行治疗。

（3）小儿角膜上皮擦伤时，应局部涂油膏将患眼遮盖，一般24小时即可愈合；角膜水肿者可用50%葡萄糖高渗液滴眼。

（4）小儿虹膜睫状体挫伤可以分为几种情况：当瞳孔散大、变形时，可带黑色眼镜避光；前房出血者，双眼应遮盖，半卧位休息，应去医院治疗；如果出现复视，应立即去医院诊治；局部使用抗生素及降眼压药物，以防止继发性青光眼的发生。

（5）小儿眼眶挫伤、晶状体损伤、视网膜及脉络膜挫伤以及视神经挫伤时，应立即将患眼用消毒纱布遮盖后送往医院救治。

（二）预防婴幼儿眼睛受伤的措施

（1）小儿2岁左右时，走路不太稳，但小儿好动，好奇心又强，因此家长要特别注意家中的物品摆放，以防对小儿的眼睛造成伤害。一些有棱有角的物品最好加上软垫，所有尖锐的生活用品，如牙签、铅笔、剪刀、叉子、筷子等，均应小心收藏。

（2）家中各种洗涤剂、杀虫剂、香水等物品应小心放置，避免小儿使用。一旦发现小儿眼睛受到化学物质的伤害，应当立即用大量清水冲洗，边冲边让小儿转动目球，持续20分钟，冲洗完毕后送小儿去医院治疗。用清水冲洗眼睛，是缩短化学物质在眼内停留的时间及降低化学物质的浓度，使其对眼睛的侵蚀降到最低程度，这是治疗的关键。

（3）尽可能避免给小儿玩弹射性玩具如弹弓等，以及带刃、带角、易碎材料制成的玩具。

（4）避免小儿靠近厨房里的开水、热油、火苗，以防眼睛受伤。

（5）避免小儿被猫、狗等宠物抓伤眼睛。

八、眼睛进异物

（一）眼睛进异物后的紧急护理

1. 按住小儿的双手
眼睛会因遭异物入侵而使小儿产生不适感。小儿难免会、用手去揉眼睛，却因此造成更大的伤害，因此当怀疑小儿因眼睛有"脏东西"而去揉眼时，首先须将小儿的双手按住，以制止他再去揉眼睛。

2. 固定住小儿的头部
为了防止稍后清洗小儿眼部时，小儿的头部可能会晃动而影响清洗，因此家长可以用手轻轻固定住小儿头部。

3. 让小儿倾斜向进异物眼睛的一侧

将小儿的头部倾向受伤眼睛的一侧，如果左眼受伤，头部则向左面倾斜。

4. 准备好冷开水、汤匙

迅速准备一碗干净的冷开水或矿泉水，用冷开水冲洗眼睛，以汤匙盛水冲洗受伤的眼睛约5分钟。家长一定要注意不能用自来水洗眼睛，这样容易引起细菌感染。如果入眼的异物是化学物品或量大且污染重时，必须用当时认为最干净的水冲洗30分钟，不能因为找不到"干净水"而延误抢救时间。

5. 让小儿闭起眼睛

待不适感稍稍缓和，可以让小儿试着闭起眼睛，并让泪水流出，让异物随泪水自然流出眼睛。

（二）清除眼睛异物的方法

有时在郊外游玩，灰沙、小虫很容易飞进小儿眼中，可是在外面没有冷开水和汤匙，不用着急，现在教两招应急的办法。

如果异物进入小儿眼睛，家长可以用拇指和食指轻轻捏住上眼皮，向前提起，向眼内轻吹，刺激眼睛流泪，将沙尘冲出。

先让小儿眼睛向上看，家长用手指轻轻扒开下眼皮寻找异物，应当特别注意下眼皮与眼球交界处的皱褶处易存留异物。如果没有，可以翻开上眼皮寻找。找到异物后用湿的棉签或干净手绢的一角将异物轻轻拈出。

（三）清除眼睛异物的注意事项

1. 进异物后眼睛不能揉

当异物进入小儿眼内时，不要用手或其他物品去揉、擦眼睛。因为揉眼睛，不仅异物出不来，反而会擦破角膜上皮，使异物深深嵌入角膜，加重疼痛，并且揉眼时会将细菌带进眼里，引发角膜炎、角膜溃疡。揉挤还会促进充血，结膜水肿。有的小儿会直接用手擦眼睑内膜，这也是错误的做法，因为手上有许多细菌，直接用手擦结膜时会将细菌带进眼里，引起炎症。也不能用手帕或毛巾揉擦眼睛，用手帕揉擦可能损伤脆弱而灵敏的角膜，造成角膜溃疡、感染，影响视力。

2. 眼睛进入生石灰不可用水冲

如果生石灰进入小儿眼睛，父母千万不要直接用水冲洗，因为生石灰遇水会生成碱性的熟石灰，同时产生热量，处理不当反而会灼伤小儿眼结膜或角膜。应当用棉签或干净手绢一角将生石灰粉拔除干净，然后用清水反复冲洗眼睛，至少20分钟。冲洗后还应当去医院检查、治疗。

3. 眼药水不可乱用

当小儿眼睛进入异物时，父母会想到为小儿使用眼药水。但眼药水不是治疗眼病的万能药，不对症使用会走入误区。在异物没有取出来之前，滴眼药水是无效的，部分眼药水有收缩血管的作用，滴用后可减轻患眼的充血症状，影响判断。另外，眼药种类很多，各有其适应证，不应交叉替代使用。因此，如果父母打算使用眼药，必须遵照医嘱，对症用药，以免增添本可避免的眼疾。

九、蚊虫、毒虫咬伤或蜇伤

（一）预防蚊虫、毒虫叮咬的方法

（1）毒虫活动频繁的时节给小儿挂上蚊帐是最保险的，既可以隔绝蚊虫，又可以过滤空气。

（2）小儿的身体、衣物要清爽干净，经常给小儿洗澡。

（3）家中的环境要整洁干净，保持空气新鲜。

（4）垃圾要及时清理，以免蚊虫滋生。

（5）让小儿多吃有味蔬菜。蔬菜中有一些含有蚊子不喜欢的气味，如含胡萝卜素的胡萝卜、西红柿等。

（二）被蚊子叮咬后的护理

1. 止痒

一般的虫咬皮炎处理原则是止痒，比如涂抹虫咬水、复方炉甘石洗剂，也可以用市售的止痒清凉油、花露水等外涂用品。

2. 消炎

对于症状较重或有继发感染的小儿，可以内服抗生素消炎，同时及时清洗并消毒被叮咬的局部，适量涂抹红霉素软膏等。

3. 防止小儿抓挠

为了防止小儿抓挠痒处，这时父母可以帮小儿剪短指甲，以免小儿抓破伤口继发感染。

4. 防传染

蚊虫是传播流行性乙型脑炎（乙脑）等多种传染病的传播媒介，夏秋季节如果小儿有高热、呕吐、惊厥等症状时，需立即就诊。

（三）被常见毒虫咬伤后的紧急处理

1. 蜈蚣咬伤

蜈蚣咬伤伤口是一对小孔，毒液流入伤口，局部红肿。蜈蚣的毒液呈酸性，用碱性液体能中和。可以立即用5%～10%小苏打水或肥皂水、石灰水冲洗，不用碘酒。然后涂上较浓的碱水或3%氨水。

2. 蝎子蜇伤

蝎子尾巴上有一个尖锐的钩，与一对毒腺相通。蝎子蜇人，毒液即由此流入伤口。蜇伤如在四肢，可以在伤部上方缠止血带，拔出毒钩，将明矾研碎用米醋调成糊状，涂在伤口上。在必要时请医生切开伤口，抽取毒汁。

3. 蚂蟥叮咬

被蚂蟥咬住后不要惊慌失措地使劲拉，可以用手掌或鞋底用力拍击，经过剧烈的震打以后，蚂蟥的吸盘和颚片会自然放开，蚂蟥很怕盐，在它身上撒一些食盐或者滴几滴盐水，它就会立即全身收缩而从人体脱离下来。

4. 毛虫蜇伤

被毛虫蜇伤后可以用橡皮膏粘出毒毛。

十、宠物咬伤或抓伤

现在，养宠物的家庭越来越多，而小儿被宠物咬伤、抓伤的情况也越来越多见。家有宠物时，父母要细心看护，不要让小儿与宠物太接近，同时父母还应学习一些被宠物咬伤或抓伤之后的处理对策。

（一）宠物咬伤或抓伤的预防

在家除了保证宠物和家居的卫生外，一定要教小儿与宠物相处。

（1）禁止宠物进入小儿的房间，或与小儿一起睡。如果受住房面积限制，可以在小儿的摇篮上加网罩。

（2）不让小儿给宠物单独喂食。

（3）不要将小儿放在童车或学步车内，让他自己玩，因为小儿的小手随时都

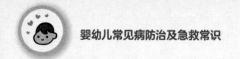

可能去"挑逗"宠物。

（4）不要让宠物在小儿面前表演刺激的游戏动作，以免宠物过度兴奋而伤害小儿。

（5）一旦发现宠物对着小儿发出嘶嘶声、吠声、低吼声时，或者有发怒的迹象时，应当及时制止，并将宠物和小儿隔离开。

（6）教小儿如何轻轻抚摸宠物，但不要让宠物舔小儿的脸。

（7）教小儿远离流浪狗和流浪猫。

（二）宠物咬伤或抓伤后的紧急护理

1. 小儿被狗、猫咬伤

家长首先要观察小儿的伤口。如果小儿的伤口很深，或者出了很多血，应当马上用纱布用力压住流血的地方，尽量把血止住。然后应带小儿到医院做细致的检查。

如果小儿的伤口很小，应当用大量的肥皂水反复冲洗伤口5分钟，在冲洗时，尽可量把伤口扩大，并用力挤压周围软组织，设法把沾污在伤口上狗的唾液和伤口上的血液冲洗干净，尽量减少病毒的侵入，擦干后用5%碘酒处理伤口以清除或杀灭污染伤口的狂犬病毒。伤口初步处理后，家长应立即带小儿去防疫站，在医生指导下注射狂犬疫苗和破伤风抗毒素。

2. 小儿被猫抓伤

家长要把温水和肥皂水混合在一起，给小儿冲洗伤口5分钟。注意，不要使用过氧化物或其他杀菌溶液为小儿清洗伤口，这只会让小儿越来越疼。如果伤口流血了，要用干净的纱布压住流血的地方来止血。简单处理后观察10分钟，如果小儿的伤口仍大量出血，或者小儿的脸上、手上、伤口处出现红肿现象就要马上带小儿去医院检查，警惕感染猫抓病。

3. 小儿被啮齿类动物咬伤

越来越多的爸爸妈妈喜欢为小儿养一些啮齿类的小动物，但忽视这些宠物身上的一些病毒。这些病毒可引起发热、淋巴肿胀、头疼、喉咙发炎、疱疹等病症。

比如老鼠喜欢吃带有奶味的婴儿嫩肉，当熟睡的小儿突然啼哭时，父母要仔细检查一下小儿，看看有否被老鼠咬伤。被老鼠咬伤的伤口很小，容易被忽视。由于老鼠能传播多种疾病，因此被老鼠等啮齿类动物咬伤后，应当及时处理。

（1）用清洁水冲洗伤口，将伤口内的污血挤出，再用双氧水消毒。

（2）尽快到医院请医生诊治。

（3）松鼠、家鼠都可以携带狂犬病病毒。正常人被疯动物或可疑动物咬伤后，注射狂犬疫苗是最重要的预防措施。

4. 被动物咬伤后需尽快注射狂犬疫苗

小儿被动物咬伤后应尽早注射狂犬疫苗，越早越好。首次注射疫苗的最佳时间是被咬伤后的48小时内。具体注射时间是：分别于第0天、3天、7天、14天、30天各肌肉注射1支（2ml）疫苗，"0"是指注射第一支的当天（其余依此类推）。如果因诸多因素而未能及时注射疫苗，应当本着"早注射比迟注射好，迟注射比不注射好"的原则使用狂犬疫苗。在注射疫苗期间，应当注意不要让小儿喝浓茶、咖啡，也不要吃有刺激性的食物，诸如辣椒、葱、大蒜等；同时要避免小儿受凉、剧烈运动或过度疲劳，防止感冒。

十一、触电

触电，又称为电击伤。当人体某两处同时接触两个不同电位的电极，电流快速经过人体组织，造成人体结构破坏或功能紊乱时，触电就发生了。多因小儿玩弄电器、开关、电插座、电线，无意接触不安全的电器设备，或是雷雨时被雷电所击。触电会造成皮肤烧焦、炭化；骨骼肌、心肌、周围神经等凝固、断裂；血管内血栓形成，血管壁变脆破裂，继发出血；骨骼坏死，脑组织软化，肌肉痉挛、心律不齐、心肌纤维性颤动、血压下降，全身及四肢抽筋，呼吸、心搏骤停等。

（一）触电后的急救措施

1. 迅速切断电源

如果小儿触电，应当以最快的速度使小儿脱离电源。最有效的方法是立即关闭电源，或是用干燥的竹竿、木棍、塑料玩具等非导电物将电线从触电小儿的身上挑去。绝对不能用湿布或是用手直接接触小儿，以免急救者自身触电。切忌急救者用双手同时拖拉患儿。

2. 查看小儿的意识状态

如果通过身体的电流很小，触电的时间较短，脱离电源以后小儿只感到心慌、头晕、四肢发麻。要让他平卧休息，暂时不能走动，并在小儿身旁守护，观察呼吸、心跳情况。待病情稳定后去医院进行进一步检查。

如果触电时间较长，通过身体的电流较大，此时电流会通过人体的重要器官，造成严重的损害，小儿出现神志不清、面色苍白或青紫等表现，必须迅速进行现场急救，同时拨打急救电话并协助抢救。

3. 开放小儿气道

让小儿面朝上平卧，一手放在额头上将头略微后仰，另一只手将下颌轻轻抬起，判断小儿有无呼吸。

4. 对小儿进行人工呼吸

如果小儿没有呼吸或是呼吸不规整，要迅速进行人工呼吸。对小儿实施口对口吹气：将鼻孔捏紧，救护者吸一口气，包住小儿的嘴，将气吹进口中，吹气日寸要观察小儿的胸部，轻微起伏即可，避免过度进气引起肺泡破裂。吹气之后要停留1秒再离开小儿的嘴，使其胸部自然回缩，气体从肺内排出，连续2次吹气。

5. 进行胸外心脏按压

如果2次人工呼吸后小儿仍然没有意识、没有呼吸，需进行心脏按压。将小儿平放在硬地或木板上，救护者在小儿的一侧或骑跨在其腰部两侧，一只手的掌根放在小儿胸骨中下部，另一只手按在手背上，有节奏地按压胸骨下半段，使其下陷2～3cm，速度每分钟100次左右，按压和放松时间大致相等。抢救1岁内的小儿可把一手放在胸骨中下1/3处，用掌根按压，深约2cm，连续按压30次。以2次人工呼吸和30次心脏按压为一个循环，不间断地抢救，直至医务人员到来或小儿苏醒。

（二）排除家中的触电隐患

排除家中的触电隐患见表5-2。

表5-2　排除家中的触电隐患

事项	解决方法
小儿把手指或物体塞入插座中	安装有保护功能的电插座，确保总是将插头稳固地插入插座中。将家具放在插座前，不让小儿在插座附近玩
小儿咬电线或插头	将电线放在小儿够不着的地方，不要在小儿的卧室里放太多的电器，以及用过长的电线
小儿将手指或物体伸入到灯泡座里	将照明装置置于小儿够不着的地方，确保所有的插座上都安装有合适的灯泡，同时也要告诉小儿千万不要自己去碰电灯泡
将电器置于浴室或浴盆中	不要将吹风机、卷发棒或电动牙刷放在有水的地方，也不要在有水的地方使用这些东西。所有电器在使用完后，都应及时收好，避免小儿接触。平时要教育小儿注意安全，告诉小儿乱动电器的危害，不让小儿独自一人在家

（三）防范闪电对小儿的意外伤害

闪电伤人的事故多数都发生在夏季，在雷雨季节父母要提前做好预防工作，保护小儿的安全。

1. 在室内时

在室内时，让小儿远离窗户和门，避免小儿接触插座、电器和金属物体，如自来水管等。闪电打雷的时候，要关掉收音机、电视机。不要给小儿洗澡，且要远离浴缸和浴盆。

2. 在户外时

在户外遇打雷时不要在孤立的高楼、烟囱、电线杆附近行走；带小儿进入房屋或汽车里。如果不可能，到一个位置比较低的地方蹲下来。在车里时，不要碰任何金属物体。让小儿远离旷野、树木及水等能吸引雷电的地方。

参考文献

[1] 张荣君，薛爱红. 小儿常见病居家护理方法 [M]. 青岛：青岛出版社，2011.

[2] 沈晓明，往卫平. 儿科学. 第7版 [M]. 北京：人民卫生出版社，2008.

[3] 中国营养学会妇幼分会. 中国孕期、哺乳期妇女和0～6岁儿童膳食指南 [M]. 北京：
人民卫生出版社，2010.

[4] 黄晓峰. 0～6岁小儿的常见病护理 [M]. 哈尔滨：哈尔滨出版社，2011.

[5] 赵长成. 儿童意外及急症家庭护理手册 [M]. 北京：电子工业出版社，2012.

[6] 刘晶晶. 新妈妈最想要的婴幼儿护理全书 [M]. 北京：新时代出版社，2013.

[7] 刘燕华. 婴幼儿护理与习惯养成 [M]. 北京：北京理工大学出版社，2015.

[8] 米利亚姆·斯托帕德. 新生小儿养护 [M]. 北京：华夏出版社，2013.